D1668261

Vigoureux

Karl Julius Aegidi

Quellen und Studien zur Homöopathiegeschichte,
herausgegeben vom Institut für Geschichte der Medizin der Robert Bosch
Stiftung
Leiter: Prof. Dr. phil. Robert Jütte

Die Drucklegung erfolgte mit finanzieller Unterstützung der Robert Bosch
Stiftung GmbH, Stuttgart

Karl Julius Aegidi

Leben und Werk
des homöopathischen Arztes

Von Dr. med. Ralf Vigoureux

Mit 8 Abbildungen

Karl F. Haug Verlag · Heidelberg

Die Deutsche Bibliothek – CIP-Einheitsaufnahme

Vigoureux, Ralf:
Karl Julius Aegidi : Leben und Werk des homöopathischen Arztes / von Ralf Vigoureux. -
   Heidelberg : Haug, 2000
   (Quellen und Studien zur Homöopathiegeschichte: Bd. 6)
   Zugl.: Hannover, Med. Hochsch., Diss., 1996 u.d.T.: Vigoureux, Ralf: Leben und Werk des
   homöopathischen Arztes Dr. Karl Julius Aegidi (1794–1874)
   ISBN 3-8304-7082-7

© 2001 Karl F. Haug Verlag, in MVH Medizinverlage Heidelberg GmbH & Co. KG

Das Werk ist urheberrechtlich geschützt. Nachdruck, Übersetzung, Entnahme von Abbildungen,
Wiedergabe auf photomechanischem oder ähnlichem Wege, Speicherung in DV-Systemen oder
auf elektronischen Datenträgern sowie die Bereitstellung der Inhalte im Internet oder anderen
Kommunikationsdiensten ist ohne vorherige schriftliche Genehmigung des Verlages auch bei
nur auszugsweiser Verwertung strafbar.

ISBN 3-8304-7082-7

Satz: Mitterweger & Partner Kommunikationsgesellschaft mbH, 68723 Plankstadt
Druck und Verarbeitung: Laub GmbH, 74834 Elztal-Dallau
Umschlagfoto: Karl Julius Aegidi. Quelle: Bildarchiv des Instituts für Geschichte der Medizin
der Robert Bosch Stiftung, Stuttgart

Inhalt

Vorwort und Danksagung

Die Freude an der Geschichte der Homöopathie verdanke ich dem homöopathischen Arzt Karl Julius Aegidi. Die Beschäftigung mit seinem Leben weckte mein Interesse an diesem speziellen Bereich der Medizingeschichte. Zuvor hatte ich als homöopathischer Arzt die praktische Seite dieses Heilverfahrens kennengelernt. Am meisten erstaunte mich im Verlaufe meiner homöopathiegeschichtlichen Arbeit, wie viele Parallelen die homöopathische Welt Aegidis und seiner Zeitgenossen zu der heutigen zeigt. Die homöopathische Ärzteschaft ist trotz zunehmender Akzeptanz ihrer Behandlungsmethode eine Randerscheinung des offiziellen, von den gesetzlichen Krankenkassen unterhaltenen Gesundheitssystems geblieben. Sie muß um angemessene Rahmenbedingungen für ihre homöopathische Arbeit kämpfen. Für einen Vertragsarzt der Krankenkassen ist es nicht leicht, eine Homöopathie zu praktizieren, die unter Hahnemanns strengen Augen Bestand hätte und ihm gleichzeitig ein ausreichendes Auskommen sichert. Von Existenzsorgen des homöopathischen Arztes zeugt auch das Leben Aegidis und mancher seiner Kollegen.

Oft wird in der folgenden Studie von erfreulichen Behandlungserfolgen und großer Begeisterung für die Homöopathie die Rede sein, aber ebenfalls von leidvollen Zweifeln an der Methode oder an den eigenen Fähigkeiten, wenn die Heilungen ausblieben. Vergleichbare Erfahrungen machen auch in der Gegenwart die meisten Homöopathen in ihrer eigenen Arbeit. Viele der Fragen, die uns heute in der Praxis interessieren, seien es die Potenzhöhe, die Wirkungsdauer oder die Wiederholungszeiten der Arzneien sowie kritische Fragen zur Zuverlässigkeit der Materia medica, wurden zu Aegidis Zeiten ausführlich diskutiert und von vielen Seiten beleuchtet. Damals wurde innerhalb der homöopathischen Bewegung vielleicht noch heftiger als in unseren Tagen um den „richtigen" und „wahren" Weg der Homöopathie gestritten.

Aus der Homöopathiegeschichte erfahren wir von wesentlichen Aspekten des homöopathischen Diskurses, die auch für die praktische homöopathische Arbeit von großem Wert sein können.

Das Institut für Geschichte der Medizin der Robert Bosch Stiftung ist mit den *Quellen und Studien zur Homöopathiegeschichte* in dankenswerter Weise darum bemüht, einzelne homöopathiegeschichtliche Arbeiten einer breiteren Öffentlichkeit zur Verfügung zu stellen.

Die vorliegende Arbeit entspricht einer Dissertation, die im Jahre 1996 in der Abteilung Medizingeschichte, Ethik und Theoriebildung in der Medizin im Zentrum für öffentliche Gesundheitspflege der Medizinischen Hochschule Hannover fertiggestellt wurde. Sie wurde allerdings durch aktuelle Veröffentlichungen ergänzt. Weiterhin habe ich mich bemüht, bei den homöopathiegeschichtlich bedeutenden Persönlichkeiten die Lebensdaten anzugeben (siehe Seite 212).

Ich möchte die Gelegenheit nutzen, mich bei den Menschen zu bedanken, die mich bei dieser Studie in besonderer Weise unterstützt haben. Mein herzlicher Dank gilt Herrn Professor Dr. med. Dr. phil. Udo Benzenhöfer, der mir bei der Erstellung der Studie mit großem Engagement half. Jederzeit war er gesprächsbereit und beriet mich immer kompetent und wohlwollend. Herrn Professor Dr. phil. Robert Jütte danke ich für die Anregung zu dem Thema dieser Arbeit und seinen erfahrenen Rat bei der Fertigstellung des vorliegenden Buches. Ihm und Herrn Professor Dr. Martin Dinges danke ich auch für hilfreiche homöopathiegeschichtliche Informationen. Dank auch an Frau Inge Heinz für ihre Kooperationsbereitschaft sowie an Frau Inge Streuber und Herrn Arnold Michalowski für nützliche Hinweise. Bedanken möchte ich mich ebenfalls für die Hilfe der Diplom-Bibliothekarinnen Frau Kathrin Hoffmann, Frau Susanne Klee und Frau Evelyn Österreich sowie bei Herrn Ründal vom Archiv des Instituts für Geschichte der Medizin der Robert Bosch Stiftung in Stuttgart. Mein weiterer Dank gilt Herrn Schmidt-Nissen für die Durchsicht meiner Transkriptionen. Schließlich danke ich meiner Ehefrau Karin für ihre Geduld.

Dr. med. Ralf Vigoureux

1 Einleitung

Karl Julius Aegidi, dem diese Untersuchung gilt, zählte zu den einflußreichen homöopathischen Ärzten der „zweiten Generation". Hahnemann (1755–1843) selbst hatte ihn einmal (später änderte er seine Meinung) zu Anfang der 1830er Jahre als den „besten" seiner Schüler bezeichnet.[1] Um Aegidis Bedeutung in der Frühphase der Homöopathie besser zu verstehen, seien die wichtigsten Entwicklungslinien hier kurz skizziert.[2]

Das Jahr 1796 wird allgemein als die „Geburtsstunde" des homöopathischen Therapiekonzeptes angesehen. Zu diesem Zeitpunkt formulierte Hahnemann erstmalig das Simile-Prinzip in Hufelands *Journal*, und zwar in seinem bekannten Aufsatz „Versuch über ein neues Princip zur Auffindung der Heilkräfte der Arzneisubstanzen, nebst einigen Blicken auf die bisherigen". Er stellte sich damit in Gegensatz zu dem seit der Antike üblichen Grundsatz „contraria contrariis" der traditionellen Medizin. Vierzehn weitere Jahre benötigte Hahnemann, um seine neue Heilweise zu erproben und seine Ansichten über Krankheit und Heilung in dem Regelwerk des 1810 erschienenen *Organon der rationellen Heilkunde* festzulegen.[3] Ab 1811 war Hahnemann als Lehrer an der Universität Leipzig tätig. Zum ersten Mal scharte er hier einen kleinen Kreis von Schülern um sich. Dieser bestand aus Studenten, die sich in einem „Arznei-prüfungsverein" unter der Anleitung Hahnemanns zusammengefunden hatten. Zu ihnen gehörten: Franz (1795–1835), Groß (1794–1847), Hartmann (1796–1853), Hornburg (1793–1834), Langhammer, Rückert (1795–1843), Stapf (1788–1860) und Wislicenus (1797–1864). Einige dieser Männer, wie Franz und Stapf, werden zu den treuesten Jüngern Hahnemanns gezählt.[4] Zu weiteren Schülern Hahnemanns sei Haehl zitiert: „Die Gruppe der [eben genannten] acht Jünger [...] bildete gewissermaßen den ersten Jahresring am Stamme der Homöopathie. Der zweite Ring legte sich schon weiter und breiter um den ersten. Ihm gehörten neben einigen unmittelbaren Schülern Hahnemanns auch Ärzte an, die erst später von der Allopathie zur homöopathischen Heilkunst übergegangen waren, nachdem sie sich durch Studium und praktische Erprobung von der Vorzüglichkeit der neuen Heilkunst überzeugt hatten. Auch Laien, die sich um die Homöopathie verdient gemacht haben, fehlen in diesem weiteren Kreise nicht. Zu ihm rechnen wir: Aegidi, von Bönninghausen, von Brunnow, Caspari, von Gersdorff, Grießelich, Hartlaub, Haubold, Jahr,

---

[1] Vgl. IGM Stuttgart, A 1007. (Im nachfolgenden Text wird das Kürzel „IGM Stuttgart" verwendet für: Institut für Geschichte der Medizin der Robert Bosch Stiftung in Stuttgart.)
[2] Vgl. Haehl (1922), Bd. 1, S. 110-111, 411-413, 426, 464-471, Wittern (1984), S. 7ff, Wittern (1991), S. 42-50, Tischner (1937), S. 423-424, 482-483 sowie Jütte (1996).
[3] Vgl. Wittern (1991), S. 42-44.
[4] Vgl. Haehl (1922), Bd. 1, S. 110-111, 411-413 sowie Tischner (1937), S. 423-424.

Lehmann, Mühlenbein, Moritz Müller, Rau, Rummel, Schweikert, Trinks."[5] So unterschiedlich die Bedeutung der einzelnen von Haehl genannten Homöopathen auch sein mag, so sind sie doch alle wichtig für die Frühgeschichte der Homöopathie, besonders in der Phase, die sich an die unmittelbaren „Gründerjahre" anschloß, in denen die Homöopathie ausschließlich von Hahnemann geprägt worden war. 1822 änderte sich diese Situation entscheidend mit dem Erscheinen des ersten homöopathischen Periodikums, dem *Archiv für die homöopathische Heilkunst*. Hiermit wurde der homöopathischen Fachdiskussion ein Forum geschaffen. Gleichzeitig verlor Hahnemann seine absolute Autorität und die homöopathische Bewegung begann, sich von ihm zu emanzipieren. Es ist daher nicht verwunderlich, daß Hahnemann mit der Gründung dieser Zeitschrift zunächst nicht einverstanden war. Zwar waren mit Stapf und Groß zwei treue Schüler Hahnemanns mit der Leitung der Zeitschrift betraut, mit Moritz Müller (1784–1849) gehörte aber auch ein Mann zu den Mitbegründern des *Archivs*, der eigene, von Hahnemann unabhängige, Positionen vertrat. So wurden von Beginn an in der neuen Zeitschrift gegensätzliche Standpunkte formuliert, wie sie für die weitere Entwicklung der homöopathischen Diskussion kennzeichnend werden sollten. Auf der einen Seite wurde in den Beiträgen der treuen Jünger Hahnemanns eine orthodoxe, eng an Hahnemanns Ansichten angelehnte Meinung vertreten, andererseits gab es Autoren, die sich für eine Vermittlung zwischen Allopathie und Homöopathie einsetzten. Insgesamt überwog jedoch der Einfluß der „reinen" Schüler Hahnemanns, besonders nachdem 1826 Moritz Müller aus der Redaktion des *Archivs* ausgeschieden war. Damit wurde vorerst ein öffentlicher Streit zwischen den beiden unterschiedlichen Positionen verhindert. Dieser entstand 1832, als Hahnemann anläßlich der bevorstehenden Eröffnung eines homöopathischen Krankenhauses in Leipzig gegen die „Leipziger Halbhomöopathen" zu Felde zog. Nach einer, besonders von Hahnemann, mit großer Schärfe geführten Auseinandersetzung, fand man 1833 eine Kompromißformel, was aber nicht bedeutete, daß es damit zu einer wirklichen Aussöhnung der unterschiedlichen Meinungen kam. Grundsätzliche Differenzen zwischen Vertretern dieser beiden Richtungen innerhalb der Homöopathie bestehen bis heute.

1832 jedenfalls war das Bedürfnis der homöopathischen Ärzte nach einem Forum für freie Meinungsäußerung so groß, daß auf Anregung des Verlegers Baumgärtner (1759–1843) in Leipzig die *Allgemeine Homöopathische Zeitung* als zweite bedeutende[6] homöopathische Zeitschrift gegründet wurde. Unter der

---

[5] Vgl. Haehl (1922), S. 426.
[6] 1830 waren bereits zwei andere homöopathische Periodika erstmalig erschienen: die *Annalen der homöopathischen Klinik* sowie die *Zeitung der naturgesetzlichen Heilkunst, für Freunde und Feinde der Homöopathik*. Die *Allgemeine Homöopathische Zeitung* erwies sich als die lebensfähigste von allen homöopathischen Zeitschriften. Sie erschien ohne nennenswerte Unterbrechung bis heute und hat mittlerweile den 245. Band erreicht. Vgl. Wittern (1984), S. 12-13.

Leitung von Rummel (1793–1854), Groß und Hartmann setzte sie sich deutlich von dem überwiegend linientreuen *Archiv* ab. In dem neuen Periodikum konnten unterschiedliche Auffassungen vertreten werden, Dogmatismus wurde abgelehnt. 1834 wurde eine weitere homöopathische Zeitschrift erstmalig herausgegeben, die *Hygea*. Unter dem maßgeblichen Einfluß von Griesselich (1804–1848) sollte in ihr „ein Ort der offenen Diskussion in Freiheit und Unbefangenheit" geschaffen werden. Griesselich führte folgerichtig einen Kampf sowohl gegen die Schulmedizin als auch gegen den strengen „Hahnemannismus".[7]

Trotz dieser internen Streitereien breitete sich die Homöopathie weiter aus. Immer mehr Ärzte und Laien interessierten sich für das neue Heilverfahren.[8] Auch international fand Hahnemanns Lehre in der Folgezeit viele Anhänger. Einzelne Ärzte hatten sie schon in den zwanziger Jahren in Europa bekannt gemacht, in Nordamerika sorgte besonders Hering (1800–1880) für eine erstaunliche Ausbreitung der Homöopathie.[9] Ein wichtiger Schritt auf dem Weg zu einer erfolgreichen Professionalisierung der homöopathischen Bewegung war der Aufbau einer Standesvertretung für homöopathische Ärzte. 1829 wurde ein „Verein zur Beförderung und Ausbildung der homöopathischen Heilkunst" gegründet, etwa vier Jahrzehnte bevor die Allopathen sich im „Ärzte-Vereins-bund" zusammenfanden. Bereits 1832 wurde der noch junge Verein in „Homöopathischer Zentralverein" umbenannt. Schon in den ersten Statuten des „Zentralvereins" wurden wichtige Aufgaben und Forderungen formuliert, die in der Folgezeit oft Anlaß für Auseinandersetzungen zwischen Homöopathen einerseits und Allopathen und Behörden andererseits gaben. Neben dem Selbstdispensierrecht, also der Erlaubnis, ihre Arzneien selbst herzustellen und an Patienten abzugeben, wollten die homöopathischen Ärzte unter anderem erreichen, daß die homöopathische Forschung gefördert und homöopathische Heil- und Lehranstalten gegründet würden. Zudem verlangten sie eine Prüfung von Apothekern und Ärzten, die sich Homöopathen nennen wollten.[10] Selbst-verständlich gab es bei der Durchsetzung dieser Vorhaben große Schwierig-keiten. Ungeachtet der vielen Anhänger, die die Homöopathie unter Ärzten und Laien gefunden hatte, fand sie bei den Behörden wenig Anklang, die Vertreter der Universitätsmedizin lehnten sie vehement ab.[11]

Die hier kurz skizzierte Entwicklung der homöopathischen Bewegung bildet den Hintergrund für das Leben und Schaffen von Karl Julius Aegidi. Er ist, wie oben erwähnt, in die zweite Generation der Schüler Hahnemanns einzuordnen.

---

[7] Vgl. Wittern (1984), S. 7ff. Zur Kritik Griesselichs an Hahnemanns Lehre vgl. auch Faber (1996).

[8] Vgl. Wittern (1991), S. 48 sowie Tischner (1937), S. 482-483.

[9] Vgl. Wittern (1991), S. 48-50 sowie Haehl (1922), Bd. 1, S. 464-471. Zur Entwicklung der Homöopathie in den USA vgl. ebenfalls Rogers (1996) und Josef M. Schmidt (1996).

[10] Vgl. Jütte (1996).

[11] Vgl. Wittern (1991), S. 50.

Der wichtigste Vertreter dieser Nachfolger Hahnemanns war wohl Clemens Franz Maria von Bönninghausen (1785–1864). Aegidi hingegen ist in seiner Bedeutung, soweit das grosso modo überhaupt bewertet werden kann, in etwa vergleichbar mit den homöopathischen Ärzten Ludwig Griesselich, Georg Heinrich Gottlieb Jahr (1800–1875) und Georg August Benjamin Schweikert (1774–1845).

Die bislang vorliegenden Informationen zu Aegidi sind bruchstückhaft. Die ausführlichsten Angaben zu ihm finden sich noch in Richard Haehls Hahnemann-Biographie.[12] Ein Aufsatz über Aegidi von Raj und Raghunathan[13] bezieht sich vorwiegend auf Haehls Werk. Von daher erscheint eine bioergographische Studie gerechtfertigt. Zitaten aus dem Werk Aegidis wurde hierbei viel Raum gegeben, um einen möglichst genauen Einblick in sein Schaffen zu ermöglichen. Die Arbeit ist wie folgt aufgebaut: Nach der Einleitung befaßt sich das Kapitel 2.1 mit Aegidis Jugend, seiner Herkunft und seiner Ausbildung (1794–1819). Im Kapitel 2.2 wird Aegidis Zeit als Distriktarzt in Johannisburg und Tilsit (1819–1831) beschrieben. Dem folgt im Kapitel 2.3 eine Darstellung seiner Tätigkeit in Düsseldorf (1831–1835), einer der wichtigsten Perioden in seinem Leben, die dementsprechend ausführlich beleuchtet wird. In den Kapiteln 2.4 und 2.5 werden die Lebensabschnitte Aegidis in Königsberg (1835–1846) bzw. Berlin (1846–1852) geschildert. Dem folgt im Kapitel 2.6 eine Beschreibung von Aegidis Zeit in Bad Freienwalde (1852–1874), seinem letzten Wohnort, in dem er über zwei Jahrzehnte lebte. Abgeschlossen wird die Studie von einem Textanhang, der hier erstmalig im Druck veröffentlichte Transkriptionen von Briefen Aegidis an Hahnemann und an Prinzessin Luise von Preußen enthält.

---

[12] Vgl. Haehl (1922).
[13] Vgl. Raj und Raghunathan (1977).

2 Aegidis Leben und Werk

2.1 Kindheit, Jugend und Ausbildung (1794–1819)

Karl Julius Aegidi wurde am 14. Mai 1794 in Kiauten, Litauen, geboren.[1] Aegidi selbst behauptete, von der adligen Familie von Egidy abzustammen. Dies wurde von offizieller Seite aber nicht anerkannt.[2] Sein Großvater war evangelischer Pfarrer zu Oletzko in Ostpreußen, ein Bruder dieses Großvaters soll Leibarzt der Zarin Elisabeth von Rußland gewesen sein. Aegidis Vater studierte an der Königsberger Universität Jura, war später Referendar bei dem Hofgericht zu Insterburg und dann bis zu seiner Pensionierung als Auditeur beim „schwarzen" Husarenregiment angestellt. Von den Schwestern des Vaters heiratete die erste den Prediger von Lenski, die zweite den Kaplan von Szczepanki, eine weitere einen Rittergutsbesitzer und die jüngste einen Major von Cosel. Aegidis eigene Schwester heiratete den Geheimrat Berent. Über die Mutter Aegidis und ihre Familie berichten die Quellen nichts.

---

[1] Dies ist dem Lebenslauf zu entnehmen, der Aegidis Dissertation beigefügt ist. Vgl. Aegidi (1819), S. 44:
„Ego Carolus Iulius Aegidi die XIV. Maji anni nonagesimi quarti saeculi superioris Kiautenae provinciae Littuanae praedio natus [...] sum." Vgl. auch Callisen (1830), Bd. 1, S. 48. In anderen Quellen wird das Jahr 1795 als Geburtsjahr genannt; vgl. diesbezüglich [Gerstel?] (1874), S. 368 sowie Tischner (1932), S. 769. Diese Angaben sind zu korrigieren. In einem Brief, den die Schwiegertochter Aegidis, Martha Aegidi, geborene von Sanden, am 13.01.1922 an Dr. Haehl, den Biographen Hahnemanns, schrieb, findet sich ein handschriftlicher Vermerk von Aegidis Sohn (Ludwig Karl James Aegidi, 1825–1901), der ebenfalls den 14. Mai 1795 als Geburtsdatum seines Vaters angibt; vgl. IGM Stuttgart, A 3. Auch diese Angabe muß somit als falsch gelten.

[2] Vgl. Aegidi, Brief vom 15.10.1836, vermutlich an den Fürsten Sayn-Wittgenstein, in: Berlin, Geheimes Staatsarchiv, Preußischer Kulturbesitz: I. HA Rep. 100 (2.2.10) Nr. 3986, S. 7ff. Die folgenden Informationen zur Herkunft Aegidis entstammen diesem Brief. Aegidi hatte ihn geschrieben, um den Fürsten zu bitten, ihn bei der amtlichen Bestätigung seines Adelsstandes zu unterstützen.
Hier und in einem weiteren Schreiben (vgl. Aegidi, Brief vom 31.12.1840 an den preußischen König, in: Berlin, Geheimes Staatsarchiv, Preußischer Kulturbesitz: I. HA Rep. 100 (2.2.10) Nr. 3986, S. 18ff) stellte Aegidi seine Abstammung dar: Demnach stammten die Voreltern seiner Familie mit dem Namen von Egidy aus Deutschland. Die Linie sei zurückzuverfolgen bis auf Carl Günther von Egidy, der zu Beginn des 17. Jahrhunderts Offizier in Kaiserlichen Diensten gewesen sei. Später sei dieser zum evangelischen Bekenntnis übergetreten, nach Preußen umgezogen und schließlich in Johannisburg gestorben. Sein älterer Sohn sei in Deutschland zurückgeblieben, der jüngere Sohn, Seraphim, habe Theologie studiert und das Diakonat zu Engelstein in Ostpreußen erhalten. Damals sei es bei vielen Gelehrten üblich gewesen, den eigenen Namen zu latinisieren. So habe Seraphim das „von" in „a" und das „y" am Ende in „ius" verwandelt und sich a Egidius geschrieben, später, das a (von) in den Namen hineinziehend: Aegidy. Dessen Sohn, ebenfalls mit Namen Seraphim, habe zwei Söhne gehabt. Der ältere dieser beiden sei sein Großvater Daniel gewesen.
Diese Darstellung Aegidis wurde bei mehreren Anträgen auf Adelsanerkennung als nicht für ausreichend belegt angesehen. Aegidi gab an, daß die beweisenden Dokumente im siebenjährigen Krieg verbrannt seien. Somit bleibt ungeklärt, ob sie den Tatsachen entspricht. Vgl. Berlin, Geheimes Staatsarchiv, Preußischer Kulturbesitz: I. HA Rep. 100 (2.2.10) Nr. 3986.

Über Aegidis Kindheit und Jugend weiß man sehr wenig. Es ist lediglich bekannt, daß er seit 1807 das Gymnasium zu Likov besuchte und 1811 das Studium der Medizin am Friedrichs-Willhelms-Institut in Berlin begann.[3]

Schon von 1813 an soll er, obwohl er erst 1819 promovierte, als Militärarzt tätig gewesen sein, zuerst auf dem Schlachtfeld und im Spitalsdienst, später in der Garnison beim 1. Litauischen Dragonerregiment.[4] 1815 war er als Unterarzt im Charité-Krankenhaus in Berlin angestellt,[5] mußte aber noch im gleichen Jahre als Militärarzt der Königlich-Preußischen Armee bis nach Paris ziehen und kehrte erst im Frühjahr 1818 nach Berlin zurück.[6]

Zu Aegidis akademischen Lehrern während seines Studiums in Berlin gehörten: Kiesewetter, Lichtenstein, Rudolphi, Knape, Koenen, Hermbstaedt, Turte, Hufeland, Horn, Mursinna und Kluge.[7] Am 6. April 1819 promovierte Aegidi dort – „cum laude" – mit der Dissertation: „De ruptura perinei" (Über die Ruptur des Dammes) zum Dr. medicinae et chirurgiae. Der erste Teil seiner Dissertation befaßt sich mit der Prophylaxe des Dammrisses, der zweite Teil mit der Behandlung des rupturierten Dammes.[8] Diese Dissertation stellt, soweit bekannt, den ersten und zugleich letzten veröffentlichten Text Aegidis dar, der sich nicht mit einem homöopathischen Thema befaßt.

---

[3] Vgl. Callisen (1830), Bd. 1, S. 48.

[4] Vgl. [Meyer?] (1869), S. 119. Der gleiche Hinweis findet sich bei Tischner (1932), S. 769.

[5] Vgl. Aegidi (1828), S. 83.

[6] Vgl. Aegidi (1828), S. 84 sowie Callisen (1830), Bd. 1, S. 48.

[7] Vgl. Aegidi (1819), S. 44-45. Einige Anmerkungen zu den bekannteren seiner Lehrer:
Karl Asmund Rudolphi wurde 1810 bei Gründung der Universität Berlin als erster Anatom dieser neuen Hochschule und Direktor des anatomischen Institutes bestallt. Vgl. Waldeyer (1962), S. 911-913.
Ernst H. Horn (geboren 1774) ging 1806 nach Berlin, wo er zum Professor an der medizinisch-chirurgischen Militärakademie ernannt wurde und bis 1818 zweiter Arzt am Charité-Krankenhaus war. Er gilt als einer der bedeutenden Eklektiker des beginnenden 19. Jahrhunderts. Vgl. Falk, Pagel (1862), S. 297-298.
Christian Ludwig Mursinna (1744–1823) war ein bekannter Chirurg, der bis ins hohe Alter tätig blieb. Als in Berlin 1809 das Collegium medico-chirurgicum aufgehoben wurde, nahm er gleich an der, anstelle jener neu eingerichteten, medizinisch-chirurgischen Militär-Akademie seine Tätigkeit auf. Vgl. Gurlt (1862 a), S. 307-309.
Ob Aegidi von dem berühmten *Christoph Wilhelm Hufeland* (1762–1836) oder seinem nicht so bekannten jüngeren Bruder *Friedrich H. Hufeland* (1774–1839) unterrichtet wurde, ist dem Lebenslauf Aegidis nicht zu entnehmen. Beide lehrten zu dieser Zeit in Berlin. Vgl. Gurlt, E. (1862 b), S. 329-332 sowie Pagel (1862), S. 332.

[8] Vgl. Aegidi (1819). Vgl. auch Redaktion der Allgemeinen medizinischen Annalen (1820), S. 1349. Dort befindet sich eine kurze Bemerkung zu Aegidis Dissertation: „Erklärt sich für Mendel's Methode, den Damm zu schützen." Anders als bei der Besprechung manch anderer Dissertation in dieser Zeitung wurde Aegidis Arbeit dort nicht bewertet.

2.2   Johannisburg und Tilsit (1819–1831)

2.2.1 Leben

Nach seiner Promotion 1819 ging Aegidi von Berlin nach Johannisburg (Ostpreußen), wo er als Distriktarzt tätig war.[9] Im gleichen Jahr heiratete er dort die aus Memel stammende Jemina, geborene Kenworthy,[10] die die Tochter eines in Tilsit lebenden Engländers gewesen sein soll.[11]

In die ersten Jahre seiner Distriktarzttätigkeit fiel eine schwere, mehrjährige Erkrankung Aegidis, die für sein Leben und für seine Hinwendung zur Homöopathie von entscheidender Bedeutung war.[12] Einige Jahre später berichtete er darüber ausführlich in einem Beitrag im *Archiv für die homöopathische Heilkunst*:[13]

„Mehr als die glückliche Heilung einiger Krankheitsfälle, trug jedoch mein eigner, mehrjähriger Leidenszustand dazu bei, mich von der Vortrefflichkeit der homöopathischen Methode zu überzeugen.

Im Herbste 1820 hatte ich, damals Physikus des Johannisburger Kreises in Litthauen, das Unglück, auf einer in medicolegaler Angelegenheit unternommenen Reise, mit dem Wagen umzustürzen und mir eine starke Quetschung der linken Schulter zuzuziehen, bei welcher Gelegenheit ich auch einer heftigen Erkältung ausgesetzt ward. Nach sofort daheim veranstalteter örtlicher Blutentziehung und Anwendung des üblichen antiphlogistischen Verfahrens, gelang es mir in wenigen Tagen, die dringendsten Krankheitssymptome zu beseitigen. Doch blieb eine lähmungsartige Schwere des linken Oberarmes zurück, wobei ich anfangs noch fähig war, Bewegungen mit dem kranken Gliede vorzunehmen. Nach einigen Wochen aber stellten sich periodisch höchst empfindliche Schmerzen ein, die von der Schulter zum Ellenbogen herabzuckten, die Beweglichkeit des Armes ward allmählig mehr und mehr gehindert, das Gefühl der Lähmung und Schwere nahm täglich zu, jeder, auch der leiseste Druck auf die kranke Parthie, selbst der durch die Kleidungsstücke verursachte, war unerträglich, das leidende Glied fing an abzumagern, während die Schulterparthie und das Ellenbogengelenke anschwollen. Meinem Berufe weiter nachleben zu können, fühlte ich mich nunmehr außer Stande und nachdem mehrere, meiner Ansicht nach zweckmäßige, innerlich und äußerlich in Anwendung gezogene Heilmittel ihre Wirkung versagten, besprach ich mich mit einigen würdigen Collegen in der Provinz und unterwarf mich unbedingt ihrer ärztlichen Behandlung. Ich hatte bereits ein Jahr gelitten und alle jene aufgezählten Symptome fanden nunmehr in erhöhterem Grade statt."

Aegidi schilderte dann, wie sich sein Zustand weiter verschlechterte. Die Gelenkbeschwerden verschlimmerten sich erheblich, allgemeine Abmagerung und erhebliche Einschränkung des Allgemeinzustandes kamen hinzu. Er selber und einige seiner Kollegen hielten sein Leiden für eine „zum 2ten stadio vorgerückte Omarthrocace", also ein tuberkulöse Entzündung des Schultergelenkes.[14]

---

[9] Vgl. Haehl (1922), Bd. 1, S. 426.

[10] Vgl. Schmidt (1932), S. 67. Hier findet sich auch der Hinweis, daß Frau Aegidi in Bad Freienwalde am 5. November 1878 verstorben ist, etwa 4 Jahre nach ihrem Mann.

[11] Vgl. Haberling (1936), S. 56. Über die Frau Aegidis ist ansonsten wenig bekannt. Sie soll eine Frau von hellem Verstande gewesen sein und mit den Töchtern der Freifrau Bettina von Arnim bis zu ihrem Tode in regem Kontakt gestanden haben. Vgl. Teichmann (1904), S. 264.

[12] Vgl. hierzu und zu den biographischen Daten auch Puschmann (1962), S. 36-37.

[13] Vgl. Aegidi (1828), S. 77-78.

[14] „Omarthrokaze: tuberklöse Entzündung des Schultergelenks" vgl. Pschyrembel (1937), S. 393.

Aegidi entschloß sich, einige der drastischen Behandlungsmethoden seiner Zeit einzusetzen. Nacheinander wurden „Fontanellen",[15] „Haarseile"[16] und das Glüheisen[17] angewendet. Sein Zustand verbesserte sich allerdings nur kurzzeitig, später kamen zu den alten Beschwerden noch Knochenauftreibungen an anderen Körperteilen hinzu. In dieser Situation wandte er sich erstmalig an Hahnemann. Aegidi schrieb dazu:[18]

„Die wirksamsten nach Indication der allopathischen Medizin in Anwendung gezogenen Heilmittel halfen nicht nur nicht im geringsten, sondern trugen noch wesentlich dazu bei, das tief afficirte Allgemeinbefinden vollends zu untergraben. Ich setzte daher alle Arzneigemische bei Seite und versuchte den Gebrauch einiger, mir möglichst passend erscheinender homöopathischer Mittel, ohne jedoch dadurch etwas mehr erzielen zu können, als daß mein Wohlbefinden im Allgemeinen sich besserte. Die leidenden Parthien verschlimmerten sich, besonders ward das Ellenbogengelenk von Zeit zu Zeit ungestalteter und selbst die Weichgebilde wurden bedeutend afficirt, bis auf die Textur der Haut, welche ein gallertartiges Aussehen annahm.

Da schrieb ich – es war im Anfange des Jahres 1823 – an Samuel Hahnemann, theilte ihm alles Nöthige über meine Krankheit mit und erbat mir Rath und Hülfe.

,Bedenken Sie', antwortete er mir darauf unter andern, ,wie so ganz kunstgemäß nach alter Observanz die Fontanellen, das Haarseil und zuletzt die Haupt-Tortur, das Glüheisen, war, mit aller der Eiterung hinterdrein.' ,Dadurch geschiehet, scilicet! dem ganzen Körper kein Leid, kein Eintrag; es war ja blos lokal; da wird der bloße Krankheitsstoff recht leibhaftig herausgezogen werden und wenn der durch die lange Eiterung herausgelaufen ist, so ist Schultergelenk und der ganze Körper frisch und gesund! Aber was erlebten Sie von allen diesen Hoffnungen? Wie sehr griff das Übel nicht um sich! Wie thörigt sind alle diese materiellen Theorien und wie unbarmherzig ihre Anwendung zur Qual der Menschen! Es wird nun aber wohl ein Strahl der Wahrheit in diese uralte Finsterniß dringen; es wird anfangen zu dämmern. Ihr Übel ist weit älter, als Sie wähnen. Sie müssen früher entweder in Berührung mit einem Krätzigen gekommen seyn oder als Kind einen Ausschlag auf dem Kopfe gehabt haben.'[19] – [...] Nun überschaute ich mit ganz anderen Augen den Verlauf und die Natur meines Übels und ging mit so größerem Vertrauen an den Gebrauch der mir überschickten 9 Pulver, welche innerhalb 50 Tagen verbraucht werden sollten. Aber meine Erwartung des günstigen Erfolges ward hart geprüft, denn in den ersten Wochen stellten sich wohl einige, früher nicht stattgefundene Symptome, aber keine in Bezug auf die leidenden Theile günstige Veränderung ein. Um so überraschender war der Erfolg zu Ende der 5ten Woche. Ich wollte meinem Bewußtsein und meinen Augen nicht trauen, als ich nach einer sanft verschlafenen Nacht mit dem Gefühl bisher nie empfundenen Wohlseins erwache, meinen

---

15 Vgl. Pschychrembel (1937), S. 169: „Früher häufig als ‚Reiztherapie' angew.: künstliches, zur Ableitung schädlicher Säfte auf dem Körper angelegtes Geschwür, in das eine Erbse oder Steinchen eingebettet wurde. Oder es wurde durch eine Hautfalte ein Haarseil gezogen."

16 Vgl. Marle (1932), S. 433: „Haarseil: Eine urspr. aus Haaren, später aus Seide oder Wolle hergestellte Schnur oder ein schmaler Leinwandstreifen bzw. Lampendocht, der mit einer bes. dazu konstruirten Nadel durch die Haut gezogen wird und dort liegen bleibt, um Eiterung hervorzurufen und zu unterhalten. Früher Ableitungsmittel."

17 Mit bis zur Weißglut erhitzten Eisenstäben wurden an Aegidis Schultergelenk Striemen und eine Fontanelle gebrannt. Vgl. Aegidi (1828), S. 79-80.

18 Vgl. ebenfalls Aegidi (1828), S. 82-85.

19 Hahnemann sprach hier im Sinne seiner Miasmentheorie, derzufolge bei der Psora, einer der drei Miasmen, der Kranke in der Vergangenheit eine Hauterkrankung durchgemacht haben sollte, die den Hauterscheinungen, die durch die Krätze hervorgerufen werden, ähnlich ist; vgl. unter anderem Hahnemann (1835) und auch Hahnemann (1921).
Tatsächlich schrieb Aegidi im folgenden von einer Hautinfektion im Jahre 1815 durch Verletzung mit einer Lanzette, mit der er gerade zuvor ein Furunkel eröffnet hatte. Aufgrund dieser Verletzung soll es bei ihm zu heftiger Entzündung des ganzen Armes gekommen sein und später zu einem „akuten Rheumatismus" der linken Schulter; vgl. Aegidi (1828), S. 83-85.

kranken Arm mit ziemlicher Leichtigkeit heben und, o Wunder! ihn im seither steifen Ellenbogengelenk zu beugen und zu strecken vermag. Während einer einzigen Nacht hatte die enorme
Geschwulst so bedeutend abgenommen, daß man das Ellenbogengelenk jetzt hager nennen konnte. Nun verging aber auch kein Tag, an welchem die Besserung nicht auffallende Fortschritte
machte und nach Verbrauch der Arznei war ich vollständig hergestellt, habe auch seit dieser Zeit
bis jetzt nie, selbst bei Witterungsveränderung, Gemüthsaffect und andern schädlichen Einflüssen
nicht, irgend eine schmerzhafte Empfindung oder auch nur ein Schwächegefühl im früher kranken
Arme gehabt."

Wegen später im gleichen Jahr 1823 auftretender heftiger Kniebeschwerden, die
Aegidi als negative Auswirkungen einer damals von ihm absolvierten Badekur
ansah, suchte er Hahnemann in Köthen auf.[20] Wieder halfen die homöopathischen Arzneien und bestärkten Aegidi darin, sich noch intensiver mit der
homöopathischen Behandlungsmethode auseinanderzusetzen:[21]

„Nach so glänzenden, an mir selbst bestätigten Resultaten von dem Werthe der Homöopathie,
mußte meine Vorliebe für dieselbe wohl aufs stärkste befestigt werden und der Eifer, mit dem ich
mich hierauf dem Studio dieser Heillehre widmete, wurde bis jetzt durch den oft überraschenden
Erfolg mancher Heilungen der schwierigsten Krankheiten herrlich belohnt."

So wurde Aegidi vor allem wegen seiner eigenen Erfahrungen als Patient über-
zeugter homöopathischer Arzt.[22] Er muß vorher schon, etwa seit 1819/20, homöopathisch behandelt haben, wie er ja auch, allerdings erfolglos, versucht hatte, seine eigene Erkrankung homöopathisch zu heilen.[23] Der Übergang zu der
neuen Heilmethode scheint ihm dabei nicht leicht gefallen zu sein. Im *Archiv
für die homöopathische Heilkunde* beschrieb er 1828 seine ersten Kontakte,
aber auch seine anfänglichen Schwierigkeiten mit der Lehre Hahnemanns:[24]

„Die erste Kenntniß von Hahnemanns neuem, allen herkömmlichen Prinzipien zuwider laufenden
Systeme, ward mir bei zufälliger Lektüre seiner in den ersten Bänden des Hufelandschen Journals
zerstreuten Aufsätze. Ich war höchst begierig, alles, was dieser scharfsinnige Geist geschaffen,
kennenzulernen und setzte mich daher sogleich in den Besitz des Organon und der reinen Arz-

---

[20] Vgl. ebenfalls Aegidi (1828), S. 86. Die Behandlung Aegidis durch Hahnemann läßt sich auch
durch die von Hahnemann akribisch geführten Krankenjournale aus dieser Zeit belegen. In den
bislang noch nicht transkribierten Journalen finden sich an folgenden Tagen Eintragungen zu
Aegidi: 18. März, 10. Juni, 8. August 1823. Vgl. Hahnemann (1822–1823), IGM Stuttgart, D
25, S. 281, 283 sowie Hahnemann (1823–1824), IGM Stuttgart, D 26, S. 1, 152.
Nach den Anamnesedaten Aegidis vom 18.03.1823 findet sich in Hahnemanns Krankenjournal
eine Aufzählung von homöopathischen Arzneien, die Hahnemann Aegidi vermutlich nacheinander verordnete, unter anderem sind dort vermerkt: Aconit, Nux vomica, Mezereum und
Hepar sulphuris. Vgl. Hahnemann (1822–1823), IGM Stuttgart, D 25, S. 283. Unter dem
8.August 1823 werden in Hahnemanns Krankenjournal brennende Schmerzen im inneren
Condylus von Aegidis Knie erwähnt. Hahnemann verordnete unter anderem Thuja dagegen.
Vgl. Hahnemann (1823–1824), IGM Stuttgart, D 26, S. 152.
[21] Vgl. ebenfalls Aegidi (1828), S. 87.
[22] Tischner erwähnte Aegidi neben Griesselich und Müller als einen derjenigen homöopathischen
Ärzte, die durch überraschende Erfolge an sich oder in der eigenen Familie von der Homöopathie überzeugt wurden; vgl. Tischner (1932), S. 420.
[23] Vgl. Aegidi (1828), S. 71. Dort erwähnte er dazu: „Lange schon hätte ich, seit 8 Jahren bereits
mit der Ausübung der homöopathischen Heillehre beschäftigt, aus dem Vorrath meiner zahlreichen Beobachtungen einige interessante Krankheitsheilungen diesen Blättern zur Mittheilung übergeben [...]"
[24] Vgl. ebenfalls Aegidi (1828), S. 72-73.

neimittellehre, von welcher damals erst 4 Bände erschienen waren.[25] So sehr mich das Studium des ersteren anzog, so sehr stieß mich das der letzteren ab, in welcher ich mich geraume Zeit gar nicht zurecht zu finden vermochte. Bald darauf versuchte ich mehrere Heilmittel in kleinen Gaben, (doch lange nicht in solchen, wie sie die Homöopathie vorschreibt) in ähnlichen von der Arznei bei Gesunden zu bewirkenden Beschwerden anzuwenden, doch wurden diese Versuche so linkisch unternommen, daß ich über sie kein günstiges Resultat zu gewinnen vermochte. Hätte ich zu dieser Zeit aus Verdruß und Mangel an Ausdauer die ganze Sache bei Seite gelegt, so würde ich später sicher einer der heftigsten Gegner der Homöopathie geworden sein und die, in der Erfahrung sich mir vermeintlich dargethanene Unzulänglichkeit dieser Methode dreist behauptet haben. Je öfter ich aber die reine Arzneimittellehre las, das Wirkungsvermögen der einzelnen Heilmittel klarer überschauen lernte und mir aus den verschiedenen Symptomen-Gruppen verschiedene Krankheitsfälle zusammensetzte und meinem Gedächtniß einprägte, da ward die Nutzanwendung am Krankenbette mir von Zeit zu Zeit leichter und meine Bemühung stets belohnender. So sehr mein ganzes Gefühl sich auch anfänglich gegen die Verordnung so kleiner Arzneidosen sträubte, so überzeugte mich die Erfahrung jedoch nach und nach eines bessern und berichtigte meine Begriffe über die dynamische Einwirkung der Arzneistoffe auf den kranken Organismus. Eine große Freude gewährte mir die erste gelungene Heilung eines wichtigen Krankheitsfalles, welche ich hier mittheile: [...]"[26]

Wann Aegidi von Johannisburg nach Tilsit ging, ist nicht klar. Am 10. April 1825 jedenfalls wurde sein Sohn Ludwig Karl[27] bereits in Tilsit geboren, seine Tochter Ida kam einige Jahre später, am 14. Januar 1829, ebenfalls dort zur Welt.[28]

Der Kontakt Aegidis zu Hahnemann hielt auch in der Tilsiter Zeit an.[29] Anfang 1831 bot Hahnemann Aegidi eine Stelle als homöopathischer Hausarzt bei der Prinzessin Luise von Preußen an. Die Prinzessin selbst hatte Hahnemann gebeten, ihr einen solchen Arzt zu verschaffen.[30] Aegidi sollte durch die Vermittlung des Prinzen Friedrich von Preußen Regimentsarzt in einem Husarenregiment werden und die Prinzessin unter der Regie Hahnemanns behandeln. Vermutlich auch wegen des von Hahnemann in Aussicht gestellten Dispensierrechts fand Aegidi diese Stelle attraktiv. Im Februar 1831 jedenfalls verließ Aegidi Tilsit, um in Düsseldorf die Stellung bei der Prinzessin anzutreten.[31]

---

[25] Der Teil 4 der *Reinen Arzneimittellehre* von Hahnemann erschien 1818, Teil 5 1819; vgl. Haehl (1922), Bd. 2, S. 526.

[26] Im weiteren Verlauf dieses Artikels beschrieb Aegidi den Fall eines elfährigen Jungens, der infolge eines Schrecks Symptome wie beim Veitstanz entwickelte und den er mit der homöopathischen Gabe von Stramonium (Stechapfel) und China heilte.

[27] Ludwig Karl James Aegidi war Jurist, Publizist und Politiker. Schon als Student war er Mitarbeiter von Georg Gottfried Gervinus' *Deutscher Zeitung*, Burschenschafter und 1848 Führer der Berliner studentischen Jugend. Er wurde im gleichen Jahr Sekretär der Minister von Auerswald und von Dönhoff. Danach war er bis 1851 Schriftleiter der *Konstitutionszeitung*. 1853 habilitierte er sich in Göttingen und lehrte dort Rechtsenzyklopädie, Kirchenrecht, Staats- und Völkerrecht. 1857–1859 war er Professor der Rechte in Erlangen. 1861 begründete er das *Staatsarchiv*, eine Sammlung zeitgeschichtlicher Akten. 1868 erhielt er ein Lehramt in Bonn. Er war 1867/68 Mitglied des Norddeutschen Reichstages und 1873–1893 Mitglied des Preuß. Landtags. 1871-77 war er Vortragender Rat im Auswärtigen Amt und seitdem Professor für Staats-, Völker- und Kirchenrecht an der Universität Berlin. Er starb am 20.11.1901. Vgl. Gollwitzer (1953), S. 88.

[28] Sie heiratete 1858 Professor Karl Esmarch. Vgl. Haberling (1936), S. 56.

[29] Dies ist auch aus einem Brief zu schließen, in dem sich Hahnemann für Aegidis Gratulation zu seinem fünfzigsten Doktorjubiläum bedankte. Vgl. IGM Stuttgart, A 10 vom 02.09.1829.

[30] Vgl. IGM Stuttgart, A 11.

[31] Vgl. IGM Stuttgart, A 14. Vgl. auch Kapitel 2.3.1.

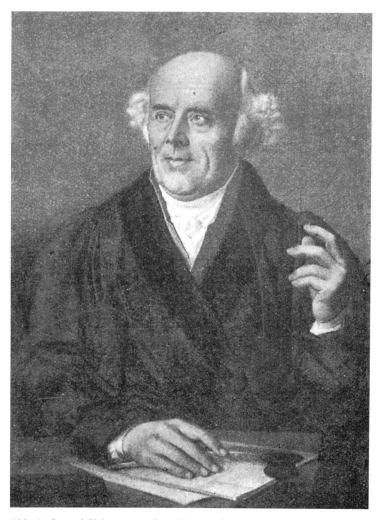

Abb. 1: Samuel Hahnemann. Gemälde von Schoppe zum goldenen Doktor-jubiläum Hahnemanns 1829 (Quelle: Bildarchiv des Instituts für Geschichte der Medizin der Robert Bosch Stiftung, Stuttgart)

2.2.2 Werk

„Mittheilungen über Homöopathie" (1828)[32]

Seine beiden ersten Veröffentlichungen, wenn man von seiner Dissertation absieht, verfaßte Aegidi in seiner Tilsiter Zeit.[33] Sie stellen zugleich seinen „Durchbruch" als homöopathischer Autor dar. Die erste erschien 1828 unter dem Titel „Mittheilungen über Homöopathie" in dem Periodikum *Archiv für die homöopathische Heilkunst*.[34] Es handelte sich, wie bei vielen seiner Arbeiten, um einen Aufsatz über verschiedene homöopathische Themen, so daß hier nur das Wichtigste erwähnt werden soll. Aegidi berichtete in diesem Beitrag zuerst von seiner eigenen, bereits zitierten, Heilungsgeschichte, die ihn von der Homöopathie überzeugt hatte. Dann bekannte er, seine Patienten nicht ausschließlich homöopathisch zu behandeln, sondern auch andere Verfahren anzuwenden. Die folgende Textpassage vermittelt einen Eindruck davon, wann Aegidi zu dieser Zeit homöopathische Verfahren und wann allopathische Verfahren anwandte:[35]

„Leider sind auch mir seither manche Schwierigkeiten in den Weg getreten, die mich veranlaßten, bei mehreren Kranken das allopathische Verfahren dem homöopathischen vorzuziehen. Denn Eigensinn, Vorurtheil und luxuriöse Verzärtelung des Patienten vereiteln nur zu oft des Arztes Pläne und machen die Bedingungen unerfüllbar, welche die Homöopathie für unerläßlich erachtet, wenn sie nicht compromittirt werden soll. Auch stoßen dem vielbeschäftigten Arzte, der täglich eine große Anzahl Kranker zu versorgen hat, zur Zeit noch so viele Hindernisse auf, daß derselbe, wenn er nicht Meister der homöopathischen Kunst ist, unmöglich alle seine Kranke dieser Lehre gemäß behandeln kann. Diejenigen meiner Kranken, von denen ich überzeugt zu seyn glaube, sie nach den Regeln der allopathischen Medizin herstellen zu können, werden daher von mir allopathisch behandelt und ich halte es dann für nachtheilig, sich während solchen Verfahrens der Homöopathie auch nur nähern zu wollen durch Darreichung eines einzelnen, unvermischten Arzneistoffes in kleiner Gabe. In früherer Zeit, als auch ich noch den Wahn hegte, die Homöopathie könne füglich dem herrschenden System einverleibt werden und mir aus der Verschmelzung beider viel Ersprießliches versprach, vermied ich, bei allopathischer Behandlung Vielgemische zu verordnen und reichte die Arzneimittel in öfteren Dosen von 1/10, 1/20, 1/30 Gran. Doch niemals habe ich davon irgend einen günstigen Erfolg beobachtet. Im Gegentheil war der Zustand meiner Kranken gewöhnlich bei solcher Behandlung höchst unbehaglich und stets irritirt und bisweilen sah ich offenbare Verschlimmerung folgen, woraus ich vermuthen mußte, daß die Arznei in homöopathischer Beziehung zur Krankheit stehe und durch die öfter gereichte große Dose, vermöge ihrer, die Krankheit stets verschlimmernden Erst-Wirkung, allzu heftige Reaktionen verursache."

Aegidi fügte hinzu, daß sich im Gegensatz zu diesen Erfahrungen die Behandlung mit mehreren Arzneistoffen gleichzeitig als wohltätiger für seine Patienten herausgestellt habe. Als Grund für diese Beobachtung vermutete Aegidi, daß mehrere Ingredienzen dieses Gemisches in antidotarischer Beziehung zueinan-

---

[32] Vgl. Aegidi (1828), S.71-96, 99-116.

[33] Vgl. Aegidi (1828) sowie Aegidi (1829).

[34] Das *Archiv für die homöopathische Heilkunst* war die erste periodisch erscheinende homöopathische Zeitschrift, sie wurde ab 1822 von Johann Ernst Stapf herausgegeben; vgl. Haehl (1922), S.134.

[35] Vgl. ebenfalls Aegidi (1828), S. 87-88.

der stehen und sich so gegenseitig in ihrer Wirkung beschränken würden, so daß lediglich die homöopathische Wirkung übrigbleibe. Er vertrat darüber hinaus die Ansicht, daß auch der enthusiastischste Verehrer der Homöopathie zugeben müsse, daß diese Heilmethode zum gegenwärtigen Zeitpunkt noch nicht vollständig sei. Er könne jedenfalls in manchen Fällen auf eine allopathische Behandlung noch nicht verzichten. Aegidi fuhr fort:[36]

„Alle übrigen Kranken, bei denen ich die Unzulänglichkeit des allopathischen Verfahrens voraussehe, oder die ohne Erfolg dem letzteren unterworfen gewesen waren, so wie solche, welche vorurtheilsfrei dem wahrhaft Guten, auch wenn es anfänglich paradox erscheint, Eingang gestatten, werden nach den Regeln der homöopathischen Heilkunst von mir behandelt [...] Eine himmlische Wohltat aber gewährt die homöopathische Methode schon jetzt der armen Volksklasse in der Stadt und auf dem Lande, deren Diät in der Regel tadelfrei eingerichtet ist und bei der daher die meisten Hindernisse wegfallen, welche die Einführung des homöopathischen Verfahrens in die höheren Stände erschweren oder unmöglich machen. Bei diesen Leuten habe ich seither mit großem Segen gewirkt und die überraschendsten Heilungen ausgeführt."[37]

Diese Ausführungen zeigen, wie sehr Aegidi in den ersten Jahren seiner homöopathischen Praxis noch der Medizin seiner Zeit verhaftet war. Es überrascht daher nicht, daß seine nicht streng homöopathische Verfahrensweise sogleich von Stapf, einem treuen Schüler Hahnemanns, kritisch kommentiert wurde.[38]

Aegidi setzte seinen Beitrag fort, indem er der Allopathie vorwarf, ohne wirkliche Kenntnis der Wirkungen der Arzneien hohe Dosen zu verabreichen, die den Patienten noch kränker machten. Er belegte dies anhand eines Falles von „Chinasiechthum". Im weiteren beschrieb er dann noch einige komplizierte Krankheitsfälle, die er erfolgreich homöopathisch behandeln konnte, nachdem die allopathische Therapie versagt hatte.

„Über homöopathische Diät" (1829)

Im darauffolgenden Jahr 1829 veröffentlichte Aegidi im *Archiv für die homöopathische Heilkunst* seinen Artikel „Über homöopathische Diät", den zweiten aus der Tilsiter Zeit.[39] Hierin erläuterte er seine von Hahnemanns Vorstellungen

---

[36] Vgl. ebenfalls Aegidi (1828), S. 88-89.

[37] Hahnemanns Anweisungen zur Lebensordnung oder Diät waren sehr umfassend und einschränkend, übrig blieb an erlaubten Speisen sowenig, daß es vielfach dem Speiseplan armer Familien entsprochen haben mag. Vgl. Hahnemann (1810), S. 179-181. Zur Diätetik Hahnemanns äußert sich beispielsweise Eppenich in einem Aufsatz in der *Zeitschrift für Klassische Homöopathie*. Vgl. Eppenich (1993).

[38] Vgl. eine Fußnote von Stapf zu dem zitierten Artikel von Aegidi (1828), S. 88: „Wie sehr die Homöopathie durch die neuesten Entdeckungen Hahnemanns an ‚Vollständigkeit' gewonnen und in wie wenigen Fällen der eingeweihte Homöopath sich veranlaßt fühlen wird, zu etwas anderm zu greifen, wird jeder damit wahrhaft Vertraute wohl erkennen." Mit den „neuesten Entdeckungen" meinte Stapf vermutlich Hahnemanns 1828 veröffentlichtes Werk: *Die chronischen Krankheiten, ihre eigenthümliche Natur und homöopathische Heilung*. In dem 1. Band geht Hahnemann ausführlich auf seine Miasmentheorie ein. Stapf war im übrigen einer der wenigen, der von Hahnemann schon vor Erscheinen dieses Werkes in seine neuen Überlegungen eingeweiht worden war. Vgl. Haehl (1922), S. 149.

[39] Vgl. Aegidi (1829), S. 49-61.

abweichenden Gedanken zu der von jenem streng festgelegten[40] Diät während homöopathischer Behandlung:[41]

„Wenn die Gegner der homöopathischen Heillehre unter den Ärzten die großen Erfolge in Besiegung schwieriger, namentlich chronischer Krankheiten, welche zu ihrer Kenntniß kamen, geradezu abzuleugnen nicht vermochten, so blieben sie dennoch stets weit entfernt, diese zu Gunsten der neuen Lehre sprechenden Erfolge der Kraft und Einwirkung der kleinen Arzneigaben beizumessen, sondern schrieben das Gelingen einzig und allein der, von der Homöopathie verordneten, Diät zu und meinten dieses so aufrichtig, daß sie selbst bei allopathischem Verfahren darauf drangen, diese diätetischen Vorschriften allgemein zu berücksichtigen. Nicht aber nur die Gegner der homöopathischen Heillehre, auch die meisten Ärzte, welche anfingen, derselben sich zuzuwenden, waren nur allzu geneigt, der Einwirkung der homöopathischen Diät einen größeren Antheil an dem Gelingen der Heilung zukommen zu lassen, als derselben wirklich gebührte [...] In solchem vorgefaßten Wahne mußte leider das Unternehmen dieser Ärzte, selbst bei ihrer redlichsten Bemühung, immerdar scheitern. Denn bei jeder, auch noch so geringfügigen Überschreitung der ihren Kranken zur heiligen Befolgung anempfohlenen diätetischen Vorschriften, sahen sie im Geiste schon die Wirkung der verordneten homöopathischen Arzneigabe beeinträchtigt und aufgehoben, gaben nun, von dieser Meinung befangen, in kurzen Zwischenräumen ein zweites und ein drittes Arzneimittel, und konnten daher auch, wie begreiflich, da sie aus übertriebener Ängstlichkeit keiner Arzneigabe die volle Wirkungsdauer verstatteten, selten oder nie einen günstigen Erfolg wahrnehmen."

Hahnemann hatte neben Kaffee und Tee auch Kräuter, gewürzte Speisen und vieles andere mehr verboten. Er fürchtete, daß jede auch nur schwach arzneilich wirkende Substanz den Effekt der homöopathischen Arznei stören könne.[42] Zu den Nachteilen dieser strengen Diät äußerte sich Aegidi wie folgt:[43]

„Der arme Kranke aber, der, selbst bei dem besten Willen und der größten Aufmerksamkeit aller ihm nahmhaft gemachten Gesetze, hin und wieder eine Übertretung derselben sich zu Schulden kommen ließ, mußte endlich, wenn er sah, daß es nicht vorwärts ging, den Muth verlieren und fühlte sich glücklich, diesem Zwange entbunden zu seyn, wenn er zu dem allopathischen Verfahren zurückkehrte, bei welchem er, wenn gleich unter keiner erfolgreichen Aussicht auf das gewünschte Ziel, denn doch alles essen und trinken und genießen durfte, was seiner frühern gewohnten Lebensweise entsprach. Andere Kranke, welche sich der Strenge der homöopathischen Diät zu fügen gar nicht im Stande fühlten und bereits verlassen von allen Hülfsmitteln der allopathischen Schule, nur in äußerster Noth ihre Zuflucht zur homöopathischen Behandlung nahmen, hatten um so weniger Geduld, um irgend den Erfolg abzuwarten. Empört über die, ihrer Meinung nach großen Opfer, die sie den vergeblichen Versuchen hatten bringen müssen, verabscheuten sie das neue Verfahren nun vollends, verschrien es als eine Hungerkur, wobei die Kranken ihre letzten Kräfte einbüßen müßten und steigerten das Vorurtheil gegen die vorzüglichste aller bestehenden Heilmethoden aufs äußerste. – War es denn nach alledem wohl möglich, daß die homöopathische Lehre, wie sie es verdiente und ihre Verehrer es wünschen mußten, bisher sich allgemeiner ausbreiten konnte? Mitnichten! an der Strenge ihrer diätetischen, zum Theil unausführbaren Vorschriften, scheiterte sie bei Ärzten und Layen."

Aegidi vertrat die Meinung, daß die homöopathischen Arzneien so stark seien, daß auch Diätfehler von ihnen überwunden werden könnten. Er riet daher seinen Patienten, nur „wirkliche" Diätsünden abzustellen, wie übermäßigen Genuß von Branntwein, Kaffee, Essig und Schweinefleisch. Aegidi beschrieb im

---

[40] Vgl. Hahnemann (1810), S. 179-181.
[41] Vgl. Aegidi (1829), S. 49-50.
[42] Vgl. Hahnemann (1810), S. 179-181.
[43] Vgl. Aegidi (1829), S. 50-51.

folgenden einige Krankheitsfälle, die er trotz erheblicher Diätsünden heilen konnte. Er schränkte dann allerdings ein, daß manche Kranke nur unter Beachtung der strengsten Diät homöopathisch heilbar seien, wobei er aber nicht mitteilte, wie man solche Patienten erkennt.

2.3 Düsseldorf (1831–1835)

2.3.1 Leben

Die Darstellung der Zeit Aegidis in Düsseldorf als Leibarzt der Prinzessin Luise von Preußen[44] basiert im wesentlichen auf dem Briefwechsel zwischen Hahnemann und Aegidi. Zwischen den beiden Ärzten bestand eine sehr intensive Korrespondenz, besonders in den Jahren 1831–1834. Der Briefwechsel ist leider nur unvollständig erhalten, vielfach fehlen die unmittelbaren Antwortschreiben. Den erhaltenen circa 40 Briefen Hahnemanns an Aegidi[45] stehen nur fünfzehn Briefe Aegidis an Hahnemann gegenüber.[46]

Das erste erhaltene Schreiben Hahnemanns an Aegidi, das sich auf die Leibarztstelle bezieht,[47] datiert vom 26.1.1831.[48] Hahnemann teilte Aegidi in dem Brief

---

[44] Prinzessin Luise von Preußen war eine geborene Prinzessin von Anhalt-Bernburg. Am 21. November 1817 heiratete sie einen Neffen der Königin Luise, den Prinzen Friedrich von Preußen. Friedrichs Vater war Prinz Ludwig Karl, gewöhnlich Prinz Louis genannt, der 1796 verstorben war. Prinz Friedrich war in Berlin gemeinsam mit seinen Vettern, dem Kronprinzen Friedrich Wilhelm (IV.) und dem Prinzen Wilhelm erzogen worden.
  1820 wurde der erste Sohn des Paares, Prinz Alexander, geboren, 1826, bereits in Düsseldorf, der zweite Sohn, Prinz Georg. Nach Düsseldorf waren sie gezogen, da Prinz Friedrich dort beim Militär als hoher Offizier seinen Dienst versah. Prinz Friedrich verstarb 1863, Prinzessin Luise 1882 im Schloß Eller bei Düsseldorf. Vgl. Hohenzollern-Jahrbuch (1911), S. 281-284. Haehls Angaben zur Person der Prinzessin müssen somit als falsch gelten (Haehl schrieb, der Name der Prinzessin sei Luise Auguste. Sie sei eine Tochter König Friedrich Wilhelms III. und der Königin Luise von Preußen. Sie sei 1808 geboren, habe 1825 den Prinzen Friedrich von den Niederlanden geheiratet und sei 1870 gestorben.). Vgl. Haehl (1922), Bd. 2, S. 338.
[45] Von diesen 40 Briefen Hahnemanns an Aegidi stammen 39 aus dem Archiv des Instituts für Geschichte der Medizin der Robert Bosch Stiftung in Stuttgart, sie lagen bereits als maschinenschriftliche Transkriptionen vor. Zu diesen wurde auch ein undatiertes Dokument gerechnet (IGM Stuttgart, A 56), das vermutlich von Hahnemann als Nachtrag zu einem anderen Schreiben gedacht war. Zwei weitere Briefe, die angeblich von Hahnemann an Aegidi geschrieben wurden, finden sich in Lutzes *Organon der Heilkunst*. Sie wurden hier nicht berücksichtigt, werden aber in dem Kapitel über die „Doppelmittel" erwähnt. Vgl. Lutze (1865), S. 267-268.
[46] Alle fünfzehn Briefe Aegidis befinden sich ebenfalls im Original in dem Archiv des IGM Stuttgart. Lediglich einer dieser Briefe (A 54) lag bereits als maschinenschriftliche Transkription vor, die anderen wurden vom Verfasser dieser Studie transkribiert. Vgl. Textanhang.
[47] In dem ersten erhaltenen Brief des Briefwechsels vom 2.9.1829 bedankte sich Hahnemann für Aegidis Gratulation zu seinem fünfzigsten Doktorjubiläum. Der Gratulationsbrief selber ist nicht erhalten. Für die Entwicklung der Homöopathie in Deutschland war der Tag des Doktorjubiläums, der 10.8.1829, ein wichtiger Tag. In Köthen, dem damaligen Wohnort Hahnemanns, wurde ein großes Fest zu Ehren des Begründers der Homöopathie begangen. Viele homöopathische Ärzte aus fast ganz Europa feierten Hahnemann und demonstrierten

mit, daß er von seiner Patientin, der Prinzessin Luise von Preußen, den Auftrag erhalten habe, ihr einen „homöopathischen Hausarzt von Kenntniß und Bildung zu verschaffen, der ihr in Düsseldorf in jählingen Nothfällen Beistand leiste." Er habe gehört, daß Aegidi von Tilsit wegkommen wolle.[49] Daher habe er an ihn gedacht. Über Dr. Stapf[50] sei nun mittlerweile das Antwortschreiben Aegidis zur Prinzessin gelangt. Diese habe nun geantwortet, „daß sie dieß sehr genehmigte und Veranstaltungen getroffen daß Ihnen eine Regiments-Arzt-Stelle nicht entgehen könne." Von einem weiteren Brief der Prinzessin an Hahnemann ist dann die Rede, in der sie Aegidi das so wichtige Selbstdispensierrecht zusagte: „sobald die Sache gewiß sei, wolle sie für das Attest vom Präsidenten (nämlich, daß Sie freie Erlaubniß erhielten, Ihre homöopathischen Arzneien selbst zu verfertigen und selbst an jeden Kranken auszugeben – ein in allen Ländern unerhörtes Vorrecht!) besorgen." Dieses Selbstdispensierrecht war ständiger Zankapfel zwischen den homöopathischen Ärzten auf der einen Seite und allopathischen Ärzten, Apothekern sowie den Staatsorganen auf der anderen Seite. Für Hahnemann war es von größter Bedeutung, er sah allein darin die sichere Gewähr, ohne Einfluß der Apotheker dem Kranken zuverlässig zubereitete Mittel verabreichen zu können.[51] Für ihn selbst war die Gewährung dieses Rechtes ein entscheidender Grund gewesen, nach Köthen zu gehen,[52] wie er Aegidi in einem späteren Brief schrieb.[53] Hahnemann ließ Aegidi weiter wissen, daß

---

durch ihre Anwesenheit, wie weit sich die Homöopathie auch schon im Ausland ausgebreitet hatte. Dieses Fest förderte das Zusammengehörigkeitsgefühl der Homöopathen und gipfelte in der Gründung der Gesellschaft homöopathischer Ärzte, die sich fortan den 10. August als Tag der jährlichen Zusammenkunft wählten. (Vgl. Haehl (1922), Bd.1, S.166–169.) So war Hahnemann sicherlich in gehobener Stimmung, als er sich in dem oben erwähnten Brief in einer für den Gratulanten schmeichelhaften Form bedankte: „Und dennoch, so ganz unerwartet, überrascht mich ein Freuden-Fest mit Ehrenzeichen für mich geschmückt, wie sie wohl noch nie so ohne eigennützige Motive, noch nie einem, politisch so unwichtigen Manne, als ich bin, zu Theil worden sind, von Schülern und Freunden mit einer solchen Einigkeit und innigen Dank-Bezeigung dargebracht, daß, wenn ich nicht recht sehr viel ertragen könnte, die Last freudiger Gefühle mich zu Boden gedrückt haben würde.

Unter den mir dargebrachten Gaben nun ist nicht die kleinste: Ihr schöner, lieber Brief, der, was die Alten billig für ein großes Glück schätzten, das laudari a laudato viro in reichem Maße enthält." Vgl. IGM Stuttgart, A10.

[48] Vgl. IGM Stuttgart, A 11.

[49] Warum Aegidi aus Tilsit weg wollte, ist nicht bekannt.

[50] Stapf war nicht nur der Herausgeber der ersten periodischen homöopathischen Zeitung *Archiv für die homöopathische Heilkunst*, er war auch Schüler und Freund Hahnemanns; vgl. Haehl (1922), Bd. 1, S. 424.

[51] Vgl. Haehl (1922), Bd. 1, S. 306.

[52] Hahnemann war seit Juni 1821 in Köthen; vgl. Haehl (1922), Bd. 1, S. 128.

[53] Vgl. IGM Stuttgart, A 16.

Der Herzog Ferdinand von Anhalt-Köthen hatte Hahnemann am 2.4.1821 das Selbstdispensierrecht zugestanden. (Vgl. Haehl (1922), Bd. 2, S. 134.) Diesem Beispiel, homöopathische Ärzte generell oder zumindest einige privilegierte unter ihnen vom bestehenden Verbot des Selbstdispensierens auszunehmen, war lediglich 1829 das Königreich Württemberg gefolgt, die anderen Regierungen verhielten sich den Wünschen der Homöopathen gegenüber ablehnend. Erst 1843 nahm der König von Preußen, Friedrich Wilhelm IV., die homöopathischen Ärzte unter bestimmten Bedingungen von dem Verbot der Selbstdispensierung aus. Vgl. Jütte (1996), S. 2-3.

die Prinzessin leider seine Reisekosten nicht übernehmen könne. Das war für Aegidi sicher eine sehr unangenehme Botschaft. Er beklagte sich später noch gelegentlich über die hohen Kosten, die ihm durch den Umzug nach Düsseldorf entstanden seien.[54] Ansonsten freute sich Hahnemann, seinem Kollegen, „einen weit angenehmern und einträglichern Aufenthalt hiedurch verschaffen zu können, der Ihnen und der Kunst von unabsehbarem Vortheile seyn wird."

In dem nächsten Brief vom 2.2.1831,[55] also etwa eine Woche später, informierte Hahnemann Aegidi über die neuesten Entwicklungen bezüglich der Privatarztstelle:

„Der Prinz Friedrich zu Düsseldorf hat nun wirklich vor 10, 12 Tagen an den General Stabs-Arzt v. Wiebel[56] wegen der Vakanz, die im Husarenregimente entsteht, geschrieben und Sie sich zu dessen Regimentsarzte ausgebeten. Es wird keinen Anstand haben. Sie werden nun selbst wissen, was Sie hiebei weiter zu thun haben, ob es nöthig ist Wiebeln deßhalb selbst zu sprechen oder nicht. Mir macht es Vergnügen, Ihnen dieß anzuzeigen, um es meines Theils an nichts fehlen zu lassen. Die Prinzessin schreibt unterm 27. Jan. ‚Da nun alles geschehen ist von Seiten des Prinzen, dem Dr. Aegidi die Stelle hier als Regimentsarzt zu schaffen, usw.‘ "

Hahnemann beschrieb seinem Kollegen dann noch knapp, wie seine Aufgabe bei der Prinzessin aussehen werde:

„Ihre Funktion bei der Prinzessin ist, unter meiner Leitung (da ich ferner ihr ordinirender und die Haupt-Cur führender Arzt bleibe) ihr bloß in außerordentlichen und dringenden Fällen das Dienliche zu verordnen. Sie stehen unter keinem andern Arzte und haben mit keinem andern zu thun. Sie giebt Ihnen 180 rC[57] jährlich dafür."[58]

Die Aegidi zugedachte Aufgabe war also erst einmal recht bescheiden; er sollte, in der offiziellen Funktion eines Regimentsarztes, vor allem Hahnemanns verlängerter Arm sein.

Diesen Brief Hahnemanns hatte Aegidi noch nicht erhalten, als er Hahnemann am 14.2.1831 aus Berlin schrieb.[59] Aber auch er war wohl davon ausgegangen, daß dem Antritt der neuen Stelle bei der Prinzessin nichts mehr im Wege stehe und daß der Besuch bei dem Generalarzt von Wiebel eine reine Formsache sei. Enttäuscht berichtete er nun Hahnemann von diesem Treffen und bat um seine Hilfe:

---

[54] Vgl. z.B. IGM Stuttgart, A 22.

[55] Vgl. IGM Stuttgart, A 12.

[56] Johann Wilhelm von Wiebel, geboren 24.10.1767 zu Berlin, promovierte 1795 in Erlangen, wurde 1784 Compagnie-Chirurg, 1807 General-Chirurg, 1814 Leibarzt des Königs, 1815 Obermedicinalrath, 1822 Chef des Militär-Medicinalwesens und 1. Generalstabsarzt, wurde 1827 geadelt und 1836, an Hufelands Stelle, zum 1. Leibarzte des Königs ernannt. Er soll sich des größten Vertrauens seines Königs erfreut haben; vgl. Frölich (1962), S. 926-927. Vgl. auch Callisen (1835), S. 128.

[57] Wahrscheinlich steht das Kürzel „rC" für Reichsthaler Courant. Der Reichstaler war eine preußische Talermünze, die 1750 auf Vorschlag des Generalmünzdirektors J. P. Graumann eingeführt und bis 1856 geprägt wurde. Der Begriff „Courant" oder „Kurant" war ein vom 17. bis in das 19. Jahrhundert gebräuchliches Zusatzwort für vollwertige Zahlungsmittel (Silbermünzen) im Gegensatz zu Scheidemünzen und Papiergeld. Vgl. Kahnt (1987), S. 154, 250.

[58] Vgl. ebenfalls IGM Stuttgart, A 12.

[59] Vgl. IGM Stuttgart, A 14.

„Heute Morgen machte ich dem Herrn v. Wiebel Visite, wurde zwar recht freundlich empfangen, hörte aber zu meiner größten Bestürzung, daß es unmöglich sey, mich als Regimentsarzt in Düsseldorf anzustellen, die Stelle auch bereits vergeben sey. Es finde einmal eine bestimte Reihenfolge für die zu solchen Stellen berufenen statt, die beim besten Willen nicht umgangen oder überschritten werden könnte. Ich äußerte, daß ich auf das mir mitgetheilte Schreiben der Prinzessin mich, mit voller Zuversicht auf den günstigen Erfolg, aus meinem ganzen bisherigen Verhältniß gerissen habe, meine Praxis jetzt in anderen Händen und ich bei gegenwärtigem Ausgange der Sache in größter Verlegenheit sey. Man äußerte (Generalstabsarzt Büttner, die Generalärzte Schulz u Lohmeyer waren zugegen) allgemeines Bedauern den Wünschen des Prinzen nicht nachkommen zu können. Ueber die Homöopathie ward viel gesprochen u alle diese Herren schienen gar nicht dagegen, bei allen vernahm ich aber gar keine Bekanntschaft mit derselben. Ich sprach zu ihrem Lobe über anderthalb Stunden unter gespannter Aufmerksamkeit und sichtbarer Theilnahme meiner Zuhörer und v. Wiebel fragte mich sogar um meine Ansicht in Betreff der Wahl eines homöopath. Mittels gegen einen Krankheitsumstand des Königes.

Was ist nun zu beginnen? Wie schmerzhaft mir es wäre, das so schön geträumte Verhältniß bei der verehrungswürdigen Prinzessin aufgeben zu müssen, kann ich Ihnen nicht schildern. Auf der anderen Seite bin ich wahrlich in nicht geringer Verlegenheit, denn es vereinigten sich, ohne mein Zuthun, alle Umstände bei meinem Abschiede von Tilsit, mein ganzes practisches Verhältnis dort aufzulösen. Ich hatte mich vorbereitet, sogleich von hier nach Düsseldorf zu gehen. Was geben Sie nun für einen Rath? Wäre es wirklich nicht möglich, daß der Prinz mich aus eigenen Mitteln besolden könnte, mit einem Gehalte, das mich nothdürftig vor Nehrungssorgen schützte, und mich in den Stand setzte, die mir anvertraute ehrenvolle Stelle mit Würde behaupten zu können? Mein ganzes Streben sey dann dahin gerichtet, die Zufriedenheit meiner hohen Gönner zu erhalten. Haben Sie die Güte dieserhalb noch einmal nach Düsseldorf zu schreiben.“[60]

Die Position des Generalstabsarztes von Wiebel, der kein Freund der Homöopathie war,[61] war offensichtlich so stark, daß er sich dem Wunsche des Prinzen entziehen und verhindern konnte, daß ein homöopathischer Arzt Regimentsarzt wurde. Für Aegidi blieb jetzt nur noch die Möglichkeit, als Privatarzt der königlichen Hoheiten angestellt zu werden. Hierbei setzte er vor allem auf den Einfluß Hahnemanns.

Auch ohne diesen Brief Aegidis zu kennen, wußte Hahnemann schon, daß es Schwierigkeiten gab. Er informierte Aegidi nämlich am 15.2.1831 über einen Brief von Wiebels, der vermutlich von der Prinzessin an Hahnemann weitergereicht worden war, und versuchte Aegidi zu beruhigen und zu ermutigen:[62]

„Ich bitte sich zusammenzunehmen und sich nicht zu ärgern, wenn Sie beiliegenden Brief Wiebels, des eingefleischten Widersachers der Wahrheit lesen [...] Zugleich sehen Sie aber aus dem Briefe der guten, über nicht viel Vermögen zu disponiren fähigen Prinzessin, wie Sie alles Mögliche thun will, um Ihre Annahme der Arztstelle bei ihr möglich zu machen.

Ich wünschte sehr, daß Sie da ankämen; an Einnahme in der Stadtpraxis könnte es Ihnen nie fehlen, da Sie als Arzt der Prinzessin auftreten [...] Und das hämische Angrinzen der allöopathischen Matadore kann uns nicht weiter schaden; nur müssen wir unser Glück selbst zu machen suchen und es nicht von jenen Höllenhunden erwarten.“

Der Inhalt des Briefes von Wiebels ist nicht bekannt, seine antihomöopathische Einstellung ist aber in einem anderen Dokument belegt.[63] Vor diesem von Wiebel warnte Hahnemann Aegidi in einem kurzen Schreiben vom 16.2.1831

---

[60] Vgl. ebenfalls IGM Stuttgart, A 14.
[61] Vgl. z. B. IGM Stuttgart, A 13, 15 und 41; letzteres ist die Abschrift eines Briefes von Wiebels an den Prinzen Friedrich von Preußen.
[62] Vgl. IGM Stuttgart, A 15.
[63] Vgl. IGM Stuttgart, A 41.

noch einmal eindringlich, als er Aegidis Schreiben vom 14.2.1831 erhalten hatte, in dem jener ja nicht ohne Stolz berichtete, daß von Wiebel ihn um Rat bezüglich des Königs gefragt hatte:[64]

„Will etwa Wiebel Sie beim König stürzen, daß er ein von Ihnen genanntes Mittel beim König nun anwendet oder nicht anwendet, [...] wenn etwas von ihm dem König übel bekömmt, vorgeben zu können, es sei von Ihnen und so schädlich wären nun die homöopathischen Sachen! Fliehen Sie diese Schlange!"

Aegidi hatte offensichtlich Hahnemann brieflich über seine schwierige, unsichere Situation berichtet, vermutlich hatte er sogar überlegt, wieder nach Tilsit zu gehen, weil er die in Aussicht gestellte Besoldung nicht ausreichend fand.[65] Der Brief Aegidis, in dem er sich beklagte, ist nicht erhalten, wohl aber die Antwort Hahnemanns darauf, mit der er dem zweifelnden Aegidi den Kopf energisch zurecht rückte und ihm gute Gründe nannte, die Stelle bei der Prinzessin anzunehmen, wobei er das Selbstdispensierrecht besonders betonte. Der Brief vom 18.3.1831 ist in seiner ganzen Länge lesenswert, zumal er ein Schlaglicht darauf wirft, wie Hahnemann Aegidi einschätzte. Außerdem erfahren wir einige Details aus Hahnemanns erster Zeit in Köthen (seit 1821):[66]

„Lieber Herr Kollege! Sind Sie in Tilsit noch Sklave des Apothekers, wie andre Homöopathiker in Preußen und überhaupt in Europa? Oder haben Sie da die in der ganzen Welt noch unerhörte, obrigkeitliche Erlaubniß, Ihre eigenen Arzneien sich selbst zubereiten und sie selbst ausgeben zu können? Haben Sie letztere, so wollte ich es Ihnen verdenken, einen Schritt aus Tilsit zu weichen. Denn diese macht es erst möglich, wahrer Homöopath zu seyn. Diese Erlaubniß (die Sie in Düsseldorf haben sollten) ist mehr als ein jährlicher Gehalt von 3000 Thalern. Ich hatte nie in meinem Leben den mindesten Gehalt, auch hier in Cöthen nicht, ungeachtet ich 9 Jahre Herzoglicher Leibarzt war. Bloß auf den landesherrlichen Freiheits Brief, meine Arzneien selbst bereiten und geben zu dürfen zog ich mit 11 Wagen Geräthe und 600 Thaler Unkosten von Leipzig hieher in dieses erbärmliche Nest, wo mich die ersten 5 Jahre keine zwei ansehnen Leute aus der Stadt brauchten und dennoch brachte mir diese Erlaubniß und mein Fleiß in den 9 Jahren meines Hierseyns soviel ein, daß ich meinen acht Erben soviel hinterlasse, daß jeder dann von seinen Interessen leben kann, ohne zu arbeiten.

Haben Sie also in Tilsit einen solchen Freiheits-Brief nicht, ohne welchen ein Homöopathiker keine freien Hände hat, sondern weniger als ein Homöopathiker, ein Sklave des Apothekers ist und nie etwas Tüchtiges erwerben kann, und schlagen nun die Stelle in Düsseldorf mit einem solchen Freybriefe aus, der mehr als ein Gehalt von 3000 Thalern werth ist, so thun Sie sich großen Schaden und stehn sich selbst im Lichte. Schon dieser Freibrief, wie Sie an meinem Beispiele sehn ist es werth, Haus und Hof zu verlassen und auf eigne Kosten dahin zu eilen, wo Ihnen diese Freiheit blüht und da hätten Sie die 600 Thaler, und die volkreiche wohlhabende Stadt zur Zugabe. So gut ist mirs in meinem Leben nie geboten worden! Als Homöopathiker und zugleich als erster Arzt in der Stadt unter der Autorität des Landes-Chefs hervortreten zu können – wer das ausschlägt, der verzweifelt an sich selbst – und wer will dem helfen, der an sich selbst verzweifelt?

Nehmen Sie mir 20 Jahre von meinem Alter weg und ich verkaufe gleich mein Haus und Hof und gehe, so gut ich mich auch hier, bloß wegen jenes Frei-Briefs, stand, alsbald unter jenen liberalen Bedingungen der vortrefflichen Prinzessin nach dem schönen Düsseldorf an den Rhein.

Die Prinzessin kennt Sie nicht, wie sollte Sie Ihnen mehr als 600 Thaler jährlichen Gehalt und 20 Ldr Reisegeld anbieten? Welchem dieser Herrschaft unbekannten Ärzte aus der verfolgten neuen Schule widerfährt dieß Glück?

---

[64] Vgl. IGM Stuttgart, A 13.

[65] Sorgen um seine materielle Absicherung waren für Aegidi charakteristisch, sie kamen in seinen späteren Briefen immer wieder zum Ausdruck. Vgl. IGM Stuttgart, A 16 sowie A 22 und A 35.

[66] Vgl. IGM Stuttgart, A 16.

Und die kleine Differenz von 200 Thalern getrauten Sie sich nicht durch Praxis in dem wohlhabenden Düsseldorf als freier Homöopathiker auszufüllen?

Nochmals biete ich Ihnen im Namen der Prinzessin ihre Bedingungen an und schreiben Sie mir dann: Nein!

Gut, so sage ich Ihnen: Wer an sich selbst verzweifelt, wer will dem helfen? Ihr ergebenster Sam. Hahnemann"

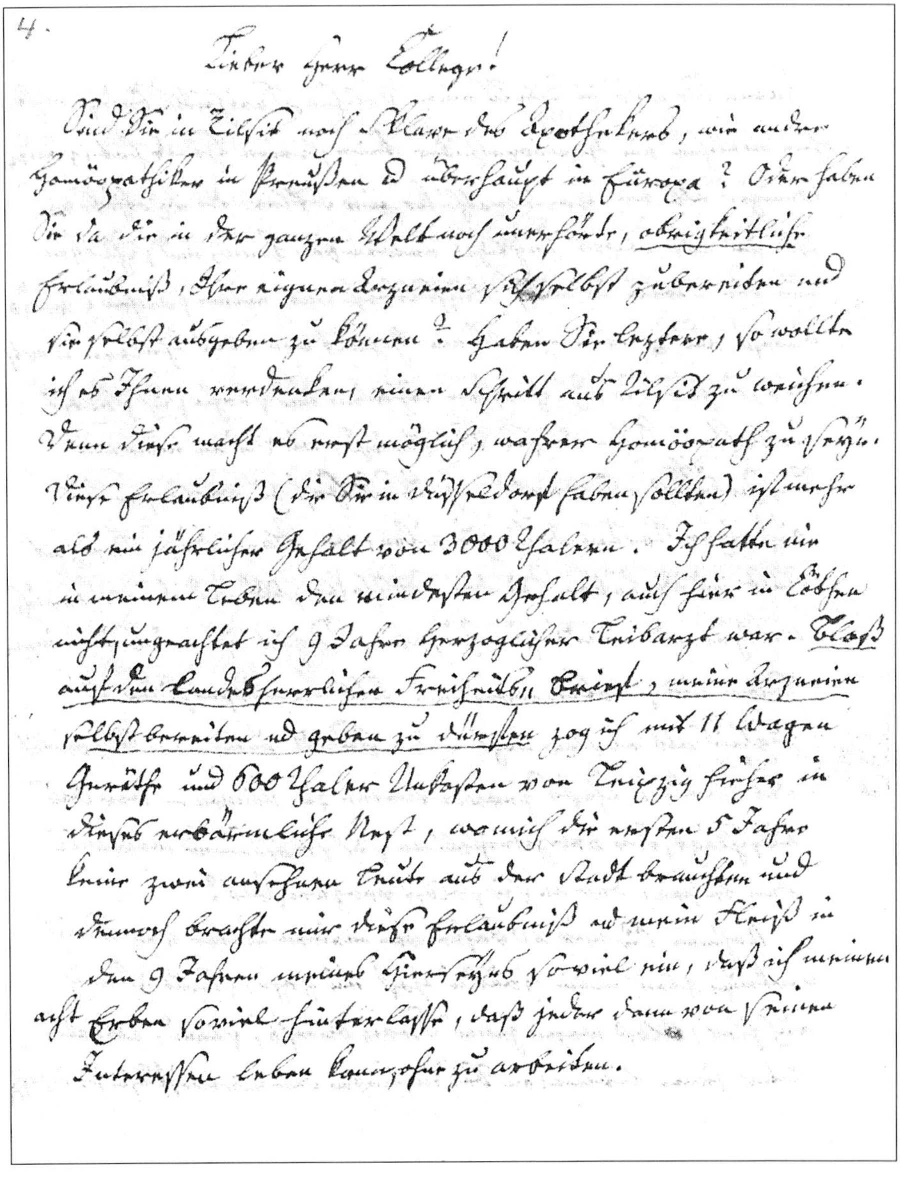

Abb. 2: Erste Seite des Briefes von Samuel Hahnemann an Karl Julius Aegidi vom 18.3.1831, IGM A 16 (Quelle: Bildarchiv des Instituts für Geschichte der Medizin der Robert Bosch Stiftung, Stuttgart)

Ganz überzeugte dieser Brief Hahnemanns Aegidi wohl nicht, wie man aus Aegidis Antwortschreiben vom 5.4.1831 schließen kann.[67] In der Zwischenzeit muß er Hahnemann auf dem Wege nach Düsseldorf in Köthen besucht haben, denn er erwähnte in diesem Brief, daß ihn Hahnemann wegen seines „kindischen Spleens" mit dem Arzneistoff Petroleum behandelt und wieder vollkommen hergestellt habe. Zu vermuten ist, daß mit dem „kindischen Spleen „ gemeint ist, daß Aegidi, obwohl schon von Berlin auf dem Wege nach Düsseldorf, in Köthen wieder Zweifel befielen, ob er die Stelle überhaupt antreten solle. Schließlich entschloß er sich aber doch dazu und er berichtete Hahnemann, daß er in Düsseldorf von Prinzessin und Prinz gnädig aufgenommen worden sei und auch schon seine Urkunde zum Selbstbereiten seiner Arzneien erhalten habe. Er versicherte Hahnemann, den großen Dank, den er ihm schulde, durch den Einsatz für die Sache der Homöopathie abzustatten. Schließlich teilte er Hahnemann erstmalig etwas über eine Behandlung der Prinzessin mit. Es ging dabei allerdings lediglich um eine kleine Hautwunde.

Ohne Kenntnis des Briefes von Aegidi vom Vortage instruierte Hahnemann Aegidi in seinem Schreiben vom 6.4.1831 hinsichtlich der weiteren homöopathischen Behandlung der Prinzessin.[68] Er teilte ihm mit, daß wegen früher durchgeführter Kuren in Seebädern das von ihm verordnete Magnesium muriaticum sich ungünstig bei der Prinzessin ausgewirkt habe, und er ihr deswegen das Antipsorikum[69] Alumina am 10.3. verabreicht habe und man ihr erst einmal nichts Neues verordnen solle. Er forderte dann seinen Schützling auf, sich seine Arzneien von Dr. Groß in Jüterbogk kommen zu lassen,[70] da Aegidis Arzneien zu hoch potenziert seien.[71]

In seinem Brief vom 17.4.1831 erläuterte Hahnemann Aegidi, wieso der Gesundheitszustand der Prinzessin zur Zeit nicht so gut war:[72]

---

[67] Vgl. IGM Stuttgart, A 17.

[68] Vgl. IGM Stuttgart, A18.

[69] Die Psora gehört nach Hahnemann neben der Sykosis und der Syphilis zu den drei chronischen Miasmen. Sie ist charakterisiert durch eine Vielzahl von Krankheitssymptomen, die Hahnemann auf eine früher vom Patienten durchgemachte „Krätz-Krankheit" zurückführte, die nicht ausreichend homöopathisch behandelt wurde. Zu den wichtigsten psorischen Symptomen zählt ein juckender Hautausschlag, wie man ihn ähnlich bei der Krätze findet. Ein Antipsorikum ist eine homöopathische Arznei, deren Arzneimittelbild in besonderem Ausmaße der Symptomatik der Psora entspricht und daher gegen psorische Symptome des Patienten eingesetzt wird. Als Hauptantipsorikum gilt Sulfur. Vgl. Hahnemann (1828). Heute werden die chronischen Miasmen Hahnemanns meist als unterschiedliche Reaktionsweisen chronisch kranker Menschen gedeutet. Vgl. Köhler (1988), Bd. 1, S. 183.

[70] Gustav Wilhelm Groß wurde am 6. September 1794 in Kaltenborn bei Jüterbogk geboren. Er gehörte zum Arzneimittelprüfungskreis Hahnemanns und war bekannt für seine ausgezeichnete Mittelkenntnis. Zusammen mit Rummel und Hartmann leitete er die *Allgemeine Homöopathische Zeitung* bis 1847. Er war auch Mitbegründer des Zentralvereins homöopathischer Ärzte. In seinen späteren Jahren verwendete er vielfach die Hochpotenzen Jenichens († 1849) mit angeblich gutem Erfolg. Er starb 1847. Vgl. Haehl (1922), Bd. 1, S. 413-415 sowie Tischner (1939), S. 585-587.

[71] Über die unterschiedliche Anwendung der verschiedenen Potenzen bei Hahnemann, Groß, Aegidi und anderen Homöopathen dieser Zeit vgl. Griesselich (1848), S. 211-247.

[72] Vgl. IGM Stuttgart, A 19.

„Unsre Prinzessin ist die letzten 6, 8 Wochen in keinem, gutem Befinden gewesen. Es war vorher weit besser. Theils der angehende Frühling, theils die jezt <u>vorzüglich wieder auftauchenden Symptome der zahllosen Arznei-Siechthume, die man ihr lege artis unbarmherzig beigebracht hat,</u> sind hieran Schuld."

Er teilte Aegidi mit, daß er der Prinzessin nun Sepia als Heilmittel zugeschickt habe, nachdem Alumina ihn im Stich gelassen habe. Die Behandlung der kleinen Wunde billigte er so, wie Aegidi es vorgeschlagen hatte.

Zwar gestaltete sich die Behandlung der Prinzessin schwierig, aber schon nach wenigen Wochen hatten Prinzessin und Prinz soviel Vertrauen zu Aegidi gefaßt, daß er nun unabhängig von Hahnemann die Therapie leiten sollte. Erst damit wurde er eigentlich Leibarzt. Über diese Entwicklung berichtete er Hahnemann in seinem Brief vom 19.4.1831.[73] Weiterhin teilte Aegidi ihm mit, daß der Zustand der Prinzessin so schlimm sei wie seit acht Jahren nicht mehr. Er schlug nach verschiedenen anderen homöopathischen Arzneien als nächstes Zincum vor, und zwar wegen „der großen Angegriffenheit" der Patientin als Riechmittel.[74] Dann schrieb er:[75]

„Es ist mir sehr unangenehm, daß gerade bei meinem ersten Auftreten hier, der Leidenszustand der Prinzessin so tumultuarisch sich gestaltet. Bei solchem Sturm pflegen, meinen Erfahrungen zu Folge, die antipsorica nicht gerade günstig einzuwirken und immer habe ich in solchen Fällen mich genöthigt gesehen, aus dem Vorrathe der anderen homöopath. Mittel zu wählen. Nach Aussage hier, soll ein ähnliches Stadium vor acht Jahren recht lange in unzubeseitigender Heftigkeit angehalten haben. Nun Gott wird helfen! –"

Aegidis Situation war nicht einfach. Er war jetzt zwar verantwortlich für das Wohl der Prinzessin, aber ausgerechnet zu einem Zeitpunkt, an dem es ihr so schlecht ging wie lange nicht mehr. Kein Wunder also, daß er in diesem Brief Hahnemann bat, ihm in Zukunft bei schwierigen Situationen Rat zu erteilen. Weiterhin ließ er Hahnemann wissen, daß er schon einige Kranke in Behandlung genommen habe, daß es die Homöopathie aber in Düsseldorf schwer haben werde, da die Menschen dort Bäderkuren vorziehen würden und es eine große Anzahl allopathischer Ärzte gäbe. Er meinte, so erfolgreich wie in Ostpreußen werde er dort wohl nicht wirken können.

Am 24.4.1831 schickte ihm Hahnemann einen Brief, in dem er wie gewünscht alle homöopathischen Mittel aufführte, die er der Prinzessin seit dem 8.11.1829 verabreicht hatte.[76] Darunter befand sich auch das von Aegidi favorisierte Zincum, das die Prinzessin nicht gut vertragen hatte. Überhaupt waren nach Hahnemanns Ansicht die meisten von ihm gegebenen Mittel ohne große Wirkung geblieben, da die Symptome der Prinzessin vorwiegend als Folge jahrelanger allopathischer Behandlung zu sehen seien, man es also mit einem „chronischen Arznei-Siechthume" zu tun habe. Von den jetzt bestehenden

---

[73] Vgl. IGM Stuttgart, A 20.

[74] Hahnemann hielt eine Zeitlang das Riechen an kleinen Streukügelchen für die erfolgreichste Anwendung der homöopathischen antipsorischen Arzneien. Vgl. Haehl (1922), Bd. 1, S. 198, 199.

[75] Vgl. IGM Stuttgart, A 20.

[76] Vgl. IGM Stuttgart, A 21.

Symptomen seien nur wenige aufgrund der Psora vorhanden. Er empfahl, die Prinzessin mit der von ihm zuletzt verordneten Sepia weiter zu behandeln und ihr zudem eine gut geordnete Lebensweise anzuraten und ihr Trost zuzusprechen. Letztlich schien dieser Brief auch den Zweck zu verfolgen, den wegen der erfolglosen Behandlungsversuche bei der Prinzessin etwas verzagten Aegidi aufzumuntern und ihm klarzumachen, daß es bei dieser Art von Symptomen langer Zeit bedürfe, sie zum Verschwinden zu bringen.

Erst Monate später, am 10.9.1831, ließ Aegidi wieder von sich hören. Zuerst berichtete er Hahnemann vom Zustand der Prinzessin:[77]

„Wiewohl ich leider bei der verehrten Prinzessin, trotz aller Mühe mit keinem ausgezeichnetem Erfolge habe wirken können, indem ihr Leidenszustand sich seit dem Mai d. J. ziemlich gleich geblieben ist und noch immer die alten eingewurzelten Symptome, Neigung zu Lach- u Weinkrampf, Abspannung und Mattigkeit, Gefühl von Zusammenziehung im Magen p.p. abwechselnd auftreten, obschon seit der Zeit kein Paroxismus (wie im April) sich eingestellt hat, so hat sie dennoch den Muth u die Geduld nicht verlohren u mir ihr Vertrauen nicht entzogen. Im Gegentheil bin ich so glüklich, stets mehr Beweise Ihrer Gnade zu erhalten (Daß sie mir zu meinem Gehalte noch 200 rc zugelegt, werden Sie durch Freund Stapf bereits erfahren haben.) u im Besitze ihres vollen Vertrauens zu sein, wodurch meine hiesige Stellung an Festigkeit bedeutend gewonnen hat. Ihrem lezten Ausspruch zufolge, daß die gegenwärtigen Krankheitsäußerungen bei der Prinzessin wohl schwerlich Psora-Symptome seyen, habe ich für einige Zeit den Gebrauch der Antipsorica ganz bei Seite gesezt u ihr aus dem Vorrathe der übrigen homöopathischen Arzneien die mir am passendsten scheinenden gereicht, unter welchen sich stets die ignatia am ersprieslichsten zeigt."

Obwohl der Zustand der Prinzessin sich nicht wesentlich gebessert hatte, schien doch Aegidis Position am Hofe gestärkt. Überdies wurde er auch noch besser bezahlt, so wie er es sich schon anfangs gewünscht hatte.[78] Auch andere ihm günstig erscheinende Entwicklungen teilte er Hahnemann mit, wobei er seinen Anteil daran nicht verschwieg. Der Prinz war nun ebenfalls sein Patient geworden. Aegidi behandelte ihn wegen Beschwerden infolge eines Unfalles.[79] Auch dessen ältesten Sohn, den Prinzen Alexander, sollte er behandeln. Aegidi fuhr fort:

„Es war dies lange der Wunsch der Prinzessin, aber so sehr sind auch solche hohe Herrschaften von dem Willen ihrer Umgebung u den Ansichten derselben abhängig (man sollte es kaum glauben, wenn man sich davon nicht täglich überzeugen müßte) daß diese hohe Dame bisher stets Anstand nahm, darin ihrer besseren Ueberzeugung zu folgen, u allem Widerstande ungeachtet ihren Willen durchzusetzen. Daß ich durch mein festes Auftreten, durch offene u furchtlose

---

77 Vgl. IGM Stuttgart, A 22.
78 Stapf, dem Herausgeber des *Archivs für die homöopathische Heilkunst*, war die Höhe von Aegidis Gehalt und die zu diesem Zeitpunkt ungewöhnliche Gewährung des Selbstdispensierrechts eine Notiz in seinem *Archiv* wert: „ [...] theile ich den verehrten Lesern des Archivs mit, daß dem ihnen allen rühmlichst bekannten Hrn. Dr. Julius Aegidi, welcher als Leibarzt Ihro Königl. Hoheit, der Prinzessin Friedrich von Preußen nach Düsseldorf mit achthundert Rthlr. Gehalt gegangen, unter anderen Begünstigungen, von der Königl. Regierung daselbst gestattet worden ist, die homöopathischen Arzneien selbst zu bereiten und den Kranken selbst zu geben, womit auch in Preußen, dessen einsichtsvolle und väterliche Regierung gewiß keiner andern an Trefflichkeit nachsteht, ein erfreuliches Zeichen preiswürdigen Vorschreitens auch auf diesem Felde gegeben ist." Vgl. Stapf (1831), S.115-116.
79 Zwei Jahre zuvor hatte der Prinz beim Sturz von seinem Pferd einen Schlag gegen seine Stirn erhalten. Vgl. ebenfalls IGM Stuttgart, A 22.

Darlegung der Wahrheit dazu allein beigetragen, hat mir allerdings von vielen Seiten her Misfallen zugezogen. Doch kümmere ich mich darum nicht u gehe ruhig den geraden Weg fort, von dem mich abzuleiten, nichts im Stande ist, am wenigsten der ohnmächtige Einfluß der Geistesarmen u Befangenen. Ich fühle wohl, daß hier in jeder Hinsicht Sicherheit im Handeln u politischen Benehmen erforderlich ist, um mit Ehren durchzukommen u ich muß Gott danken, daß ich beides mir durch eine vorhergegangene lange Erfahrung habe erwerben können u mich auf dem glatten Boden behaupten kann."

Nachdem Aegidi Hahnemann sein schwieriges Bemühen geschildert hatte, sich am Hofe für die Homöopathie einzusetzen, lobte er dessen neuestes kleines Werk[80] und seine Therapiekonzepte zur Behandlung der Cholera und berichtete, daß ihm auf einer Reise nach Polen im Frühjahr einige schöne homöopathische Heilungen der Cholera gelungen seien.

Aegidi klagte dann, daß er, obwohl er schon einige Patienten in Behandlung habe, nie eine bedeutsame Privatpraxis haben werde; auch die Unkosten, die mit dem Antritt der neuen Stelle verbunden gewesen seien, werde er nicht mehr hereinbekommen, zumal schon das tägliche Leben in Düsseldorf sehr teuer sei. Er wünschte sich, so erfolgreich wie in Tilsit zu sein, von wo noch immer viele Freunde ihn um Rat bäten. Schließlich berichtete er noch, daß von Bönninghausen[81] ihn für einige Tage besucht habe.

Mit der gleichen Post erhielt Hahnemann ein weiteres Schreiben von Aegidi, datiert vom 21.9.1831, in dem er von dem großen Mißfallen berichtete, das seine Tätigkeit am Hofe ausgelöst habe, noch dadurch verstärkt, daß die Prinzessin vor zwei Tagen einen Anfall von Lachkrampf und anderen Beschwerden erlitten habe:[82]

„Wenn sie nun selbst auch, diese Zufälle aus früherer Erfahrung kennend, nicht besorgt für die Zukunft ist, so muß es am Ende den steten Einflüsterungen ihrer Umgebung doch gelingen sie besorgt zu machen und ihr in Betreff der homöopathischen Behandlung Bedenklichkeiten zu erregen, denn mir ist es zu wohl bekant, welchen Anstoß meine Anstellung u mein Verhältniß hier erregt in der ganzen Umgebung der hohen Herrschaften, welche den allöopathischen Arzt des Prinzen vorzüglich protegiret u alles aufbietet, ihn in seiner Stellung befestigt zu erhalten.
Ich glaube, daß man nichts geringeres beabsichtigt, als die Prinzessin wieder in die Hände der Allöopathen zu bringen, wozu man indeß der Zeit bedarf, da man bei der Charakterfestigkeit der Prinzessin nicht mit der Thür ins Haus fallen darf. Gehen doch die Rüksichten, welche selbst hohe Herrschaften gegen ihre Diener nehmen müssen, so weit, daß der Prinz es mir anempfahl, seine homöopathische Behandlung ganz geheim zu betreiben, damit Dr. Nieland (ein gewöhnlicher Routinier unter den Allöopathen) davon nichts erfahre?! Wollen sie doch lieber den Prinzen Alexander der Behandlung des Dr. Prieger zu Kreutznach übergeben, der gegen diese dynamische Verstimmung des Nervensystems die Application der Moxa auf das zarte Rükgrad des elfjährigen Knaben, von 8 zu 8 Tagen – und (wie er wörtlich schreibt) keinen Erfolg haben sollte sogar die Trepanation (!!!) in Vorschlag gebracht hat, als ihn eine umsichtigen homöopathischen Behandlung anzuvertrauen, bei welcher kein Nachtheil zu fürchten, man aber auf guten Erfolg rechnen dürfe, blos aus dem Grunde, weil der Herr Gouverneur des Prinzen von der Homöopathie gar nichts hält, und es nicht will. Ich würde es jedoch bei Gott nicht verantworten, wenn ich nicht alles anwendete, es zu hintertreiben."

---

[80] Gemeint ist: Hahnemann, Samuel. Die Allöopathie. Ein Wort der Warnung an Kranke jeder Art. Baumgärtners Buchhandlung, Leipzig, 1831.

[81] Clemens Franz Maria von Bönninghausen war einer der engsten Schüler Hahnemanns, der durch die eigene spektakuläre Heilung zur Homöopathie gefunden hatte; vgl. Haehl (1922), Bd. 1, S. 430-434, Kottwitz (1985) sowie Stahl (1997).

[82] Vgl. IGM Stuttgart, A 23.

Hatte Aegidi durch das ihm bekundete Vertrauen der Prinzessin und die Aussicht, vielleicht Leibarzt der ganzen Familie zu werden, seine Position am Hofe kurz zuvor noch gefestigt gesehen, so sah er sie jetzt gefährdet und rechnete mit der Hilfe Hahnemanns. Sicherlich erwartete er nicht das, was als Reaktion von Hahnemann kam.

In seinem Brief vom 28.9.1831 machte Hahnemann Aegidi den Vorwurf, ihn hinsichtlich der Behandlung der Prinzessin völlig falsch verstanden zu haben.[83] Natürlich brauche sie Antipsorika, auch wenn die psorischen Symptome überdeckt seien von künstlich erzeugten Arzneisymptomen. Die Antipsorika müßten in feinsten Gaben und in „größerer Abwechslung" gegeben werden, damit die ungenügende Wirkung eines Mittels sogleich durch ein angemesseneres geändert werden könne, beispielsweise hätte das abwechselnde einmalige Riechen an Phosphor, Belladonna und Platina gegen den Lach- und Weinkrampf der Prinzessin dienlich sein können. Durch seine, Aegidis, eigene Schuld sei die ganze Zeit seines Aufenthaltes in Düsseldorf unnütz verstrichen. Es wäre nicht geschehen, wenn er ihm gelegentlich über den Zustand der Prinzessin berichtet hätte. Und weiter kritisierte Hahnemann:

„Ich würde, wenn ich mehre Briefe von Ihnen bekommen hätte, eingesehen haben, was ich jezt etwas spät einsehe, daß eine eigne kränkliche Zaghaftigkeit Ihnen nicht verstattete, mit der Autorität, und dem Selbstbewußtseyn, als Leibarzt der Prinzessin, gegen ihren Gemahl und dessen allöopathischen Arzt aufzutreten und in dieser festen Stellung Terrain zu gewinnen. Diese kränkliche Zaghaftigkeit verhinderte Sie, es abzuschlagen, wann der Prinz verlangte, von Ihnen in Geheim behandelt zu werden. Sie haben sich dadurch viel vergeben! Auch durften Sie sich mit dem Prinzen und dessen Sohne nicht eher etwas zu thun machen, als bis er das Organon gelesen und noch einmal gelesen und dann mit freudiger Ueberzeugung mit Ihnen darüber oft und viel gesprochen hätte. Wollte er dieß nicht, so ließen Sie ihn beiseite, Sie blieben doch Arzt der Prinzessin. Diese Art sich rar zu machen imponirt allein auf einen Mann, sei er auch noch so sehr mit feindlichen Allöopathen umgeben [...] Fühlen Sie also in sich, daß Ihre Zaghaftigkeit eine krankhafte sei, wie mich deuchtet, so entdecken Sie sich mir ganz – denn mit dieser Zaghaftigkeit schaden Sie sich und Ihrer Lage unendlich. Dreist und offen müssen Sie jedem Allöopathen ins Gesicht sehen und Ihre Superiorität müsse Ihnen jeder dieser Elenden aus den Mienen lesen."[84]

Man spürt, wie gekränkt Aegidi noch war, als er darauf am 1.10.1831 antwortete und sich rechtfertigte:[85]

„Zaghaftigkeit ist meinem Character ursprünglich nie eigen gewesen, das habe ich in vielen Situationen meines Lebens bewiesen, wenn es galt, die Wahrheit gegen böse Gesellen der Finsterniß zu vertheidigen und alle Hindernisse zu besiegen, die mir Neid und Bosheit in den Weg legten. Wenn ich es einst unter Ihren Augen war, so war dies verzeihlich, denn es entsprang diese Zaghaftigkeit theils aus der Besorgnis, ich möchte vieleicht den Anforderungen, die man an mir machen würde, nicht gewachsen sein, theils aus dem Mistrauen gegen die Großen der Erde, die, wie die Erfahrung so oft gelehrt, den Niederen leicht nur so lange berüksichtigen, als sie noch Nutzen von ihm zu ziehen belieben, im anderen Falle sich weiter um sein Fortkommen nicht kümmern. Diese Besorgnis war meinen individuellen Verhältnissen gemäß, mir zu verzeihen. Als ich mich nur erst in allem hier orientirt hatte, war meine, aus beiden Gründen entsprungene Zaghaftigkeit völlig verschwunden. Ich bedarf dieserhalb daher Ihriges gütigen Rathes nicht u danke für das freundliche Anerbieten bestens.

---

[83] Vgl. IGM Stuttgart, A 24.
[84] Vgl. ebenfalls IGM Stuttgart, A 24.
[85] Vgl. IGM Stuttgart, A 25.

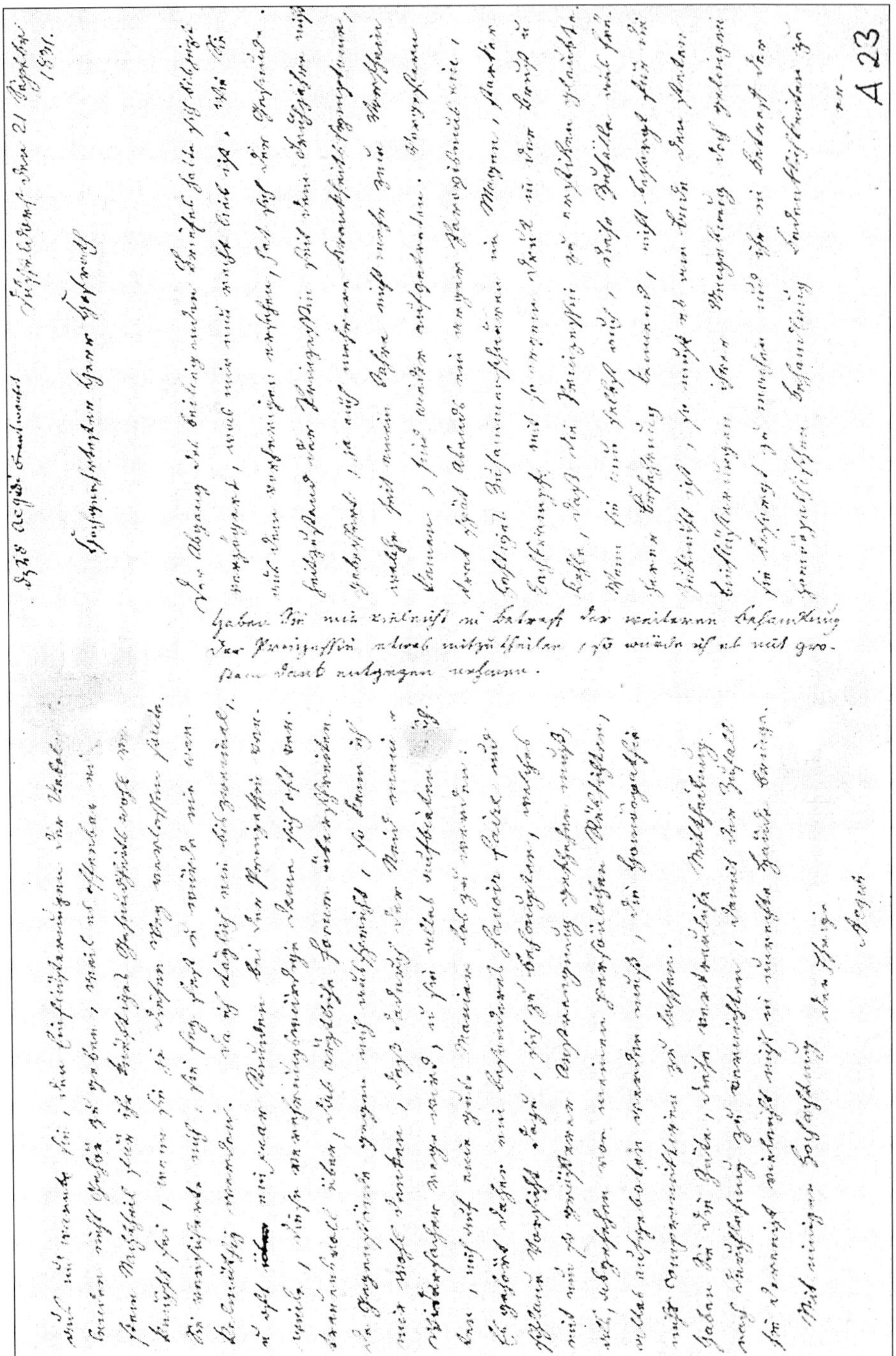

Abb. 3: Zwei Seiten des Briefes von Karl Julius Aegidi an Samuel Hahnemann vom 21.9.1831, IGM A 23 (Quelle: Bildarchiv des Instituts für Geschichte der Medizin der Robert Bosch Stiftung, Stuttgart)

Schmerzlich ists mir aber, von Ihnen mich getadelt zu sehen. Da ich nicht glaube, den Tadel verdient zu haben, so muß ich mich beeilen, Ihnen die nöthige Aufklärung zu geben. Daß meine Zeit hier so ganz nutzlos für die verehrliche Prinzessin verflossen sey, wie Sie meinen, glaube ich denn doch nicht, eben sowenig, als daß mein Misverstehen Ihrer Worte, der Prinzessin Nachtheil gebracht haben könne."

Er wies Hahnemann weiterhin nach, daß die Prinzessin lediglich etwa einen Monat ohne Antipsorikum gewesen sei und nicht die ganze Zeit. Außerdem führte er an:

„Was das Verhältnis zum Prinzen betrifft, so glaube ich mich auch gerade nicht compromittirt zu haben. Das Organon hat der Prinz gelesen u daß er der Homöopathie Achtung und Vertrauen schenkt, geht daraus hervor, daß er sich meiner Behandlung anvertraut hat u sich gern den nöthigen Einschränkungen fügt. Daß er's wünschte, sein allöopath. Arzt, mit dem ich übrigens in gar keine Berührung komme, möchte es nicht erfahren, zeigt von seiner großen Herzensgüte, Niemanden eine Kränkung widerfahren zu lassen, und gestatteten es die Verhältnisse nicht, solchem Wunsche ungeziemend zu begegnen. Den Prinzen Alexander habe ich noch nicht in die Cur genommen. In einem dem Vater übergebenen Gutachten habe ich meine Ansicht über das Leiden seines Sohnes mitgetheilt u feierlich gegen das beabsichtigte barbarische Verfahren protestirt ohne alle Umschweife [...] Mit der Thür ins Haus zu fallen, ist hier nicht räthlich u verdirbt die gute Sache nur. Uebrigens kennt man meine Grundsätze, welche zu behaupten u zu verfechten es mir nicht an Ernst u Muth fehlt."[86]

Dann berichtete er, daß der Kreisphysicus gegen ihn agiere. Dieser habe mit angeblicher Unterstützung des Oberpräsidenten, der die Berechtigung zum Selbstdispensieren bescheinigt hatte, und dessen Hausarzt der Kreisphysicus sei, behauptet, die Vollmacht beziehe sich nur auf die Person der Prinzessin und nicht auf andere Patienten. Der Kreisphysicus sei gerade in Berlin und werde sich dort sicherlich Verhaltensregeln erbitten. Für den Fall, daß die Cholera in Düsseldorf zum Ausbruch kommen sollte, habe er sich bereit erklärt, einen Stadtbezirk zu betreuen, falls er nicht daran gehindert würde, das nach seinen homöopathischen Grundsätzen zu tun.[87] Weiter teilte Aegidi Hahnemann mit, daß er kürzlich den Herzog von Sachsen-Meiningen homöopathisch behandelt habe, der von der Krönung in London kommend, in Düsseldorf seine Hilfe beansprucht habe.

In einem Nachsatz, der vom 16.10.1831 stammt, berichtete er Hahnemann von seiner schweren, achttägigen Krankheit, die auch das Absenden des Briefes verzögert habe. Wie vorher schon dreimal habe er an einem Nierenstein gelitten. Der Abgang durch den Harnleiter sei von einer merkwürdigen Geruchsempfindlichkeit begleitet gewesen, er habe die „fernsten" Gerüche wahrnehmen können, ja sogar die von Gegenständen, die bei normaler Tätigkeit des Geruchssinns geruchlos seien. Er habe sehr starke Schmerzen gehabt, aber kein Mittel habe geholfen. Auch diesmal habe die „Strictur" der Harnröhre, die zurückgeblieben sei von seiner „großen Krankheit", zu vollkommener Harnverhaltung geführt, so daß man einen Blasenstich habe machen müssen. Die danach ein-

---

[86] Vgl. IGM Stuttgart, A 25.

[87] 1831 rückte die Cholera von Asien her den westeuropäischen Ländern immer näher, es gab viele Tote in Rußland, Galizien und Österreich-Ungarn. Hahnemann verfaßte in diesem Jahr vier Abhandlungen über die Cholera. Vgl. Haehl (1922), Bd.1, S. 190-196.

tretende heftige Entzündung habe er mit Cantharis beseitigt, plane jetzt aber zur Beseitigung seiner Disposition zur Steinbildung eine antipsorische Behandlung. Er sei nun soweit hergestellt, daß er wieder ausgehe.

Am 6.11.1831 schrieb Hahnemann Aegidi und versuchte ihn zu beruhigen:[88]

„Nehmen Sie's nie zu hoch auf, wenn ich zuweilen etwas unsanft spreche, ich meine es immer herzlich gut und väterlich. Und haben Sie ein desiderium, so werde ich dienen, so gut ich kann."

Und wegen der Behandlung des Prinzensohnes riet er:

„Wenn Sie nicht ganz freie Hände bekommen, so nehmen Sie den Prinzen mit seinen Zuckungen ja nicht an, und auch dann nur cunctanter und mit vielen Verwahrungen; er scheint mir von Grund aus ärztlich verdorben worden zu seyn."

Vermutlich fürchtete Hahnemann, daß der ungünstige Behandlungsverlauf vorwiegend der Homöopathie angelastet werde. Er erbat sich eine Abschrift des Erlaubnisscheines von Aegidi und informierte ihn anschließend über die neuesten homöopathischen Veröffentlichungen:

„Haben Sie mein Buch: Allöopathie gelesen? Kanns der Prinz nicht lesen? In Düsseldorf wirds doch wohl zu haben seyn? Hier stelle ich Ihnen mein Neuestes zu.[89] Auch im Anzeiger der Deutschen werden Sie meine jetzigen Bemühungen finden. Besonders etwas Wichtiges von Pater Veith[90] in Wien. Nächstens erscheint auch bei Berger in Leipzig eine hübsche Schrift von unserem Anton Schmit, jezt in Prag."[91]

Hahnemann bekräftigte seine Auffassung, daß durch die Anwendung von Campher gleich bei den ersten Anzeichen der Krankheit die Cholera geheilt werden könne. Daher müsse diese sofortige Behandlung von Laien ausgeführt werden, da Ärzte beim Auftreten der ersten Symptome meist nicht anwesend seien. Er empfahl Aegidi dann, die hohen Potenzierungen der Arzneien nicht selbst herzustellen, sondern sie sich von Apotheker Lappe (1802–1882) aus Neudietendorf schicken zu lassen. Weiterhin lobte er die Schweikertsche homöopathische Zeitung und riet, sie zu beziehen.[92] Schließlich gab er Aegidi Ratschläge wegen dessen Nierensteinerkrankung und zur Behandlung seiner Harnröhrenstriktur.

In seinem langen Brief vom 30.11.1831 konnte Aegidi Hahnemann Positives berichten:[93]

---

[88] Vgl. IGM Stuttgart, A 26.

[89] Vermutlich ist damit gemeint: Hahnemann, Samuel. Aufruf an denkende Menschenfreunde über die Ansteckungsart der asiatischen Cholera, Verlag von Carl Berger, Leipzig, 1831.

[90] Der Domprediger Veith (1787–1876) setzte sich in Wien für die Anwendung der Homöopathie gegen die Cholera ein. Vgl. Haehl (1922), Bd. 1, S. 192-195.

[91] Vgl. ebenfalls IGM Stuttgart, A 26. Gemeint ist: Schmit, Anton. Anhang zu Samuel Hahnemann's Aufruf an denkende Menschenfreunde über die Ansteckungsart der asiatischen Cholera. Verlag von Carl Berger, Leipzig, 1831. Vgl. auch Scheible (1994). Dort findet sich eine übersichtliche Darstellung zur homöopathischen Cholerabehandlung.

[92] Georg August Benjamin Schweikert war ein spät „bekehrter" homöopathischer Arzt, der von 1830–1836 die *Zeitung der homöopathischen Heilkunst für Ärzte und Nichtärzte* herausgab. Vgl. Haehl (1922), Bd. 1, S. 455-458.

[93] Vgl. IGM Stuttgart, A 27.

„Die Cholera fördert die Liebe zur Homöopathie ungemein. Die meisten der hiesigen Vornehmen haben Verwandte in Wien oder Frauen daher, stehen daher mit Wien in genauem Verkehr und in Kentnis gesetzt von den überraschenden Resultaten, welche die Homöopathik in der Cholera dort geleistet, hat man sich allgemein hier für diese Behandlungsweise in jener Krankheit erklärt u von allen Seiten habe ich Aufforderungen erhalten zum Beistande, sofern die Seuche bis hieher vordringen sollte. Auch in jeder Beziehung ist man hier auf die Homöopathik aufmerksam u namentlich interessiren sich die höheren Stände u alle Gebildeteren außerordentlich dafür, seit ein paar Heilungen von mir großes Aufsehen machten. Besonders giebt gegenwärtig die Behandlung des Directors der hiesigen Kunstacademie, des berühmten Wilhelm Schadow,[94] der seit einigen 20 Jahren an einem hartnäckigen Unterleibs Uebel verzweiflungsvoll gelitten u vergebens dagegen viele Gesundbrunnen, Bäder und auch mehrere Jahre das ihm als heilsam geschilderte Klima Italiens benutzt hatte, Stoff zu vielem Gespräch über diese hochwichtige Angelegenheit. Schadow litt neben seinen vielfachen Beschwerden, die er mit großer Geduld zu tragen schon gewohnt war, seit dem Sommer dieses Jahres an einer amblyopia amaurotica, die unaufhaltsam in den schwarzen Staar[95] überzugehen drohte u den armen Leidenden in einen Zustand von höchstem Trübsinn versetzte. Es traten bedeutende Nervenzufälle hinzu, die nächstens dem Leben ein Ende zu machen drohten. Allgemein interessirte man sich für diesen Mann. Man rieth zu einem Versuch mit der Homöopathie, besonders drang dieserhalb der Prinz sehr in Schadow, der jedoch auf das Urtheil seines Arztes, die ganze Homöop. sey eine Chimaire, lange sich nicht dazu verstehen wollte u endlich nur mit Widerwillen seinen Freunden folgte, die selbst aus keiner Ueberzeugung von dem Werthe dieser Heilmethode sich dafür erklärten, sondern weil sie auf einen solchen Versuch neugierig waren. – Noch nie in meinem Leben habe ich je bei einem Kranken eclatantere Erfolge von der Homöopathie gesehen. Die fürchterlichsten Obstructionen, die trozz drastischer Pillen u Crotonöl in den ungeheuersten Gaben selbst palliativ nicht zu mildern waren, wichen einer einzigen Gabe nux schon vollständig u das darauf gereichte Lycopodium brachte in der einzigen Gabe (am 19t. d M. gereicht) bis jezt täglich 3 sehr reichliche Stühle, die Maßen entlehren, als ob Kämpfische Klystiere gebraucht würden, unter ungemeiner Erleichterung u Hebung der Kräfte. Dabei haben sich die Augen schon soweit gebessert, daß der Patient wieder auf der Academie corrigirt, er ist wieder lebensfroh, heiter, u natürlich nun ein treuer Verehrer der Homöopathie. Ich hoffe ihn in einigen Monaten ganz vollständig hergestellt zu haben. Dieser Mann wird der Homöopathie sehr nützlich werden, denn er ist nicht nur in Berlin allgemein gekant u geliebt, sondern die ganze königl. Familie interessirt sich auch besonders für ihn."

Aegidi sprach aber auch von Widerständen gegen die Homöopathie und gegen seine Person. Ein ehemaliger Freund sei von ihm abgefallen, als er gehört habe, daß er als Homöopath Erfolge habe. Zwei Ärzte hätten versucht, ihn der Scharlatanerie zu überführen. Sie hätten das Pulver, das er dem schwerstkranken Hoffriseur der Hofmarschallin Gräfin Haack verordnet habe, in einer Apotheke untersuchen lassen und, wie nicht anders zu erwarten, nichts als Milchzucker vorgefunden.

Weiter berichtete er, daß er neben Schadow noch 83 Patienten habe, von denen er einige ausführlicher erwähnte: Eine Baronesse von Loë habe er in wenigen Wochen von einer totalen Lähmung der unteren Extremitäten heilen können, den Zustand einer Baronesse von Toll aus Amsterdam, die an völliger Blindheit, Gehirnkrämpfen und anderem litt, habe er soweit bessern können, daß dies großes Aufsehen erregt habe, denn sie sei zuvor von den berühmtesten

---

[94] Wilhelm Friedrich Schadow wurde am 6.9.1789 geboren. Er war Historien- und Porträtmaler sowie Professor und Mitglied der Akademie zu Berlin und ging im Oktober 1826 als Direktor der Malerakademie nach Düsseldorf. Vgl. Allgemeine deutsche Real-Encyklopädie (1830), Bd. 9, S. 682.

[95] Vgl. Marle (1932), S. 1077: „Schwarzer Staar [weil die Pupille hier schwarz aussieht]: 1. Amaurose. 2. Katarakta nigra."

Ärzten Hollands und Deutschlands vergeblich behandelt worden. Einer dieser Ärzte, Nasse aus Bonn,[96] habe auch zur Fortsetzung der homöopathischen Behandlung geraten. Weiterhin habe er die Schwägerin von Harless[97], die an tic douloureux leide, schon bessern können, und Harless freue sich sehr darüber. Obwohl er viel beschäftigt sei, denke keiner der Patienten von sich aus daran, ihn zu bezahlen. Lediglich der Herzog von Meiningen habe ihm einmal zwei Friedrichsdors gegeben. Das Liquidieren verstehe er nicht. Er fragte Hahnemann, was er wohl von den Patienten fordern könne. Weiter informierte er Hahnemann darüber, daß das Befinden der Prinzessin unverändert sei, der Prinz ihn aber nun auch zum Arzt seiner beiden Söhne ernannt habe und er nun Arzt der ganzen Familie sei. Aegidi legte dem Brief eine Abschrift des Befugnisscheines bei, um dessen Bedeutung es ja Streit gab.[98]

In seinem Brief vom 11.12.1831 gratulierte Hahnemann Aegidi zu seinen Fortschritten, die er für sich und die Homöopathie in Düsseldorf erreicht habe. Dann gab er seinem Kollegen den gewünschten Rat darüber, wie er es mit seinen Honorarforderungen halten solle:[99]

„Daß Sie dort noch nichts dafür einnahmen, auch noch nichts verlangten, war bis jezt nicht übel. Es war stille Aussaat. Die Ernte und zwar reichliche Ernte muß nun allmälig kommen, denn letzteres ist die zweite und nicht geringere Rücksicht bei unsern Bemühungen. Wir müssen für uns und die Unsrigen sorgen. Dieß werden Sie dann recht leicht ausführen können, wenn Sie im Besitz des Vertrauens beim Publikum seyn werden – wem man Ihre homöopathische Krankheits-Behandlung der allöopathischen Quälerei und Krankheits-Verhunzung vorziehn wird. Dann muß eine bemittelte Person für jede Verordnung auf 28 Tage einen Friedrichsdor bei Aushändigung der Arznei auf diese Zeit erlegen – sogleich – wobei Sie sich darauf berufen, daß Ihre Einrichtung mit jedem Kranken so sei und daß Sie keine Zeit dazu hätten, Rechnung zu führen. Wenn Sie dieß einmal eingeführt haben, so sagt dieß einer dem anderen und keiner weigert sich dessen, er habe Sie denn hintergehen wollen und an einem solchen ist nichts verloren. Wer einen Friedrichsdor für 4 Wochen Verordnung zu zahlen hat, muß auch für die erste Krankheits-Untersuchung noch einen Friedrichsdor besonders erlegen. Dieß ist bei mir nur eingeführte Sache, daß die weniger

---

[96] Friedrich Nasse wurde am 18.4.1778 in Bielefeld geboren. Als Nachfolger Reils wurde Nasse im Jahre 1815 nach Halle berufen, wo er dem Klinischen Krankenhaus vorstand. Schon 1819 wechselte er an die neugegründete Universität Bonn. Hier übernahm er die Leitung des medizinischen Klinikums. In Bonn wirkte Nasse als berühmter Kliniker bis an sein Lebensende. Er verstarb am 18.4.1851. Vgl. Benzenhöfer (1993), S. 93.

[97] Johann Christian Friedrich Harless wurde am 11. Juni 1773 in Erlangen geboren. Ab 1814 war er Prof. an der medizinischen Klinik in Erlangen. Durch seine umfangreiche literarische Tätigkeit erwarb er sich einen hervorragenden Ruf in der Gelehrtenwelt. Trotz vieler Berufungen auf andere Lehrstühle (München, Wien, Heidelberg, Berlin) blieb er noch eine Zeitlang in seiner Vaterstadt. Später ging er nach Bonn, wo er, nachdem Nasse als Kliniker an seine Stelle getreten war, nur noch theoretische Vorlesungen über Medizin hielt. Er starb am 13. März 1853. Vgl. Hirsch (1962), S. 58-60.

[98] Die Abschrift des Befugnisscheines hatte folgenden Wortlaut: „Der unterzeichnete Regierungs Präsident erteilt hiermit zur Legitimation gegen Jedermann dem practischen Arzte u Operateur Herrn Dr. med. Aegidi, welcher als für die preußischen Staaten zur Praxis befugt sich ausgewiesen hat u jezt von Ihro Königl. Hoheit der Frau Prinzessin Friedrich von Preußen bei Höchstdenenselben als homöopathischer Arzt angestellt worden ist, die Befugniß, als solcher die von ihm anzuwendenden Arzneien selbst anzufertigen u zu verabreichen. Düsseldorf den 2. April 1831.
gez: Der Regierungs Präsident v. Pestel." Vgl. IGM Stuttgart, A 27.

[99] Vgl. IGM Stuttgart, A 29.

Bemittelten an der Stelle nur 5 rC, und die es noch weniger haben 4 und 3 rC auf diese Zeit geben, versteht sich von selbst, so wie daß es noch Aermere giebt, denen man für erste Krankheits-Untersuchung nichts anrechnet, und welche für 4 Wochen nur 2 rC auch wohl nur 1 rC geben – immer jedesmal bei Uebergabe der Arznei, ist ebenfalls in der Ordnung. Hiezu gehört eine genaue Bekanntschaft mit den Vermögens-Umständen der Leute. Um nun dieß einzuführen, muß man bei den Geringsten und Aermsten den Anfang machen, die stets in der Apotheke baar zu bezahlen genöthigt sind. Diesen fällt es gar nicht auf, wenn man sich seine (Verordnung) – Arznei nennen sie's – sogleich allemal bezahlen läßt – auf eine Woche gegeben 8 g.., 6 g.. und ist er ganz arm, 4 g.. (gute Groschen). Sind diese so eingerichtet, so erfahren es die, welchen man auf 14 Tage einen Gulden, einen Thaler abfordern kann, und sind diese damit eingerichtet so hören es die, welche monatlich einen, zwei Thaler zu zahlen haben und so weiter heran. Sobald Sie Ruf und Vertrauen im Publikum haben und Sie nur nach den erkundigten Vermögens-Umständen der Personen (wie obsteht) fordern, wird sich niemand weigern, sein Contingent zu erlegen; er hats dann schon jedesmal bei sich. Sinds anfänglich ganz geringe Leute, wo Sie nicht gewiß wissen, ob sie so viel Geld bei sich haben, so erklären Sie, ehe Sie die Arznei zubereiten, daß die Verordnung so oder so viel betrage und fragen, ob sie soviel bei sich hätten, da Sie nichts verborgten und Rechnung zu führen keine Zeit hätten; hat ers nicht, so sagen Sie ihm, daß Sie die Arznei ohnehin nicht in dem Augenblicke fertig hätten, und er solle es nur in 1 Stunde abholen und das Geld mitbringen. In einem Vierteljahre ist dann das Volk, niedres und höheres, drauf eingerichtet und so haben Sie nie nöthig, jemals eine Rechnung zu schreiben, so wie ich es nie that, und Sie haben nach der Bemühung für seine Krankheit das Geld in der Tasche, er mag nun wegbleiben oder wieder kommen."

Hahnemann setzte nach dieser detaillierten Anleitung noch hinzu, daß Aegidi ihm, seinem treuen Ratgeber, trauen solle, schließlich habe ihm selber dieses Vorgehen ermöglicht, allen seinen acht zukünftigen Erben genügend zu hinterlassen.[100]

Wenig später, am 21.12.1831, teilte Hahnemann Aegidi kurz mit, daß die Prinzessin zwar Zutrauen zu Aegidi habe, ihn, Hahnemann, aber trotzdem gebeten habe, ihr in Zukunft seinen Rat wieder zur Verfügung zu stellen. Er bat Aegidi daher, alle homöopathischen Mittel aufzuführen, die sie jemals erhalten habe, und ihm genauere Auskunft über Stuhlgang und Menstruation der Prinzessin zu geben, damit er ein Mittel vorschlagen könne.[101]

Am 29.12.1831 anwortete ihm Aegidi. In diesem Brief findet sich eine eindringliche Beschreibung der Beschwerden der Prinzessin und ein Einblick in die Tätigkeit Aegidis am Hofe. Der Leser spürt, wie schwer ihm seine Aufgabe bisweilen gefallen sein muß:[102]

„Schon in meinen früheren Briefen erwähnte ich, daß es mit dem Befinden unserer Prinzessin beim Alten sey und daß von Zeit zu Zeit immer wieder die alten hartnäkigen Symptome von Druk, auf der Brust, auf dem Magen, in der linken Seite, im Unterleibe, auf der Harnblase, im Kreutze, auf dem Kopfe, auf der Gemüthsstimmung, abwechselnd u keins von den anderen, wenn eines quälet, auftreten. Gänzlich frei von einer dieser Beschwerden ist die Prinzessin nie u sieht man's ihr gleich nicht an, klagt sie doch beständig. Ihre Umgebung merkts nicht, sie bleibt, ihr gegenüber, sich stets gleich, erscheint zu den gewöhnlichen Stunden, fährt ins Theater und in

---

[100] Hahnemann gab auch anderen Kollegen Ratschläge, wie sie es mit der Honorarfrage halten sollten. Es existieren hierzu beispielsweise Briefe an die homöopathischen Ärzte Rummel, Ehrhardt (1794–1848) und Schréter (1803–1864). Vgl. Haehl (1922), Bd. 1, S. 146-147 und Bd. 2, S. 152-154, 414-415.
[101] Vgl. IGM Stuttgart, A 30.
[102] Vgl. IGM Stuttgart, A 31. Da das Datum im Original nicht lesbar ist, vgl. die Angabe in Haehl (1922), Bd. 2, S. 220. Haehl hat den Brief wahrscheinlich noch in einem besseren Zustand vorgefunden.

Gesellschaften, tanzt, ohne ermüdet zu werden und befindet sich gerade zur Carnevals Zeit am wohlsten. Alle Menschen, die ihr näher stehen, behaupten, sie genieße der vollkommensten Gesundheit, dem ist jedoch nicht also. Außer den oben angeführten Symptomen, von denen täglich ein anderes auftritt, sind noch folgende zu bemerken: Lach- und Weinkrampf, allgemeine Mattigkeit u Abspannung, u besonders in den Füßen, ohnmachtartige Anfälle, es wird ihr übel, sie sieht blaß, grünlich aus, es wird ihr schwindlich, die Gedanken wollen ihr vergehen, doch kommt es zur völligen Bewußtlosigkeit nicht, ebensowenig zum Erbrechen, in 5, 10 Minuten ist's vorüber, rascher noch beim Anwehen der frischen Luft nach geöffnetem Fenster; Zeit des Anfalls gewöhnlich Morgens nach dem Frühstük, oder seltener um 5 Uhr, 6 – nach der Tafel, oder Abends 9, 10 Uhr [...] Anbei erhalten Sie ein Verzeichniß der seither in Anwendung gezogenen Mittel. Auf meine Bitte schrieb die Prinzessin an Sie, sie theilte mir jezt Ihre Antwort mit, die sie sehr erhoben und getröstet hatte. Tröstlicher Zuspruch thut ungemein wohlthätige Wirkung. Die Prinzessin ist überhaupt sehr geduldig, mit großer Ergebung sich in alles fügend, u selten nur – auf 1, 2 Stunden verzagt u der Zukunft wegen besorgt. Doch unausgesezt verletztes Gemeingefühl. Täglich gehe ich um 9 Uhr Morgens hin u höre immer dieselben Klagen, dieselben Worte. Von meiner Seite dieselbe Antwort, dieselben Trostsprüche. Oft werde ich, tritt irgend im Laufe des Tages ein anderes, jener bekannten häufig sich wiederholenden Symptome auf, gerufen, vieleicht Abends noch einmal, obgleich die Prinzessin weiß, daß ich nichts neues verordne, u die Fortnahme der Pulver empfehle; dann spricht sie oft 1, 2 Stunden hintereinander, über den Krankheitszustand; allgemeine Reflexionen über verschiedene, besonders religiöse Gegenstände usw. u ich gehe, wie ich gekommen. Nur bei großer Muthlosigkeit reiche ich 1, 2 Extrapulver (Palliativpulver genannt)[103]."

Die Prinzessin stehe aber, wie Aegidi betonte, weiterhin zur Homöopathie. Seine Lage sei aber schwierig, er wünsche sich sehr, es möge der Prinzessin besser gehen. Er fuhr fort:[104]

„Ein Glük für mich ists, daß es mit fast allen meinen Kranken hier u in der Gegend, wovon die meisten an höchst veralteten, höchst gefährlichen Beschwerden leiden, zum Erstaunen glüklich geht; sonst würde mir über kurz oder lang doch wohl der Vorwurf: ich verstände nichts zu leisten. Doch muß ich bekennen, daß die verehrte Prinzessin mir stets Beweise Ihres Wohlwollens schenkt u mir die seitherige, scheinbare, Unzulänglichkeit der Behandlung nicht im mindesten fühlen läßt. Ich würde jenen Vorwurf auch nur von der, andere Grundsätze hegenden Umgebung zu erwarten haben."

War Aegidi mit den Behandlungsergebnissen bei der Prinzessin auch nicht zufrieden, so konnte er aber erneut berichten, daß er durch sein Wirken als Homöopath prominente und einflußreiche Persönlichkeiten für die neue Heillehre interessieren konnte. Er erwähnte unter anderen die Gräfin Kinsky, die Ehefrau des Prinzen Solms, eines Stiefbruders des Prinzen Friedrich, weiter den Baron von Lotzburg, die Baronesse von Hedenau aus Wien sowie Graf Luckner aus der Nähe von Königsberg.[105] Aegidi ließ Hahnemann wissen, daß seine Dispensierfreiheit, vielleicht aus Rücksicht auf den Prinzen, noch nicht angegriffen worden sei. Mit Unterstützung des Prinzen wolle er demnächst eine Sammlung seiner Behandlungserfolge dem König selbst vorlegen, auch Schadows Stimme in Berlin werde der Homöpathie nützen.

---

[103] Hierbei handelte es sich wahrscheinlich um Placebo-Gaben.
[104] Vgl. ebenfalls IGM Stuttgart, A 31.
[105] Der Erfolg der Homöopathie in den höheren Gesellschaftsschichten scheint damals nicht ungewöhnlich gewesen zu sein, jedenfalls bemerkt dazu Haehl in seiner Hahnemann-Biographie: „Angesichts der vielfach bezeugten, glücklichen Heilungen wuchs auch das Ansehen Hahnemanns und seines Heilverfahrens, besonders in den höheren Kreisen; ja es gehörte da und dort geradezu zum guten Ton, sich homöopathisch behandeln zu lassen und ein

Am 6.1.1832 schrieb Hahnemann an Aegidi.[106] Er wies ihn an, der Prinzessin über mehrere Tage Sulfur zu verabreichen. Lange habe er gezögert, ihr Schwefel zu geben, da sie schon früher von den Allopathen mit Schwefelbädern und Schwefelpräcipitat in hohen Dosen behandelt worden sei. Aber seine Erfahrung habe gezeigt, daß man Sulfur, das wichtigste Antipsorikum, nach einiger Zeit auch nach früherem Mißbrauch wieder mit Erfolg, und zwar am besten in wiederholten „kleinsten" Gaben, verabreichen könne. Er bat Aegidi, diese Beobachtung auch an Bönninghausen weiterzugeben. Er vermerkte weiter, daß Aegidis Fortschritte in seiner Praxis und im Ansehen des Publikums ihn sehr erfreuten.

Aegidi berichtete Hahnemann am 19.1.1832, daß das Befinden der Prinzessin auch nach Gabe eines weiteren homöopathischen Mittels, des Ammoniums, schlecht sei. Sie sei sogar zu schwach, um selber zu schreiben. Er riet daher dazu, den „Mesmerismus"[107] neben den homöopathischen Mitteln anzuwenden.[108] Er bat Hahnemann, der Prinzessin möglichst bald zu schreiben und ihr dieses Vorgehen anzuraten, denn sie werde es nur befolgen, wenn Hahnemann es ihr verordne. Aegidi bedankte sich für Hahnemanns letztes Schreiben, ging jedoch nicht auf die vorgeschlagene Therapie mit Sulfur ein. Er berichtete Hahnemann auch von neuen Erfolgen für die Homöopathie:[109]

„Ich habe neulich wieder große Geschäfte gemacht, die nicht wenig beitragen werden der Homöopathie hier neue Anerkennung zu verschaffen. Auf dem Gute seines Schwagers des Baron von Loë unweit der holländischen Grenze befand sich zum Besuch der Baron von Schell aus Mähren, der bekante Briefsteller des Schreibens über die Cholera. – Es brach dort auf dem Gute ein bösartiges nervöses Fieber aus, das epidemischen Character annahm u viele Menschen heimsuchte. Zwei Kinder des Baron Schell erkrankten daran auch. Er, zu keiner anderen Behandlungs-

---

Anhänger der Homöopathie zu sein. In damaliger Zeit hielten sich die Geburts- und Geldaristokraten noch vielfach eigene Leibärzte, die, wie höhere Diener, zu ihrem Haus- und Hofhalt gehörten. Drum finden wir am Rhein, in Österreich-Ungarn, in Rußland, in England häufig homöopathische Ärzte, die sich als Leibärzte von Prinzen, Fürsten und sonstigen Adeligen bezeichneten, ihre Herrschaften auf deren Reise begleiteten und nebenher frei praktizieren konnten; so Dr. Aegidi am Hofe der Prinzessin Friedrich in Düsseldorf, so Hofrat Dr. Weber als Leibarzt eines Fürsten von Solms-Lich und Hohen-Solms zu Lich, so Dr. Schmitt als Leibarzt der Herzogin Lucca in Prag und Wien, so Dr. Schréter und Dr. Attomyr beim Obergespan Graf Czaky in Lentschau, so die verschiedenen nach Petersburg gesandten homöopathischen Ärzte (als Leibärzte eines Herzogs und einer Prinzessin von Württemberg). Deshalb konnte auch ein Frankfurter Anhänger der Homöopathie allen Ernstes als bestes Mittel, sich in Frankfurt am Main als praktizierender Arzt niederlassen zu können, vorschlagen, der Kandidat möge eine Stelle bei einem Frankfurter Patrizier annehmen, und dann könne er nebenher tun, was er wolle. Sogar regierende Fürsten, wie Hahnemanns Schutzherr, Fürst Ferdinand von Anhalt-Köthen, der Herzog von Meiningen, der Großherzog von Baden u.a. wurden als Freunde und Anhänger der Homöopathie bezeichnet, und die Homöopathen erwarteten von ihnen eine starke Förderung." Vgl. Haehl (1922), Bd. 1, S. 185-186.

[106] Vgl. Hahnemann (1864), S. 16.

[107] Der „Mesmerismus", benannt nach Franz Anton Mesmer (1734–1815), beruhte auf der Behebung von Störungen der Lebenskraft durch den „tierischen Magnetismus" als ein unsichtbares und nicht näher definierbares Fluidum, das durch Bestreichen, Pendelbewegungen usw. therapeutisch zur Wirkung gebracht werden sollte. Vgl. Harig und Schneck (1990), S. 142.

[108] Der „Mesmerismus" war eine Heilmethode, die Hahnemann billigte, vgl. unter anderem Hahnemann (1921), § 288 und § 289.

[109] Vgl. IGM Stuttgart, A 32.

weise Vertrauen hegend als zur Homöop. fertigte, als das Leiden sich bedenklich zeigte, sogleich eine Estafette an mich ab. Ich kam hin u fand außer den beiden Kindern des p v Schell noch krank: zwei Kinder des Schloßbesitzers Baron v Loë, die Gouvernante u einige Dienstbothen, von denen die eine im Sterben lag u auch nach 2 Tagen vollendete. Mit Ausnahme der v Schellschen Kinder wurden alle übrigen Patienten allöopath. behandelt. Als man aber sahe, welchen raschen glüklichen Erfolg das homöop. Verfahren bei den Schellschen Kindern hatte, wurde ich gebeten die Cur der Gouvernante, welche sich in großer Lebensgefahr befand u vom Arzte aufgegeben war auch zu übernehmen. Ich thats u nach 3 Stunden fing die Besserung an. Da bekam ich nun alle Patienten in Behandlung u sie sind sämtlich glüklich genesen [...]

Auch mehrere chronische Kranke fand ich dort mit erheblichen Uebeln. – Die Kinder des Baron v Schell, welche gleich von Haus aus homöop. behandelt wurden, hatten eigenlich gar kein stadium reconvalescentiae zu bestehen sondern traten nach gehobener Krankheit in die volle Gesundheit ein, die anderen bedurften längerer Zeit, ehe sie vollständig wohl sich fühlten.

Jezt nach 4 Wochen erkrankte die Gattin des [+...+] Baron v Loë selbst an diesem Fieber. Ich mußte sogleich mit Extrapost hin, blieb 4 Tage dort u habe sie vorgestern außer Gefahr verlassen. Mit ihr waren noch mehrere Leute im Schloß erkrankt, deren Behandlung ich gleichzeitig übernahm. Das Vertrauen zur Homöopathie nach diesen Begebenheiten ist dort so groß, daß selbst die gemeinen Leute die Augenzeuge davon waren nichts mehr von allöop. Behandlung wissen wollen. – Ich bitte Sie aber, von dem eben mitgetheilten nichts <u>öffentlich bekant</u> machen zu lassen, weil Baron v Loë es nicht wünscht.

Er möchte nun gern einen jungen unverheiratheten Arzt engagiren, dem er außer Wohnung u freier Station auf dem Schlosse noch ein ansehnliches Honorar geben möchte, aber wo einen hernehmen?"

Der nächste vorhandene Brief[110] stammt von Hahnemann; er ist undatiert, muß aber zwischen dem 20.2.1832 und dem 8.4.1832[111] geschrieben worden sein. Hahnemann antwortete darin auf einen Brief Aegidis vom 20.2.1832, welcher nicht erhalten ist. Wieder mußte er Aegidi Mut zusprechen, der wohl nicht mehr so recht an eine Besserung des Gesundheitszustandes der Prinzessin glaubte. Hahnemann riet ihm, erst einmal möglichst keine weiteren Mittel zu verordnen, da die Prinzessin auf die Schwefelgabe schon stark reagiert habe. Sollte man Aegidi Schwierigkeiten wegen der Selbstabgabe der homöopathischen Mittel machen, empfahl Hahnemann, den von Aegidi behandelten Familien vorsorglich Hausapotheken mit den wichtigsten Arzneien zu verschaffen, um das „schändliche Gesetz ohne Widerrede" zu umgehen.

Hahnemann bedankte sich für Aegidis Gratulation zu seinem Geburtstag am 10.4., als er Aegidi am 8.4.1832 zum nächsten Male schrieb.[112] Aegidi muß ihn zuvor darum gebeten haben, die Prinzessin zu überreden, eine geplante Reise zu verschieben.[113] Interessant ist es, mit welcher Begründung Hahnemann es ablehnte, sich für die Verschiebung einzusetzen:[114]

„Aber so gern ich auch meinen Freunden alles, was sich thun läßt, zu Gefallen einrichte, so ists doch dießmal mir nicht möglich, Ihren Wunsch, die Reise der Prinzessin zu verzögern zur Erfüllung zu bringen. Ich kenne Personen ihres Standes aus vieler Erfahrung zu genau; wer dem, was sie sich fest vorgenommen haben, ernstlich in den Weg tritt, der ist ihr Freund nicht mehr <u>auf Lebens-Zeit</u>. Theure Erfahrungen haben mich sattsam hierüber belehrt."

---

[110] Vgl. IGM Stuttgart, A 33.

[111] An diesem Datum wurde der nächste Brief Hahnemanns geschrieben. Vgl. IGM Stuttgart, A 34.

[112] Vgl. IGM Stuttgart, A 34.

[113] Vermutlich handelte es sich um die von der Prinzessin geplante Reise nach Ballenstedt, Bernburg und Köthen. Vgl. u.a. IGM Stuttgart, A 982 sowie 983.

[114] Vgl. IGM Stuttgart, A 34.

Er freue sich auf seinen und der Prinzessin baldigen Besuch.

Einen solchen Besuch der Prinzessin kündigte Aegidi in seinem nächsten, undatierten Brief an.[115] Die Prinzessin werde wahrscheinlich nur in Begleitung der Oberhofmeisterin Gräfin von Schulenburg kommen. Es scheine ihr lieber zu sein, wenn er selber nicht mitreise. Die Gräfin sei keine Freundin der Homöopathie, um so wichtiger sei es daher, wenn Hahnemann einen günstigen Eindruck auf sie machen könne. Auch wäre es gut, wenn Hahnemann ihr bestätigen würde, daß Aegidi ihn über alles die Prinzessin Betreffende auf dem laufenden gehalten habe.

Aegidi schrieb weiter, daß er dringend einen mehrwöchigen Urlaub benötige, um seine „in Confusion liegenden finanziellen Angelegenheiten in Preußen regulieren zu können".[116] Die Prinzessin würde ihm den Urlaub aber nur gewähren, falls Hahnemann ihren Zustand nicht zu bedenklich finde.

Aegidi berichtete dann von seiner Freundschaft mit dem Regierungs- und Schulrath Ulrich aus Berlin, den er für die Homöopathie begeistert habe. Um Ulrichs gute Kontakte zum Ministerium zu nutzen, wolle er selber bald nach Berlin reisen. Vermutlich wollte Aegidi auf seiner Urlaubsreise nach Königsberg in Berlin Station machen und auf die Entscheidung wegen seines Selbstdispensierrechts Einfluß nehmen. Diese Mitteilung vergrößerte sicherlich auch Hahnemanns Bereitschaft, Aegidis Urlaubswünsche zu unterstützen.

Aegidi schrieb erst wieder am 3.10.1832.[117] Vorausgegangen war dem ein Schreiben der Prinzessin an Aegidi, das dieser Hahnemann als Abschrift beilegte.[118] Hierin klagte die Prinzessin, daß Aegidi nun erneut zur Behandlung seiner Patienten in Düsseldorf Urlaub begehre, obwohl er doch gerade erst vergangenen Sommer für zwei Monate aus geschäftlichen Gründen in Königsberg gewesen sei. Er sei vertraglich verpflichtet, sie auf Reisen zu begleiten. Deswegen seien sie, der Prinz und auch Hahnemann der Auffassung, Aegidi solle sich einen Stellvertreter in Düsseldorf beschaffen. Dies sei um so notwendiger, da sie möglicherweise im November eine Reise in die Schweiz oder nach Italien plane. Die Vorhaltungen der Prinzessin fand Aegidi ungerechtfertigt. Schließlich habe man ihm zugesagt, neben der Tätigkeit als Leibarzt eine „unbeschränkte" Praxis führen zu können, denn von den 800 rc könne man in Düsseldorf nicht leben. Wenn sie wünsche, daß er ihr das ganze Jahr zur Verfügung stehe, müsse sie ihn entsprechend dafür bezahlen. Er fuhr fort:[119]

„Nun aber habe ich auch Verpflichtungen gegen viele Kranke, die ich doch nicht, so kurz angebunden, im Stiche lassen kann. Die Prinzessin meint zwar, es wäre ausbedungen, sie auf Reisen stets zu begleiten. Von der anderen Seite aber ging ich einzig u allein auf die Anstellung nur ein, wenn man mir die Freiheit sicheren wolle, meine homöopath. Mittel selbst bereiten und <u>an</u>

---

[115] Vgl. IGM Stuttgart, A 9. Dieser Brief muß aber vor dem Sommer des Jahres 1832 geschrieben worden sein; vgl. IGM Stuttgart, A 35.
[116] Worauf Aegidi hierbei anspielte, ist unklar.
[117] Vgl. IGM Stuttgart, A 35.
[118] Für den Wortlaut vgl. Textanhang.
[119] Vgl. ebenfalls IGM Stuttgart, A 35.

Jedermann ausgeben zu dürfen. Das ist nicht gehalten worden. Es ist mir streng von der Regierung verboten bei Strafe, keinem Menschen ein homöop. Pulver mehr zu reichen, auch darf ich die Mittel nicht aus einer Apotheke, sondern soll sie (wenn die Herren Apotheker so gnädig sind, sie mir zu verabfolgen) aus allen Apotheken verschreiben, damit kein Apotheker vor dem anderen einen Vorzug genieße. So sehr ich auch den Prinzen bat, mich dagegen in Schutz zu nehmen, so ist es doch nicht geschehen. Ich darf nach diesem, streng genommen, also keinen Kranken weiter behandeln, meine ganze Praxis hat ein Ende, wer entschädigt mich also für solchen Verlust? Ich soll meine Verpflichtungen halten, während die ihrigen so ohne weiteres aufgehoben werden? Die durchlauchtige Prinzessin findet es höchst Unrecht, daß ich meine Patienten Monate lang ohne ärztlichen Rath lasse (wer ist denn Schuld daß solches geschieht ?!) u für keinen Stellvertreter (!) sorge. Nun? wo denn einen hernehmen, womit ihn besolden u entschädigen? Ich soll ihm wohl die Hälfte meiner 800 rc geben, damit nicht einer, sondern zwei verhungern? Ich soll bei der Regierung darauf antragen? Der Prinz vermag mich nicht bei der Regierung in Schutz zu nehmen, wie soll ich es für einen Stellvertreter im Stande sein? Die Prinzessin hat mich an Sie gewiesen, Sie würden mir einen nachweisen. Nun, wenn Sie nur auch so gütig sein wollen, mir nachzuweisen, wovon der Mann leben soll; denn von einer freien Praxis in Düsseldorf kann zur Zeit noch kein Homöopath subsistiren, solange noch die zahllosen Allöopathen kein Mittel unversucht lassen, ihn beim Publicum verdächtig zu machen, was besonders in katholischen Ländern gar gut gelingt. Will also die durchlauchtige Prinzessin, daß ich einzig nur ihrem Winke folge, dann mag sie auch so gnädig sein, mir eine so unabhängige Subsistenz zu gewähren, daß ich keinen anderen Menschen brauche. So lange das aber nicht der Fall ist, darf sie nicht ungnädig sein, wenn ich mich bemühe, für meinen Lebensunterhalt auf alle mögliche Weise Sorge zu tragen. – Ich darf natürlich, der Respect erfordert es, alles das, was ich Ihnen jezt frei vom Herzen weg mitgetheilt habe, der Prinzessin nicht äussern, muß es geduldig verschluken u mich in Gottes Willen fügen, den aus meinen früheren, weit besseren Verhältnissen herausgerissen, was sollt ich beginnen u wohin mich wenden, wenn die Prinzessin mir den Dienst aufsagte? – Sie Verehrtester sind daher der Einzige dem ich mich offen vertrauen, dem ich klagen darf. Sie haben überdem das unbedingte Vertrauen bei der Prinzessin, Sie sind allein im Stande, ihr etwas frei zu sagen u darum bitte ich Sie, mein väterlicher Freund, meine Gerechtsame in Schutz zu nehmen, ohne ihr aber merken zu lassen, daß ich dieserhalb an Sie schrieb [...]"

Tatsächlich scheint sich Hahnemann für ihn eingesetzt zu haben, denn in diesem Brief Aegidis findet sich ein handschriftlicher Vermerk Hahnemanns, daß er am 5.10.1832 zu Aegidis Gunsten an die Prinzessin geschrieben habe.

Am 21.10.1832 fragte Hahnemann nach, ob noch nicht entschieden sei, wohin die Prinzessin fahre. Er vermute, daß Aegidi nicht mitreisen müsse.[120]

Aegidi hatte der Prinzessin wohl zwischenzeitlich seine Bedenken in einem Brief mitgeteilt, denn Hahnemann erwähnte diesen Brief in seinem nächsten Schreiben an Aegidi vom 26.10.1832:[121]

„Ihr Brief an die gute Prinzessin athmet doch gar zu viel ängstliche Besorgtheit für die Zukunft, da Sie doch unmöglich in Ihrem Verhältnisse und bei Ihrem Gehalte den mindesten Mangel zu befürchten haben. Mit Unrecht machen Sie der weichmüthigen Dame den Vorwurf, daß Sie ihretwegen Ihr schönes Verhältniß in Tilsit aufgeben hätten müssen. Ich muß also, da ich Sie schätze, Ihre ungeheure Besorgtheit für die Zukunft und Ihre Unzufriedenheit für eine krankhafte ansehn und bitte Sie beiliegendes Pülverchen mit petrol., was ganz für Ihren Zustand paßt,[122] trocken einzunehmen – eine Arznei, die Sie gleich Anfangs rettete, als Sie hier so unentschlüssig waren und ohne Ursache von hier wieder nach Tilsit zurückgehn wollten, trotz Ihrer schon erfolgten Annahme dieses Amtes.[123] Sie werden ganz andres Sinnes werden, wenn Sies eingenommen haben."

---

120 Vgl. IGM Stuttgart, A 36.
121 Vgl. IGM Stuttgart, A 37. Der Brief Aegidis an die Prinzessin ist nicht erhalten.
122 Vgl. Hahnemann (1838), S. 501. Dort steht unter anderem bei den Gemütssymptomen von Petroleum: Traurigkeit und Muthlosigkeit, Niedergeschlagenheit, größte Unentschlossenheit, Unzufriedenheit mit allem usw.
123 Vgl. IGM Stuttgart, A 17.

Am 15.11.1832 schrieb Hahnemann wieder an Aegidi.[124] Er erwähnte in diesem Brief ein Schreiben Aegidis an ihn vom 27.10.1832, das aber nicht erhalten ist. Er gab Aegidi genaue Anweisung, wie die Prinzessin weiter behandelt werden solle. Der Schwefel habe wohl günstig gewirkt, die Prinzessin solle ihn nur noch einmal anwenden, dann solle erst einmal abgewartet werden. Für besondere Notfälle habe die Patientin von ihm einige Riechfläschchen mit verschiedenen homöopathischen Mitteln erhalten. Auch der Prinz erhalte nun, nach Nux vomica und Arnica, Schwefel von Hahnemann.

Am 29.11.1832 meldete Aegidi an Hahnemann, daß die Prinzessin munter und gutaussehend wieder in Düsseldorf angelangt sei.[125] Sie hatte zuvor einige Monate in Ballenstedt[126] verbracht.[127] Über den Prinzen berichtete Aegidi, daß dieser noch leide und Symptome infolge der Behandlung mit Schwefel habe, gegen die er, falls sie anhielten, Mercurius metallicum verabreichen wolle.[128] Daran schlossen sich einige erfreuliche Mitteilungen an:

„Ganz ausgezeichnet gut gehts mit fast allen meinen Patienten, mehrere glänzende Erfolge haben einige große Gegner der Homöopathik unter den Laien bewogen zur besseren Heillehre überzugehen. In dem Gräflich von der Reckeschen Institute verwahrloseter Kinder zu Düsselthal (1/4 Meile von hier) habe ich eine förmliche homöopathische Heilanstalt eingerichtet (die erste öffentliche in Deutschland). Die wakere Gräfin von der Recke unterstüzt mich einsichtsvoll, mit großer Genauigkeit führt sie die Krankenjournale u dispensirt die von mir verordneten Arzneien, aus einer von Lappe angekauften vollständigen Officin. Die Heilerfolge in dieser Anstalt sind höchst bewundernswürdig. Nach einiger Zeit werde ich darüber etwas öffentlich mittheilen. Vor kurzem besuchte mich ein beliebter Arzt aus Elberfelde, der jezt fleißig die Homöopathik studirt u nächstens mit der Ausübung derselben öffentlich auftreten wird.[129] Er erbat sich von mir nähere Anweisung zur Praxis, die ihm gern ertheilt wurde."

In seinem Brief vom 16.12.1832 gab Hahnemann Aegidi Anweisungen, wie er in der Behandlung von Prinz und Prinzessin weiter zu verfahren habe. Er solle nur „zutraulich" zur Prinzessin sein, sie verdiene es wegen ihres guten und zarten Gemütes. Hahnemann weiter:[130]

„Ich freue mich, daß es mit Ihren Kranken so gut geht. Auch über Ihr rein homöopathisches Spital freue ich mich herzlich und habe schon eine kurze vorläufige Anzeige davon gemacht.[131] Ich bitte Sie herzlich, daß Sie vollständig – detaillirte Annalen Ihres Klinikums herausgeben, um den Vorrang vor allen, anderwärts (München[132], Leipzig) zu errichtenden homöopathischen Cliniken

---

[124] Vgl. IGM Stuttgart, A 38.

[125] Vgl. IGM Stuttgart, A 40.

[126] Ballenstedt war Kreisstadt im Kreis Ballenstedt (Herzogtum Anhalt). Seit 1765 war es Residenz der Herzöge von Anhalt-Bernburg. Vgl. Brockhaus' Konversations-Lexikon (1898), Bd. 2, S. 335.

[127] Vgl. IGM Stuttgart, A 1001 sowie A 1013.

[128] Quecksilber gilt in der Homöopathie als wichtiges Antidot für Schwefel; vgl. z.B. Clarke (1921) Volume 3, S. 1306.

[129] Hierbei könnte es sich um Backhausen, den späteren Leibarzt der Prinzessin gehandelt haben. Dieser praktizierte zu dieser Zeit in Elberfeld. Vgl. u.a. IGM Stuttgart, A 1070.

[130] Vgl. IGM Stuttgart, A 42.

[131] Vgl. Redaktion der Allgemeinen Homöopathischen Zeitung (1833), S. 136. Vermutlich ist damit diese Notiz gemeint.

[132] In München wurde später von dem Minister des Inneren, Fürsten Carl Öttingen-Wallerstein, eine homöopathische Heilanstalt gegründet; vgl. Haehl (1922), Bd. 2, S. 327. Vgl. auch Eppenich (1995), S. 91-93.

zu erringen. Denn aus der wenigstens in Leipzig kann nie etwas Gescheites werden. Meine Catilinaria gegen die Pseudohomöopathen daselbst, die Ihnen unser Bönninghausen zuschicken wird (und die ich mir dann wieder ausbitte) hat noch nicht die rechten Früchte getragen.[133] Mor. Müller und Haubold, die sich getroffen fühlten, wählten nun zwar gezwungen den Dr. Schweickert zum Führer des Clinikums, haben ihn aber hinterdrein auch wieder aufgehetzt.[134]

Überhaupt bilden jezt diese Intrikanten, statt sich zu bessern, eine Art Zusammenverschwörung gegen mich und haben auch die noch guten, reinen Homöopathen gegen mich aufzuwiegeln gesucht. Ich erwarte viel Böses – wenigstens eine schamlose Schandschrift – auch, denke ich, werden sie eine eigne Sekte von Halb-Homöopathen zu bilden suchen – zu ihrer Schande – ohne daß mich dieß erschütterte. Die Elenden, wenn sie nicht rein homöopathisch heilen wollen oder können, so können sie überhaupt nichts Tüchtiges ausrichten; nur die reinen, ächten können halbe Wunder thun [...]"

Und diese „Halb-Homöopathen", mit denen sich Hahnemann in erbittertem Zwist befand, planten in Leipzig die Einrichtung des ersten homöopathischen Krankenhauses, das auch tatsächlich am 22.1.1833 eröffnet wurde.[135] Es ist daher verständlich, daß sich Hahnemann in besonderem Maße darüber freute, daß ihnen angeblich mit Aegidi einer seiner getreuen Schüler dabei zuvor gekommen war.[136] Aber etwas war an diesem neuen Krankenhaus merkwürdig. Nie

---

[133] Was genau damit gemeint ist, ist nicht bekannt. Im *Leipziger Tageblatt* war am 3.11.1832 ein scharfer Brief Hahnemanns gegen die „Halbhomöopathen" veröffentlicht worden. Möglicherweise handelt es sich um dieses Schreiben. Vgl. Haehl (1922), Bd. 1, S. 208-209.

[134] Hahnemanns Vorwürfe waren besonders gegen Müller, der in bestimmten Situationen auch allopathische Verfahren einsetzte, aber auch gegen Haubold (1796–1862) gerichtet; Schweikert vertrat die strenge Linie Hahnemanns. Vgl. Haehl (1922), Bd. 1, S. 208-209.

[135] Vgl. Haehl (1922), Bd. 1, S. 201-239. Vgl. auch Eppenich (1995), S. 154.

[136] Um diese Phase des Briefwechsels besser zu verstehen, ist es hilfreich, den Hintergrund für diesen Zwist etwas genauer zu beleuchten: So zufrieden Hahnemann auch damit war, daß die homöopathische Heilweise sich weiter ausbreitete und immer mehr Anhänger fand, so skeptisch blieb er aber besonders den sogenannten „Convertiten", also den „bekehrten" Allopathen, gegenüber. Er fürchtete, daß diese in alter Gewohnheit neben dem homöopathischen Verfahren weiterhin die, so sehr von ihm gehaßten, allopathischen Therapien einsetzen würden. Tatsächlich konnte man mit der Zeit immer mehr zwei Gruppen von homöopathischen Ärzten unterscheiden. Auf der einen Seite die „reinen" Jünger Hahnemanns, die sich streng an seine Regeln hielten, auf der anderen Seite die „freien" Homöopathen, die sich bei manchen Kranken noch der Verfahren der alten Schule bedienten. Diese verfolgte Hahnemann mit erbittertem Haß, er hielt sie bisweilen für gefährlicher als die nur allopathisch arbeitenden Ärzte, weil sie nach seiner Meinung letztlich die ganze Methode in Verruf bringen würden. In Leipzig, unweit Hahnemanns damaligem Wohnort Köthen, gab es innerhalb der homöopathischen Ärzteschaft Vertreter beider Richtungen. Hahnemann waren die Leipziger „Bastard- und Halbhomöopathen" stets ein Dorn im Auge. Besonders der Leipziger Arzt Moritz Müller vertrat diese nicht ganz linientreue Haltung selbstbewußt und gewandt. Müller hielt die Homöopathie zwar für eine „höchst schätzbare Heilmethode", die „einen ungeheuren Fortschritt in der Wissenschaft bedeute", setzte sich aber letztlich für eine Wiedervereinigung und Verschmelzung von Homöopathie und Allopathie ein. Und ausgerechnet dieser Mann sollte Verantwortung tragen für die neue homöopathische Klinik in Leipzig, die Hahnemann sich so sehr gewünscht hatte. Eine Vorstellung, die Hahnemann sehr verbittert haben muß. Als Müller zusammen mit einem Kollegen die Tochter des Verlegers Reclam auf dem Totenbette mit Blutegeln behandelte (dies war ein gängiges Mittel der Allopathie), kam es zum Eklat. Hahnemann fürchtete, daß dieser Fall der Homöopathie angelastet würde und trat mit scharfer Kritik an den „Leipziger Halbhomöopathen" an die Öffentlichkeit. Letztlich führte diese Kritik Hahnemanns dazu, daß der Einfluß Müllers geschwächt wurde. Die Leipziger Ärzte sandten zur Aussöhnung mit Hahnemann eine Delegation mit ausschließlich treuen Schülern Hahnemanns (vgl. IGM Stuttgart, A 55). Vgl. Haehl (1922), Bd. 1 sowie Eppenich (1995).

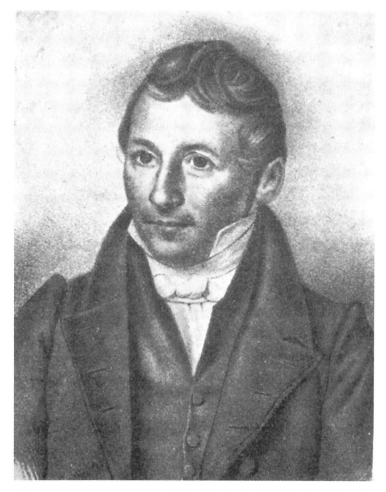

Abb. 4: Moritz Müller (Quelle: Bildarchiv des Instituts für Geschichte der Medizin der Robert Bosch Stiftung, Stuttgart)

reagierte Aegidi auf die Bitten Hahnemanns, ausführlich aus seiner Klinik zu berichten.[137] Dies paßte eigentlich nicht zu Aegidi. Denn bei zwei anderen Gelegenheiten, bedeutende Entwicklungen auf dem Gebiete der Homöopathie mit seinem Namen zu verbinden, war es ihm wichtig, als Urheber genannt zu werden. Das erste Mal zeigte sich dies in dem Brief, in dem er Hahnemann seine Erfahrung mit der Gabe von „Doppelmitteln" erläutert hatte.[138] Er überließ Hahnemann die endgültige Beurteilung seiner Beobachtungen und fuhr fort:[139]

---

[137] Vgl. u.a. IGM Stuttgart, A 42, A 46, A 47.
[138] Vgl. Kapitel 2.3.3. Exkurs.
[139] Vgl. IGM Stuttgart, A 54.

„Gewiß werden sich aber auch Ihnen ebenso günstige Resultate darstellen, wenn Sie die deshalbige Prüfung nicht verschmähen wollen. So bleibe Ihnen denn auch zu gehöriger Zeit die Bekanntmachung und Belehrung vorbehalten, wozu, wie Bönninghausen[140] meint, in dem Vorworte zu dem 5. Bande Ihrer chronischen Krankheiten sich vielleicht ein Plätzchen finden dürfte. Bis dahin bleibe die Sache jedermann verschwiegen."

Das andere Mal hatte Aegidi in einem Brief, der nicht erhalten ist, Hahnemann ein Verfahren vorgeschlagen, bei dem die, in Form von Streukügelchen vorliegende, homöopathische Arznei in Wasser aufgelöst und dann erst verabreicht werden sollte. Hierbei muß es ihm bedeutsam gewesen sein, als derjenige genannt zu werden, der dieses Verfahren als Erster beschrieben hatte, wie man aus einer Bemerkung Hahnemanns in seinem Antwortschreiben schließen kann:[141]

„Die Wett-Jagd um Priorität ist eine ängstliche Jagd. Vor 30 Jahren war ich auch noch so schwach, darum zu buhlen. Aber schon lange ist mir's nur darum zu thun, daß die Welt die beste, nutzbarste Wahrheit erlange, sei's durch mich oder einen andern."

Sollte Aegidi nun darauf verzichtet haben, den zu erwartenden Ruhm als Begründer des ersten homöopathischen Krankenhauses durch Erfahrungsberichte aus seiner Klinik weiter auszubauen?[142] Eine Erklärung für sein Schweigen bietet Eppenich in seiner *Geschichte der deutschen homöopathischen Krankenhäuser*:[143]

„Leider hielt sich Aegidi weder an seine eigene Ankündigung, noch an Hahnemanns Bitte, für die Mit- und Nachwelt irgendetwas aus seiner ‚Heilanstalt' zu veröffentlichen. War Aegidi so bescheiden oder gar so weise, den ihm angebotenen ‚unsterblichen Ruhm' als leer und nichtig zu mißachten?
Dies entsprach durchaus nicht Aegidis Wesen. Als nichtig stellt sich bei genauen Nachforschungen vielmehr die gepriesene Düsselthaler Klinik heraus.
Düsselthal wurde als Abtei durch den Kurfürsten Johann Wilhelm II. von der Pfalz, kurz Jan Wellem genannt, 1709 gegründet und durch den damaligen deutschen Kaiser Josephus I. zu Wien bestätigt. Es handelte sich dabei um ein Trappistenkloster bzw. um ein Zisterzienserkloster von der strengen Observanz à la Trappe. Die Säkularisierung durch Napoleon hob 1804 das Kloster auf. Nach 18 ungenutzten Jahren erwarb es 1822 ‚durch Gottes gnädige Offenbarung' Graf Adalbert von der Recke-Volmerstein, um hier eine evangelische Rettungsanstalt für verwahrloste Kinder einzurichten. Die Idee der ‚Rettungshausbewegung' fand darin eine praktische Verwirklichung. Der Graf selbst leitete die Anstalt bis 1847, seine Nachfolger hielten sich noch solange in Düsselthal, bis es von der Jahrhundertwende an fast komplett der Stadtplanung Düsseldorfs zum Opfer fiel.
Soweit in Kürze die Geschichte von Düsselthal. Wie lassen sich nun Aegidi und die Homöopathie für den Historiker darin einbauen?
Von der Gräfin Mathilde von der Recke-Volmerstein, Ehehälfte des Grafen Adalbert, sind uns ihre Lebenserinnerungen erhalten. Sie wurden posthum von ihrer Tochter Maria auf der Basis von Tagebuchaufzeichnungen ‚dem Herrn zu Ehre' geschrieben und 1873 veröffentlicht. Wenigstens in dieser schmalzig-frommen Kolportage – die damaligen Leserinnen verlangten nach solcher Art von Erbauungslektüre – ist etwas über Aegidis Rolle in Düsselthal zu erfahren: [...]."

---

[140] Clemens Franz Maria von Bönninghausen wurde am 12.3.1785 geboren. Er war zuerst Advokat in Deventer, später Generalkommissar des Katasters der beiden Provinzen Rheinland und Westfalen. Sehr an Botanik interessiert, kam er erst nach seiner eigenen Heilung durch den homöopathischen Arzt Weihe (1779–1834) zur Homöopathie. 1843 erhielt er die Befugnis zur Ausübung der ärztlichen Tätigkeit. Er gilt als einer der treuesten und wichtigsten Schüler Hahnemanns. Er starb am 26.01.1864. Vgl. Haehl (1922), Bd. 1, S. 430-434 und Stahl (1997).

[141] Vgl. IGM Stuttgart, A 57.

[142] Vgl. auch Raj, N. and Raghunathan, K. (1977), S. 45-50.

[143] Vgl. Eppenich (1995), S. 155.

Im folgenden schildert Eppenich, wie die Gräfin von der Recke-Volmerstein die Kranken in Düsselthal unter Mithilfe eines homöopathischen Arztes pflegte.[144] Er fährt fort:[145]

„Das also war ‚die erste homöopathische Heilanstalt für Kinder in Deutschland' (Haehl): In dem Rettungsheim für verwahrloste Kinder wurde Aegidi bei Krankheitsfällen als Hausarzt herangezogen. Unter seiner Anleitung erwarb sich die Gräfin ein gewisses therapeuthisches Geschick, das sie dann im weiteren Verlauf ihres Lebens in Düsselthal bei ihrer vor allem pflegerischen Tätigkeit einsetzte.

Hahnemann ist also nicht nur seinen eigenen Wunschprojektionen, die er gegen das in seiner Mißgunst stehende Leipziger Krankenhaus auszuspielen versuchte, auf den Leim gegangen, sondern in erster Linie wohl einer Windbeutelei seines Schülers Aegidi."

Die Gründe, warum Aegidi Hahnemann eine Klinikgründung vorspiegelte, obwohl er in Düsselthal eigentlich nur die Tätigkeit eines „Hausarztes" ausübte, sind nicht bekannt. Zu vermuten ist aber, daß er damit die nicht sehr erfolgreiche Behandlung der Prinzessin wettzumachen versuchte. Sicher läßt das Verhalten Aegidis auch einen Rückschluß auf seinen damaligen Gemütszustand zu. Wie schlecht muß er sich gefühlt haben, um sich auf eine solche durchsichtige Gaukelei einzulassen?

Die schwierige Therapie der Prinzessin Luise war aber nicht das einzige Problem, mit dem sich Aegidi am Düsseldorfer Hofe auseinanderzusetzen hatte. Die homöopathische Behandlung des Prinzen Friedrich hatte nämlich in seiner Umgebung zu erheblichen Widerständen geführt. Hierüber schrieb Aegidi Hahnemann am 18.12.1832.[146] Wegen seiner noch immer angegriffenen Gesundheit habe es der Prinz vorgezogen, nicht mit seiner Division aufzubrechen, sondern lieber in Düsseldorf zu bleiben. Diese Entscheidung und die noch immer vorhandenen Beschwerden des Prinzen seien Anlaß zu großer Aufregung innerhalb der Generalität. Der Generalarzt Dr. Francke habe ihm dringend zur

---

[144] Vgl. ebenfalls Eppenich (1995), S. 155-157: „„Es fehlte ihr [der Gräfin] aber nicht an häufiger Gelegenheit, Andere zu pflegen.[...] Später, kaum vom kalten Fieber hergestellt, hatte sie den theuren Gemahl in gefährlicher Brust- und Nervenkrankheit zu pflegen, wobei sich zwar ihr blühendes Aussehen etwas verlor, wie sie der fernen besorgten Mutter meldet, aber nicht die feste Zuversicht im Herzen, daß der Herr ihr den theuren Kranken erhalten werde. Als aber im Jahre 1832, da ihr drittes Kind, ein halb Jahr alt, an Husten so krank war, daß man es der Schwindsucht verfallen glaubte, ein homöopathischer Arzt nach Düsselthal kommend, Düsselthal besuchte und das Kindchen mit einem einzigen Pülverchen in drei Tagen ganz geheilt hatte, da fing für die junge Gräfin so recht erst das Pflegen an; oder besser, ihrem Diakonissentalent wurde ein weiteres Feld eröffnet. Unter jenes Arztes Leitung führte sie ein Tagebuch über alle in Düsselthal vorkommenden Krankheiten und ihre Heilmittel, und bildete sich so zu viel Glück als Armendoctrin heran, die ihre ersten Schritte mit so viel Liebe und Glauben in der elterlichen Heimath gemacht, und die fortan bis an ihr Lebensende unzähligen Kranken Heilung und Linderung unter Gottes Segen bringen sollte. Während der fünf Jahre, in denen der homöopathische Arzt noch in der Nähe, hatte sie in Düsselthal die Epidemien der Masern, des Keuchhustens, der Bräune und des Scharlachfiebers durchzumachen. An letzterem lagen über 50 Kinder und Erwachsene auf ein Mal, schließlich auch eins ihrer eigenen Kinder und ein Kindermädchen, und sie hatte die Freude zu sehen, wie sie unter ihrer Pflege Alle gesund wurden und auch die Ansteckung nicht weiter um sich griff.'"
[145] Vgl. Eppenich (1995), S. 157.
[146] Vgl. IGM Stuttgart, A 43.

Anwendung einer allopathischen Behandlung geraten. Als der Prinz sich aber weiter zur homöopathischen Behandlung bekannt habe, habe schließlich der Generalstabsarzt von Wiebel an den Prinzen geschrieben. Dieses Schreiben legte Aegidi in Abschrift bei. Von Wiebel drückte darin zuerst sein Bedauern über den Unfall des Prinzen aus und schrieb dann:[147]

„Es verdienen, wie ich schon anzuführen mir erlaubt habe, diese einige Zeit nach dem Sturze noch immer wiederkehrenden Anfälle von Schwindel die größte Aufmerksamkeit: denn eben so gut, als sie möglicher Weise, ohne jede ärztliche Behandlung allmählich weichen können, ist es auch durch die Erfahrung dargethan, daß dergleichen nach Erschütterungen des Kopfes und des Hirns zurükbleibenden Zufälle mehrere Wochen hindurch geringfügig scheinen, dennoch aber auf einem tiefbegründeten Leiden des Hirns beruhen u schnell lebensgefährlich gesteigert werden können. Wenngleich ich der homöopath. Curmethode in langwierigen, in ihren Folgen nicht lebensgefährlichen, körperlichen Leiden, unter besonderem von einem Kranken dafür gefaßten Vertrauen hin u wieder einen Platz einräumen will, so erscheint mir selbiges doch zu indifferent, als daß von derselben in einem in seinen Folgen so wichtigen Falle, wo es darauf ankomt, lebensgefährliche und leicht tödlich werdende organische Veränderungen abzuwenden, im mindesten etwas zu erwarten wäre, wenigstens hat sich solches in mehrfachen Versuchen erwiesen."

Von Wiebel hielt die homöopathische Therapie für zu gewagt und riet zur Konsultation von allopathischen Ärzten. Er fügte hinzu, daß auch der König beruhigt sein werde, wenn der Prinz seinem Rat folgte. Für Aegidi war klar, was eigentlich dahinter steckte. Er schrieb dazu Hahnemann:[148]

„Natürlich ist dabei hauptsächlich abgesehen, der Homöopathie den Gnadenstoß zu versetzen u ihr wohl das Garaus zu machen, wozu dieser Fall die günstigste Gelegenheit darbietet. Allgemein sprechen hier unsere Feinde ganz laut, es wäre unverantwortlich, daß der Prinz ein Opfer des krassesten Charlatanismus würde u man müßte alles aufbiethen, ihn von seinem Wahne zu befreien, endlich wäre es aber einmal Zeit, der Nichtsthuerei der Homöopathen ein Ziel zu setzen. Trotz der mannigfachen Bestürmungen bleibt aber der Prinz standhaft, es geht überdem mit seinem Befinden etwas besser, u er wünscht nur, daß der König nicht auf ihn eindringe, sich den Alloopathen ergeben zu müssen. Er hat mir daher aufgetragen, Sie zu bitten, Ihre Ansicht u ein begründetes Gutachten über diesen Fall mit vorzüglicher Berüksichtigung der alloopath. Methode in ähnlichen Fällen aufzusetzen und ihm zuzusenden, damit er dasselbe dem Könige einreichen u ihn bitten könne, es zu verstatten, daß er auf dem, bisher mit Nutzen u fortschreitender Besserung betretenen Wege auch bis zur völligen Genesung bleiben dürfe."

Aegidi beschrieb Hahnemann die Symptome des Prinzen, der vor allem über Schwindel, Kopf -und Nackenschmerz sowie gelegentliche Gedächtnisstörungen klage. Nachdem er nun den Prinzen zweimal an Mercur habe riechen lassen, schlage er aufgrund der gerade beim Prinzen bestehenden Erkältungssymptome Rhus toxicodendron[149] vor, warte aber auf die Bestätigung durch Hahnemann. Die Prinzessin habe einen Rückfall erlitten, die alten Beschwerden seien wieder mit bedeutender Stärke aufgetreten. Aegidi riet daher erneut zur Anwendung des „Mesmerismus", den die Prinzessin aber nur anwenden wolle, falls Hahnemann zustimme. Spätestens mit diesem Brief ist klar, daß Aegidi sich alle wichtigen die Behandlung von Prinz und Prinzessin betreffenden Entscheidungen von Hahnemann absegnen lassen mußte.

---

[147] Vgl. IGM Stuttgart, A 41.
[148] Vgl. IGM Stuttgart, A 43.
[149] Rhus toxicodendron ist der Giftsumach.

In einer kurzen Mitteilung ließ Hahnemann Aegidi am 23.12.1832 lediglich wissen, daß er der Prinzessin einen Federkiel Ammonium carbonicum geschickt habe, an dem sie einmalig riechen solle.[150]

Nur einen Tag später, am 24.12.1832, ergänzte Hahnemann in einem weiteren kurzen Schreiben, daß die Prinzessin von dem Ammonium ein zweites Mal nehmen solle, falls es ihr gut bekomme, zudem halte auch er die „mesmerische" Handauflegung bei ihr für unentbehrlich. Wie Aegidi vorgeschlagen hatte, bat er den Prinzen, an Rhus toxicodendron riechen zu lassen.[151]

Mit einem kurzen Anschreiben vom 25.12.1832[152] sandte er Aegidi sein Gutachten über den Gesundheitszustand des Prinzen Friedrich für den König zu.[153] Hierin schrieb Hahnemann unter anderem:

„Der Sturz vom Pferde, den Sr. Königliche Hoheit den 26. Okt. bei Ballenstädt auf der Jagd erlitt, würde den von mir mittels Estafette sogleich angeordneten Mitteln, deren die Homöopathik sehr hülfreiche in ihren Händen hat, schnell und gänzlich gewichen seyn, wenn der Prinz, ehe diese anlangten, bei kurzer, geflissentlich veranstalteter, Abwesenheit Seiner Gemalin, nicht fast mit Gewalt durch den allöopathischen Leibarzt, Dr. Kurze genöthigt worden wäre, die Kräfte durch einen Aderlaß rauben zu lassen. Diese bei Heilung irgend einer menschlichen Krankheit nie nöthige, und stets schädliche, schwächende Operation, welche bei der Allöopathik von jeher zum Schlendrian geworden ist und für die sie keine haltbaren Gründe weiß und nur, daß es seit undenklichen Zeiten so üblich gewesen sei, hat eine schnelle, gänzliche Herstellung durch homöopathische Mittel sehr verhindert."

Hahnemann betonte die Vorteile der Homöopathie und argumentierte, daß es „die Humanität" erfordere, daß jeder Patient sich selber seinen Arzt aussuchen dürfe. Der Prinz habe sich voller Vertrauen für die Homöopathie ausgesprochen und wolle sich von ihm und seinem „Stellvertreter" Aegidi behandeln lassen. Er wetterte gegen die Allopathie, die mehr Menschen ums Leben gebracht habe als selbst die mörderischsten Kriege. Er faßte dann am Ende zusammen:

„Mein aus diesen wichtigen Gründen und aus Liebe und Verehrung für den vortrefflichen Prinz fließendes Gutachten geht also dahin: daß der Durchlauchtigste Prinz Friedrich, Neffe seiner königlichen Majestät, vor aller Zudringlichkeit sowohl des Generalstabsarztes Dr. von Wiebel, als des Dr. Franke geschützt, auch lezterm nicht erlaubt werde, den Prinz mit seinen Besuchen zu belästigen, oder ihm unter irgend einem Vorwande seine verderbliche, allopathische Behandlung aufzudringen."[154]

Soviel über das Gutachten Hahnemanns. Über die Reaktion des Königs ist nichts bekannt.

Aegidi hatte sich wohl in einem Brief vom 2.9.1832, (ob bei Hahnemann oder bei der Prinzessin ist unklar), darüber beklagt, daß sein Einfluß bei der Prinzessin gesunken sei. Der Brief selber ist nicht erhalten, aber in seinem

---

[150] Vgl. IGM Stuttgart, A 44. Der im Text erwähnte Federkiel war – auf Reisen und bei der damals üblichen postalischen Zustellung von Arzneimitteln – ein geeignetes Behältnis für, vermutlich vor allem homöopathische, Medikamente. Vgl. Anmerkung in: IGM Stuttgart, A 44.

[151] Vgl. IGM Stuttgart, A 45.

[152] Vgl. IGM Stuttgart, A 39.

[153] Vgl. IGM Stuttgart, A 747. Von 1797–1840 war Friedrich Wilhelm III. König von Preußen. Vgl. Deutsches Biographisches Archiv 1371, 207-208.

[154] Vgl. ebenfalls IGM Stuttgart, 747.

Schreiben vom 8.1.1833 bezieht Hahnemann sich auf ihn und so bekommt der Leser dieses Schreibens einen Eindruck von Aegidis damaliger Gemütsverfassung:[155]

„Bei der ersten Hälfte Ihres Briefes vom 2. Sept. mußte ich Mitleiden mit Ihnen haben, ein Gefühl was ich sehr ungern für meine Freunde hege, denen ich immer wünsche zurufen zu können: macte virtute. Sind Sie nicht ein arger Hitzkopf! Wer sollte der Prinzessin das Alles übel auslegen? Wer wollte sich in diesem Verhältnisse mit ihr unglücklich fühlen? Sie haben hierin sehr unrecht! Gesetzt, sie wünschte bei irgend einer neuen Procedur erst meinen Rath einzuholen, was kümmert Sie das? Daß Sie nicht neidisch auf die Gunst derselben gegen mich sind, traue ich Ihnen zu; auf der andern Seite aber können Sie der schwachen, zaghaften Dame so etwas leicht zu Gute halten und auf der dritten Seite betrachtet, muß Ihnen so etwas vielmehr lieb seyn. Denn ist der Erfolg meiner Zustimmung zu Ihren Vorschlägen nicht erwünscht, so sind Sie immer gedeckt, die Schuld fällt auf mich und Sie haben gar keine Verantwortung, wenn ich mitrathe. Alles fällt auf mich zurück. Ist das nicht eine sichre, wünschenswerthe Stellung für Sie?

Ich weiß, wie viel ich mit ihr zu kämpfen gehabt habe, ehe sie die Auflegung der Hand einer gutmüthigen Person und demnächst von Ihnen, mir erlaubt hat, (Mesmerism scheuete sie bis zum Tode). Und Sie wollten ihr verargen, daß sie eine eben so auffallende Procedur – die Anwendung der eben so geheimnißvollen Kräfte des Magnets – sich ohne Widerrede sollte gefallen lassen?

Sie haben unrecht; Sie können sich immer noch nicht in das zarte, zaghafte Gemüth dieser seelenguten Dame versetzen. Nach 20 Jahren werden Sie es können. Jezt wallt noch bei einem anscheinenden Refus Ihr hitziges Blut stürmisch auf. Aber Sie haben unrecht, und thun wohl, sich gerade zu in solchen Sachen an der Hand Ihres väterlichen Freundes führen zu lassen. Bei wichtigen, wohl überlegten Angelegenheiten – da setzen Sie billig Ihren Kopf auf; hier aber, überlegen Sies nur, sollten Sie froh seyn, wenn alle Verantwortlichkeit von Ihnen auf mich gewälzt wird.

Sie werden ihr wohl nie etwas Schädliches rathen; und wenn sie mich dann, wo sie Bedenken findet, darüber fragt – wohlan dann, wenn ichs nun bestätige, wie hoch steigt dann ihr Vertrauen zu Ihnen! Und bei jeder neuen Frage und meiner abermaligen Bestätigung – dann steigt ihr Vertrauen immer höher zu Ihnen, was bei einer so zu allgemeinem, täglichem Mißtrauen gezwungenen Person gar viel werth ist. Nur durch stete Dissidenz konnte sie sich in vorigen Zeiten noch beim Leben erhalten. Ich traue Ihnen zu, daß Sie auf meine Worte hören, denn Sie kennen sie noch nicht. Ausser ihrem Gatten und mir hat sie auf Sie das meiste Zutrauen unter allen ihren Umgebungen. Ich bitte also, ihr fortan nichts wieder falsch auszulegen und mit Ihrem Schicksale, wie Sie auch können, zufrieden und heiter zu seyn. Denn daß Sie bei Ihren dortigen Patienten nicht bei jedem Heilungsakt gefordert haben, wie ich mit Glück thue, ist ja ganz Ihre eigne Schuld. Aendern Sie das, machen Sies wie ich, so müssen Sie ohne Mühe ein bemittelter Mann werden, so wie ich ein armer und wegen Armuth muthloser Mann geblieben wäre, hätte ichs den Kranken in ihr Belieben gestellt, ob und wann sie mir für meine Mühe etwas geben wollten. Die ganze Welt betrügt, wenn man sich von ihr betrügen läßt."

In seinem nächsten Brief vom 8.2.1833 riet Hahnemann Aegidi, falls die „mesmerische" Behandlung nicht fortgesetzt worden sei und die Prinzessin ferner über große Erschöpfung klage, sie zuerst mit Natrium muriaticum und dann, wenn nötig, mit Arsenicum album zu behandeln.[156]

In seinem Schreiben vom 3.3.1833 erwähnte Hahnemann mehrere Briefe Aegidis, die aber nicht erhalten sind. In diesem Brief rügte er Aegidis ausgleichende Haltung gegenüber den Leipziger Homöopathen:[157]

„In dem einen Ihrer Briefe ermahnen Sie mich, den Leipziger anthomöopathischen Verhöhnern unsrer Kunst durch allöopathische Versündigungen wieder die Hand zu bieten. Wenn Sie die Lage der Dinge kenntcn, würden Sie nicht so schreiben."

---

[155] Vgl. IGM Stuttgart, A 46.
[156] Vgl. IGM Stuttgart, A 47.
[157] Vgl. IGM Stuttgart, A 48.

Wegen der schnell wechselnden Beschwerden der Prinzessin wies Hahnemann Aegidi aufs genaueste an, wie der „Mesmerismus" bei der Prinzessin durchzuführen sei. Er gratulierte Aegidi zu seinen Heilerfolgen in Düsseldorf und berichtete, daß er selber in Köthen trotz Unterstützung durch seinen Gehilfen Lehmann (1788–1865) der großen Menge von Kranken kaum Herr werden könne.[158]

Am 15.3.1833 empfahl Hahnemann, der Prinzessin als nächstes Conium zu verabreichen. Zu der geplanten Reise der Prinzessin in den Süden[159] äußerte er sich ablehnend, das warme Klima wirke nur palliativ und nach ihrer Rückkehr sei wieder mit einer Verschlimmerung zu rechnen.[160]

Aegidi muß Hahnemann zwischenzeitlich über einige Personen berichtet haben, die zur Homöopathie „bekehrt" worden seien. Dieses Schreiben ist nicht erhalten, aber Hahnemann bezieht sich darauf in seinem Brief vom 24.3.1833.[161] Besonders hob Hahnemann hier die Bekehrungsgeschichte von Professor Nasse hervor, von dem er das nie erwartet habe.[162] Er hoffe aber, daß Nasse anders als die Leipziger Ärzte die Lehre in reiner Form anwenden werde und nicht mit allopathischen Verfahren mischen werde. Ausführlich ging Hahnemann wieder auf die Leipziger „Bastard-Homöopathen" ein, schimpfte über sie und bezichtigte sie der Verunglimpfung und der Schändung der Homöopathie. Aegidi hingegen lobte er, er habe eine gute Gabe, homöopathisch zu bekehren und zu behandeln. Wieder betonte Hahnemann, daß der schlechte Zustand der Prinzessin letztlich auf die ehemals von Allopathen durchgeführte Behandlung zurückzuführen sei und die psorischen Symptome bei ihr nur schwer unter den Symptomen der Arzneimittelkrankheit zu finden seien. Er riet als nächstes zur Anwendung von Hepar sulphuris, das er Aegidi zusammen mit einer Reiseapotheke für die Prinzessin zuschicken würde. Mit Italien oder Nizza als Reiseziel der Prinzessin sei Hahnemann nicht einverstanden, ihm sei Baden-Baden lieber, da er fürchtete, die Prinzessin über die große Entfernung nicht ausreichend betreuen zu können.

In einem kurzen Brief schlug Hahnemann Aegidi am 1.4.1833 vor, zur Prophylaxe der Pocken dem Prinzen Rhus toxicodendron zu verabreichen, was einige Male vor Ansteckung geschützt habe. Die Prinzessin sei dafür aber zu empfindlich, ihr bliebe nichts anderes, als sich vor der Nähe von Personen zu hüten, die in Pockenhäusern gewesen sind.[163]

---

[158] Gottfried Lehmann war seit 1832 Gehilfe Hahnemanns und wurde nach Hahnemanns Übersiedelung nach Paris sein Nachfolger in Köthen. Er starb 1865. Vgl. Haehl (1922), Bd. 1, S. 201-202, 446.

[159] Im Gespräch war eine Reise im Herbst in die Schweiz oder nach Italien; vgl. IGM Stuttgart, A 1031.

[160] Vgl. IGM Stuttgart, A 49.

[161] Vgl. IGM Stuttgart, A 50.

[162] Näheres zu dieser „Bekehrungsgeschichte" Nasses ist nicht bekannt, Aegidis nicht mehr existierender Brief scheint die einzige Quelle hierfür zu sein. Sicher scheint lediglich, daß Nasse sowohl der Homöopathie als auch dem „Mesmerismus" nicht grundsätzlich ablehnend gegenüberstand. Vgl. Tischner (1939), S. 533-535.

[163] Vgl. IGM Stuttgart, A 51.

In seinem nächsten Brief an Aegidi vom 28.4.1833 erscheint Hahnemann recht schroff und kurz angebunden. Zu vermuten ist, daß Aegidi ihm in der Zwischenzeit geschrieben und Positionen vertreten hatte, die Hahnemann mißfielen. Ein entsprechendes Schreiben Aegidis existiert nicht mehr, der Inhalt kann aber zumindest in einem wichtigen Punkt aus der Antwort Hahnemanns erschlossen werden:[164]

„Mein Verfahren gegen die Bastard-Homöopathen haben Sie aus keinem richtigen Gesichtspunkte beurtheilt. Und wie können Sie rathen, daß ich diesen öffentlichen Betrügern eine versöhnende Hand bieten soll?

Eben diese Säuberung und Scheidung des Wahren vom Falschen, die ich aus hohen Gründen unternommen habe, und die den ungetheilten Beifall der besten und zuverlässigsten meiner Schüler hat,[165] muß die Welt auf das Aechte aufmerksam machen. Was befürchten Sie von einer offenen und ernsten Scheidung der reinen Homöopathik von jener Gaunerei, die das Grab der Homöopathik werden müßte, wenn sie fortfahren dürfte, sich für ächt auszugeben und die Allöopathik wieder einzuschwärzen, was freilich den Faulen sehr bequem wäre?

Ich und die Kunst bedürfen nur weniger, ächter Anhänger; mit einer großen Zahl jener Falschmünzer wünsche ich meine Collegenschaft nicht bereichert sehn. Nur wenige und gute wünsche ich zu den Meinigen zu zählen. Sprechen Sie nur einmal mit unserm würdigen Bönninghausen darüber, der wird Ihnen das Verständniß öffnen, was ich schriftlich bei meiner übermäßigen übrigen Arbeit nicht vermag.

Genug, daß Ihre Meinung hierüber, zu meinem Bedauern, gar nicht die richtige ist."[166]

Es ging also um Aegidis vermittelnde Haltung gegenüber den „Bastard-Homöopathen". Aegidi muß Verständnis für deren Position geäußert haben, vielleicht sogar deren Anwendung allopathischer Verfahren entschuldigt haben.

Die Behandlung der Prinzessin betreffend, ordnete Hahnemann gegen die Schwäche und den „ewigen" Druckschmerz der Prinzessin Coffea cruda an. Wenn Aegidi keinen Effekt vom „Mesmerismus" sehe, solle er ihn doch sein lassen. Hahnemann habe der Prinzessin zwar schon die Reise nach Baden und nach Italien genehmigt, die Prinzessin verlange aber noch, daß er dazu ausdrücklich rate. Hahnemann berichtete, daß er und Lehmann seit einem Dreivierteljahr keine andere Darreichungsform als das Riechen an den Arzneien anwendeten. Zum wiederholten Male erkundigte sich Hahnemann auch danach, was aus seinem Gutachten über den Prinzen geworden sei.

Aegidi muß in bezug auf Hahnemanns Kritik an seiner verständnisvollen Einstellung gegenüber den „Bastard-Homöopathen" eingelenkt haben, wann und wie ist nicht bekannt, denn schon am 30.4.1833 schrieb Hahnemann an Aegidi:[167]

„Es ist mir lieb, daß Sie einsehen, daß ich dem Gräuel des Allöopathisirens, so lange ich lebe, ohne Schonung steuern und die Schafe von den Böcken sondern mußte."

Weiterhin teilte Hahnemann in diesem Brief mit, daß er zwischenzeitlich lebensgefährlich erkrankt und erst nach drei Wochen wiederhergestellt gewesen sei. Über die Prinzessin schrieb er, daß sich ihre Arzneikrankheit mittlerweile in

---

[164] Vgl. IGM Stuttgart, A 52.

[165] Wozu sich Aegidi dann ja wohl nicht mehr zählen durfte.

[166] Hahnemann verlangte von seinen Schülern rückhaltlose Gefolgschaft; wer nicht für ihn war, den sah er meist als seinen Gegner an. Vgl. Haehl (1922), Bd. 1, S. 277-279 sowie Eppenich (1995), S. 38-40.

[167] Vgl. IGM Stuttgart, A 53.

einen melancholischen Charakter umgesetzt habe, gegen den sie Hepar sulphuris, Coffea cruda und (falls nötig, gegen ihre religiöse Schwermut) Arsenicum album einnehmen solle.

Aegidi antwortete Hahnemann am 8.5.1833 und bekundete seine Treue zu ihm:[168]

„Heute erhielt ich durch Prinzessin Ihre lezten Zeilen an mich u herzlich froh bin ich, daß Sie mich nunmehr nicht verkennen. Gewiß! nur Ihre Zufriedenheit wird mein Handeln leiten und nie hoffe ich etwas zu thun, von dem ich ahnden kann, es werde Ihr Misfallen erregen."

Nachdem Aegidi so Hahnemann seine Loyalität versichert hatte, getraute er sich im folgenden, sein Konzept der Gabe von „Doppelmitteln" darzulegen (dieses Thema wird in Kapitel 2.3.3 Exkurs ausführlich besprochen). Dazu findet sich in dem Brief Aegidis ein handschriflicher Vermerk Hahnemanns: „15. Mai Aegidi gebilligt und für die Prinz. womöglich zuerst anzuwenden." Demnach hätte Hahnemann das Vorgehen seines Schülers erst einmal akzeptiert.

Der nächste Brief stammt von Hahnemann und wurde erst Monate später, am 26.8.1833, an Aegidi geschrieben. Hahnemann erwähnte hierin ein nicht erhaltenes Schreiben Aegidis, in dem dieser vermutlich Erfreuliches berichtet hatte:[169]

„Sie haben mir viel Vergnügen mit Ihrem guter Nachrichten vollen Briefe gemacht. Gott sei Dank! es geht vorwärts <u>und auch Sie tragen nicht wenig dazu bei</u>."

Weiter berichtete Hahnemann vom 10. August, seinem Doktorjubiläum, an dem eine Versammlung von „unterrichteten Dilettanten" und Ärzten stattgefunden habe, wozu er von den Anwesenden in Prozession abgeholt worden sei. Dem Essen für über 80 Gäste sei eine Sammlung für Jahr[170] gefolgt, bei der über 50 Thaler hereingekommen seien. Hahnemann fuhr fort:[171]

„Der 11. August versammelte bloß die homöopathischen Aerzte (etwa 27 fremde) zu Berathungen über das Wesen der Homöopathik, wo sie dann sämtlich zulezt eine von mir aufgesetzte kurze formula Concordiae mit Freuden unterschrieben, welche einen Damm der Mischlings-Sekte entgegen setzen wird. Unser theurer v. Bönninghausen belebte unser Fest. Ich gab dann den Anwesenden die fröhliche Mahlzeit aus eignen Mitteln. Darunter war eine Deputation aus Leipzig den 11. August bei mir angelangt, aus Haubold, Mühlenbein und Schweickert bestehend, die gekommen war, mich zur Versöhnung und Verzeihung zu bewegen; sie erfolgte unter dem feierlichen Versprechen der Abgeordneten, daß fortan bloß reine Homöopathik in Leipzig geübt werden solle, wofür Schweickert und Haubold sich verbürgten, und ich hoffe, da ich aufrichtig alles Vorgefallenen vergesse, daß wieder eine gute Zeit eintreten wird, woran Sie gewiß auch viel Theil nehmen."[172]

---

[168] Vgl. IGM Stuttgart, A 54.

[169] Vgl. IGM Stuttgart, A 55.

[170] Georg Heinrich Gottlieb Jahr war erst Gehilfe Aegidis, später Hahnemanns. Warum hier für ihn gesammelt wurde, ist nicht bekannt, möglicherweise war er, damals noch nicht Arzt, ohne eigene Einkünfte. Vgl. Haehl (1922), Bd. 1, S. 444-446.

[171] Vgl. ebenfalls IGM Stuttgart, A 55.

[172] Am 11. August wurde von den Vertretern des Vereins der homöopathischen Ärzte und von Hahnemann ein Vertrag unterschrieben, in dem die „Hauptpfeiler der Homöopathie" festgelegt wurden. Moritz Müller, der Hauptkontrahent Hahnemanns aus den Reihen der Leipziger

Erst am 9.1.1834 folgte der nächste Brief Hahnemanns an Aegidi[173]. Es sei ihm lieb, so schrieb er dort, daß Aegidi von seiner Reise wohlbehalten zurück sei,[174] er habe aber im vergangenen halben Jahr wenigstens einmal an Hahnemann schreiben können. Anschließend bemängelte Hahnemann das in seinen Augen zu rasche Vorgehen Aegidis bei der Anwendung von „Doppelmitteln".[175] Er billigte hingegen ein von Aegidi vorgeschlagenes Verfahren, die als Streukügelchen vorliegenden Arzneimittel erst in Wasser aufzulösen und dann zu verabreichen.[176] Aegidi solle allerdings die Art der Lösungszubereitung standardisieren. Hahnemann kritisierte aber Aegidis Bestreben, als der Erste gelten zu wollen, der dieses Verfahren beschrieben hat. Weiterhin erkundigte er sich bei Aegidi noch nach den Zukunftsplänen Jahrs. Einen solchen Mann könne er bei der Fertigstellung der zweiten Ausgabe der chronischen Krankheiten gebrauchen.[177]

In seinem Schreiben an Aegidi vom 11.2.1834 bedankte sich Hahnemann für einen Brief Aegidis vom 17.1., der aber nicht erhalten ist.[178] In ihm scheint Aegidi Hahnemann mitgeteilt zu haben, in welcher Weise er in Zukunft die Lösung von homöopathischen Mitteln in Wasser vorschreiben wolle. Aegidi muß dabei auch erwähnt haben, daß diese Vorgehensweise auch von der Seherin in Nürnberg, zu der er seit einiger Zeit Kontakt hatte, als die richtige angeraten worden sei.[179] Hahnemann billigte jetzt in seinem Brief Aegidis Vorschläge, riet

---

Ärzte, war zuvor als Vereinsdirektor ausgeschieden. Die anwesenden Vertreter des Vereins waren Anhänger Hahnemannscher Richtlinien, so daß eine Aussöhnung mit Hahnemann ermöglicht werden konnte. Auch Hahnemann hatte sich kompromißbereit gezeigt, die Formulierungen des Vertrages waren so gefaßt, daß die Anwendung allopathischer Verfahren nicht ganz ausgeschlossen war. Vgl. Haehl (1922), Bd. 1, S. 216-218.
Der Text dieses Vertrages lautete:
„Die Hauptpfeiler der Homöopathie sind:
1. Strenge unbedingte Befolgung des Prinzips similia similibus und daher
2. Vermeidung aller antipathischen Verfahrensarten, wo es möglich ist, durch homöopathische Mittel den Zweck zu erreichen, daher möglichste
3. Vermeidung aller positiv, sowie aller durch Nachwirkung schwächender Mittel, daher Vermeidung aller Blutentziehungen, aller Abführungen von oben und von unten, aller schmerzerregenden, rotmachenden blasenziehenden Mittel, Brennen, Stiche usw.
4. Vermeidung alles bloß zur Aufreizung bestimmten und gewählten Mittel, deren Nachwirkung in jedem Falle schwächend ist.
Wer diese Sätze als Hauptpfeiler der Homöopathik anerkannt hat, als die seinigen, der unterschreibe hierunter seinen Namen. S. H." Vgl. Haehl (1922), Bd. 1, S. 217.
[173] Vgl. IGM Stuttgart, A 57.
[174] Aegidi hatte die Prinzessin auf einer mehrmonatigen Reise nach Baden und später nach Triest begleitet. Vgl. u.a. IGM Stuttgart, A 1043 und 1044.
[175] Vgl. Kapitel 2.3.3 Exkurs.
[176] Vgl. auch Kapitel 2.3.2 S. 67.
[177] Tatsächlich half Jahr Hahnemann 1834 nicht nur bei der Fertigstellung der 2. Auflage der *Chronischen Krankheiten*, sondern auch bei der Arbeit an einem Repertorium für homöopathische Heilmittel. Vgl. Haehl (1922), Bd. 1, S. 202-203.
[178] Vgl. IGM Stuttgart, A 58.
[179] Im November 1833 hatte Aegidi auf der Rückkehr von einer Italienreise, auf die er die Prinzessin begleiten mußte, durch Vermittlung seines Freundes Dr. Reuter in Nürnberg Babet Preu, eine junge Somnambule mit medialen Fähigkeiten kennengelernt. Aegidi war fasziniert von dieser Person und stand mit ihr und ihrem Vertrautem, einem Maler, eine Zeitlang in Briefkontakt. Vgl. Aegidi (1838), S. 263 sowie IGM Stuttgart, A 1044.

nur zu kleinen Änderungen. Er sprach sich lobend über die Seherin aus, die selbst angeblich nur homöopathische Arzneien verordnete, was er sehr bemerkenswert fand. Hahnemann widersprach aber Aegidis Behauptung, die seine Theorie über „Doppelmittel" stützen sollte, daß schon andere homöopathische Mittel mehrere Inhaltsstoffe enthielten und damit die „Doppelmittel" gar nicht so etwas Besonderes seien.[180]

Für die Folgezeit fehlen wieder einige Briefe des Briefwechsels, auch die zwei Schreiben Aegidis an Hahnemann, welche dieser in seinem Brief an Aegidi vom 30.6.1834 erwähnte.[181] Hahnemann schrieb hier, er würde sich freuen, wenn er Aegidi auch einmal bei seinem Doktorjubiläum im August begrüßen könne. Er zeigte sich froh darüber, daß es der Prinzessin zur Zeit gut gehe. Er berichtete weiterhin, daß sich die homöopathische Heilanstalt in Leipzig unter Schweikert gut entwickle.[182]

Am 31.7.1834 teilte Hahnemann Aegidi erst einmal Positives mit und gab ihm dann, wie schon früher einmal, ausführliche Ratschläge, wie er es anstellen solle, von seinen Patienten angemessen bezahlt zu werden:[183]

„Ich nehme viel Antheil an der Ihnen vom Herzoge von Bernburg[184] ertheilten Auszeichnung, der Sie zu seinem Medicinalrathe ernannt hat. Es kann Ihnen nicht gleichgültig seyn, da die kurzsichtige Welt auf so etwas mehr achtet, als auf das wahre Verdienst, was man in Ihrer Gegend, wie ich merke, eben nicht zu schätzen versteht, und an Ihnen nicht genug schätzte.

Da aber, wie ich bei Ihnen lese und von Jahr höre, das dortige (vornehme) Publikum nun einmal so nachlässig sich gegen einen wackern homöopathischen Arzt aufführt, selbst in der Bezahlung – was nehmen Sie da noch für besondere Rücksicht auf dasselbe? Warum ahmen Sie mir hierin nicht nach, und nehmen allsogleich bei jeder Verordnung Ihre Bezahlung bei Klein, Mittel und Groß?

Ich wäre noch immer bei einer zahlreichen Familie ein armer Tropf, wenn ich nicht, ohne mich an die uralte Einführung bei den allöopathischen Aerzten zu kehren (die ihre Rechnungen nur stehen lassen, um den Kunden zu nöthigen, bei ihnen auszuharren): nur nach Ende der Cur, oder zum Neujahr Bezahlung zu fordern, wo alle guten Dienste von ihnen schon lange vergessen worden sind – wenn ich, mit einem Worte, nicht das Gegentheil gethan hätte. Wer meine Bemühung verlangt, dachte ich, muß bald bezahlen, und muß nach jedesmal aufgewendeter Mühe mich sogleich bezahlen – weil nichts schneller vergessen wird von Weltmenschen als Wohlthaten. – Er muß eine Verordnung auf einen Monat z. B. mit mehren Thalern sogleich erlegen, wenn ers in Vermögen hat – der Mittelmann mit wenigern, der kleine Mann mit einigen Groschen, wenn er auf 1, 2 Wochen versorgt wird, und nur der ganz Arme wird umsonst behandelt. Wem das nicht recht ist, wer meine eben aufgewendete Mühe nicht gleich bezahlen will, der giebt zu verstehen, daß er mich betrügen will – und der bleibe mir vom Leibe. Kein Tagelöhner geht abends aus der Arbeit, ohne seine Hand zum Empfange seines Tagelohns auszustrecken; und wir sollten unklüger seyn und uns für unsre saure Mühe mit der Hoffnung auf dereinstige Bezahlung abspeisen, das ist, uns von 80 unter 100 betrügen lassen?

Wir sind keine Allöopathen, die eine hohe Medicinaltaxe haben und für Ihre Unthaten große Rechnungen durch die Gerichte ausklagen können.

Wir müssen gleich nehmen, was wir verdient haben, sonst sind wir nicht werth, beklagt zu werden; sonst haben wir uns an uns selbst und an den Unsrigen versündigt, und der betrügerische Schalk, um dem wir vielleicht die größten Verdienste hatten, lacht uns noch oben drein aus. Meinen Sie, da kämen die Kranken nicht? Da irren Sie!

---

[180] Vgl. Kapitel 2.3.3 Exkurs.
[181] Vgl. IGM Stuttgart, A 59.
[182] Schweikert war im September 1833 zum Heilanstaltsdirektor gewählt worden; vgl. Haehl (1922), Bd. 1, S. 227.
[183] Vgl. IGM Stuttgart, A 60.
[184] Der Herzog von Bernburg war der Bruder der Prinzessin Luise. Vgl. IGM Stuttgart, A 1054.

Und wenn sie nicht kämen, um nicht gleich bezahlen zu wollen, so haben Sie doch keine Mühe mit solchen offenbaren Betrügern gehabt. Der Homöopath muß lieber anfangs sich knapp behelfen, um dieß natürliche Verfahren einzuführen und durchzusetzen und dann hat er gewonnen. Dann gehen seine Einnahmen fort und er wird endlich mehr gesucht als der schlaffe Patron von Arzt, der alle Bezahlung in die Gnade dereinstiger Bezahlung hinstellt.

Noch vor 7 Jahren war Groß[185] noch eben so schwach und war arm geblieben; ich zitirte ihn zu mir, stellte es ihm vor – er sah es ein, folgte und nun ist er ein sehr bemittelter Mann geworden und hat noch mehr Zulauf als vorher."

Aegidi beantwortete diesen Brief Hahnemanns am 6.8.1834.[186] Er zeigte sich überrascht von der Auszeichnung durch den Herzog von Bernburg,[187] berichtete aber, daß der Herzog sich bei seinem letzten Aufenthalt in Düsseldorf sehr gnädig gezeigt habe. Er habe den Herzog auf allen seinen Exkursionen begleiten müssen. Hahnemanns Rat bezüglich der Bezahlung seiner Arbeit wolle er beherzigen, habe aber wenig Hoffnung, daß sich das auch so verwirklichen lasse. Leider könne er nicht am 10. August nach Köthen kommen. Dann schilderte er Hahnemann Erstaunliches über die Seherin in Nürnberg:

„Von Jahr werden Sie gehört haben, daß ich mit meiner Seherin zu Nürnberg noch immer im schriftlichen Verkehr stehe. Zwar ist sie unfähig zu schreiben, doch erhalte ich ein ziemlich vollständiges Tagebuch des Vorgefallenen von Zeit zu Zeit durch einen jungen Maler, einen gesetzten, ehrlichen, sehr wahrheitsliebenden Mann, der sich stets in ihrer Nähe befindet. Die lezten, mir nur gestern mitgetheilten Blätter enthalten viel interessantes, wovon einiges zu hören, Ihnen nicht unangenehm sein möchte.

Die Reizbarkeit dieses Mädchens für arzneiliche Einflüße ist außerordentlich groß, davon einige Beispiele: Eines Tages beklagte sie sich über einen Schmerz auf einem Punkte der Zunge u als ihr Bruder, den sie bat nachzusehen, was da wäre, mit dem Auge nichts abnormes entdeken konnte, berührte er die Stelle mit seinem Finger, gewahrte jedoch auch auf diese Weise nichts. Von dem Augenblik aber an, empfand die Kranke Geschmak von Schwefel, fing an zu spuken u bekam Speichelfluß, der einige Tage anhielt. Am anderen Tage erst äußerte sie gegen ihren Bruder ihre Beschwerde u erfuhr, daß er gestern einige Streukügelchen der höchsten Schwefelpotenzirung eingenommen habe. –

Ein Kaufmann aus Berlin besuchte sie. Nach einigen Tagen, während welchen dieser Mann öfter die Hand des Mädchens berührt u in seinen Händen gehalten hatte, fing sie an zu spuken u bekam einen anhaltenden, starken Speichelfluß, ganz ähnlich dem von Queksilber, so daß sie am ersten Tage schon ein ganz großes Beken diken, zähen Speichels entleerte. Sie schob es sogleich auf die Einwirkung jenes Mannes, der nachsinnend bekannte, man habe ihn vor 15 Jahren einer Queksilberkur unterworfen, wo selbst der Apotheker über die verschriebenen ungeheuren Dosen seine Verwunderung zu erkennen gab. Er fühle, sagte dieser Kaufmann, das Gift noch in in seinem Blute. Da er überdem chronisch siech war, so verordnete ihm das Mädchen, als er nach Berlin zurükreiste einige Gaben hochpotenzirten arum maculatum, die ihn in wenig Wochen ziemlich hergestellt haben sollen. Komt Freund Stüler zum 10ᵗ. Aug. nach Köthen, so würde derselbe über diesen Fall Ihnen nähere Auskunft geben können."

Aegidi berichtete Hahnemann anschließend von einer ähnlichen starken Reaktion der Seherin auf den Arzneistoff Kreosot. Seinem Brief an Hahnemann legte er eine Abschrift des Prüfungsprotokolls der Seherin bei, in dem die bei ihr

---

[185] Gemeint ist Gustav Wilhelm Groß (1794–1847). Er war homöopathischer Arzt in Jüterbogk. Vgl. Tischner (1939), S. 779 sowie Haehl (1922), Bd. 1, S. 413-415.

[186] Vgl. IGM Stuttgart, A 61.

[187] Ab 1835 durfte Aegidi anstelle des Titels eines Medizinalrats den eines Hofrats führen. Der letztere hatte in ganz Preußen Gültigkeit. Aegidi hatte selber auf diese Veränderung gedrungen. Vgl. Berlin, Geheimes Staatsarchiv, Preußischer Kulturbesitz: I. HA Rep. 89 (2.2.1) Nr. 2023.

durch das Kreosot ausgelösten Symptome über mehrere Tage genau aufgelistet waren.[188]

Am 21.8.1834 teilte Hahnemann Aegidi mit, daß er das von ihm mitgeteilte Protokoll der Seherin über die Prüfung mit Kreosot anläßlich seines Doktorjubiläums den versammelten Ärzten vorgetragen habe.[189] Auch er, Hahnemann, halte diese Prüfung für eine gute Grundlage, für weitere Prüfungen müsse man aber warten, bis chemisch reines Kreosot vorliege. Er hoffe, Aegidi und die Prinzessin im Herbst in Köthen zu sehen.

Nur etwa zwei Monate später, am 29.10.1834, schrieb Hahnemann folgendes an Aegidi:[190]

„Ich habe mit Bedauern gehört, daß Sie in Berlin krank waren und zu Bett gelegen haben. Reißen Sie sich heraus, wenn gemüthliche Ursachen diesem Uebelbefinden zum Grunde lagen und machen Sie sich frei. Ich merke freilich, daß Ihr Verhältniß mit der Prinzessin in der Länge nicht bestehen kann, und daß Sie wohl Ihre Lage gerathen finden werden zu ändern. Thun Sie, was gut ist und, wo Sie Aussicht haben, Ihre Umstände mit der Zeit verbessern und Ihre Thätigkeit erweitern zu können, um wieder frischen Muth zu bekommen und mehr sich selbst und für die Ihrigen und für die Kunst leben zu können."

Was war geschehen? In der Zwischenzeit hatte sich offensichtlich das Verhältnis zwischen Aegidi und der Prinzessin Luise sehr verschlechtert. Der Briefwechsel zwischen Hahnemann und Aegidi allerdings verrät über die Gründe hierfür wenig. Aus Briefen und Aufzeichnungen, welche die Prinzessin in dieser Zeit Hahnemann schickte, läßt sich der Hintergrund aber besser verstehen:[191]

Am 11.10.1834 hatte sich die Prinzessin bei Hahnemann beklagt, daß sich Aegidi schon seit längerem nicht mehr richtig um sie kümmere.[192] Auch scheint

---

[188] Vgl. Textanhang.

[189] Vgl. IGM Stuttgart, A 62.

[190] Vgl. IGM Stuttgart, A 63.

[191] Es existieren aus dieser Zeit Briefe von der Prinzessin Luise an Hahnemann und einige Briefe Hahnemanns an die Prinzessin. Neben diesen sind auch Journale erhalten, in denen die Prinzessin Hahnemann regelmäßig über ihren Gesundheitszustand berichtete, weiterhin einige Notizen Hahnemanns über die Prinzessin. Diese Dokumente liegen im Original im Archiv des Instituts für Geschichte der Medizin der Robert Bosch Stiftung in Stuttgart. Die Transkription dieser Schriftstücke stammt von Inge Heinz, Teneriffa. Frau Heinz schreibt zur Zeit eine Arbeit über die Prinzessin Luise von Preußen. Freundlicherweise stellte sie ihre Transkriptionen für diese Studie zur Verfügung. Vgl. IGM Stuttgart, A 982–1070.

[192] Vgl. IGM Stuttgart, A 1055. Dort schrieb die Prinzessin u. a.: „Nehmlich habe ich schon lange gefunden, daß der Medizinalrath Aegidi sich es zu wenig angelegen seyn läßt etwas zu thun zur Besserung meines oft leidenden Zustandes. Er läßt mich nie etwas consequent gebrauchen, er wechselt immer von diesem zu jenem Riechmittel oder Pulver. Dann läßt er die oft heftigen Schmerzen und die Mattigkeit viel zu sehr überhand nehmen, bevor er sich entschließt etwas Ernstliches dagegen anzuwenden. Auf diese Weise kann ich ja niehmals dauernd besser werden."
Ähnliches vermerkte die Prinzessin dazu in ihrem Krankenjournal (vom 28.10.1834), das sie Hahnemann später zusandte: „Am 28sten. Den Tag über ohne Beschwerden außer gegen Abend wo ich eine Zeit lang Beklommenheit auf der Brust hatte. Die Stimmung war den Tag über heiter. Der Schlaf die Nacht ruhig. Gegen Morgen sprach ich im Schlafe über die Behandlung und Nichtberücksichtigung meines oft leidenden Zustandes vom Medizinalrath Aegidi. Eine Reminiszenz von dem Aufenthalt in Bernburg als ich dort über 8 Tage lang leidend war, er sich um meinen Zustand nicht bekümmerte, hingegen noch unfreundlich gegen mich war als ich Hofrath Hahnemann consultirte und dessen Mittel anfing einzunehmen. Dies

ihr Aegidis Interesse für die Seherin in Nürnberg sehr unangenehm gewesen zu sein.[193]

Tatsächlich ist es gut möglich, daß Aegidi der Behandlung der Prinzessin überdrüssig war.[194] Er hatte schon nach kurzer Zeit Mühe, den ständigen Beschwerden und Klagen der Patientin mit Zuversicht zu begegnen.[195] Auch war die Behandlung der Prinzessin in Aegidis Augen nicht sonderlich erfolgreich und er spürte sicherlich, daß Hahnemann für die Prinzessin die eigentlich wichtige ärztliche Bezugsperson war.[196] Inwieweit wirkliche finanzielle Sorgen eine Rolle spielten, daß Aegidi seine Stelle nicht mehr mit ganzem Engagement ausfüllte, bleibt ungeklärt. Zu berücksichtigen ist für die Bewertung aber auf jeden Fall die schon anfangs recht feindselige Haltung der Umgebung der Prinzessin sowie der Apotheker und Kollegen gegenüber Aegidi, wobei das Privileg des Selbstdispensierrechts und seine Stellung bei manchem Neid ausgelöst haben dürfte.[197] Auch mögen gesundheitliche[198] und andere private[199]

---

hat auf mich einen so ungünstigen, unangenehmen Eindruck gemacht, da ich immer höflich und freundlich gegen den Medizinalrath gewesen bin. – So üble Eindrücke wirken immer nach und verhallen nur allmählich wie eine entfernte leise Musik, vorzüglich ist da das Beste, wenn ich außer Berührung mit solchen Personen komme, dann vergißt und verwischt sich dies am Ersten in der Erinnerung. Das Sehen derselben erregt den unangenehmen Eindruck ihres Benehmens immer von Neuem wieder." Vgl. IGM Stuttgart, A 1057.

[193] Vgl. IGM Stuttgart, A 1044 (undatiert). Die Prinzessin schrieb dort: „Der Medizinalrath Aegidi brachte mir kurz vor der Abreise von Nürnberg das Amulett, der Mahler Wagner schrieb von Zeit zu Zeit an den Medizinalrath nach Düsseldorf. Alles von meiner Begleitung besuchte die Babet in Nürnberg, selbst der Prinz sah sie. Ich habe sie nicht gesehen, wohl aber ihr Portrait. Sie ist schlafend, betend und forschend gezeichnet [...] Es sey nun wie es ist, [...] ich werde mich niemals wieder damit einlassen sondern mich an Sie wenden. Denn ich sehe ein, daß solche unbegreifliche Dinge nicht wohlthätig wirken, man könnte dadurch leicht zum Aberglauben neigen und es beschäftigt auch die Phantasie zu sehr. Das beste scheint mir klar in Allem was geschieht zu sehen und dem Himmel zu vertrauen, der alles zum Guten führt. Vorzüglich für Personen, welche an den Nerven leiden, muß man vermeiden was die Phantasie zu sehr aufregen kann, dies wirkt leicht nachtheilig auf den Körper."

[194] Vgl. Haehl (1922), Bd. 2, S. 218. Auch Haehl fand die Stellung Aegidis als Leibarzt bei der immer kränklichen, nervösen Prinzessin rückblickend wenig beneidenswert.

[195] Vgl. IGM Stuttgart, A 31 vom 29.12.1831.

[196] Vgl. u.a. IGM Stuttgart, A 46 v. 8.1.1833. Zwischen der Prinzessin und Hahnemann hatte sich schon vor Aegidis Wirken ein solch starkes Vertrauensverhältnis entwickelt, daß Hahnemann auch während Aegidis Zeit der eigentliche Arzt ihres Vertrauens war. Die Prinzessin wirkte dabei bisweilen unsicher wie ein Kind, das den väterlichen Berater auch bei Kleinigkeiten befragte. Sie informierte Hahnemann ständig über ihr Befinden und bat ihn um Rat. Über die Gründe dafür schrieb die Prinzessin unter anderem an Hahnemann: „[...] Es ist für mich eine Beruhigung, mich gegen Sie einmal wieder ausgesprochen zu haben, indem ich die Theilnahme kenne, welche Sie mir immer bewiesen haben und ich gleich vom ersten Augenblick, wo ich Ihre persönliche Bekanntschaft machte so viel Vertrauen zu Ihnen hatte wozu gewiß der längere Briefwechsel vorher mit Ihnen auch viel beygetragen hatte und dann glaube ich, daß gegen einen Mann des Alters die Schüchternheit schwindet, die sonst hemmen kann, sich so über Manches auszusprechen wie man denkt [...]" Vgl. IGM Stuttgart, A 984. Auch bei sexuellen Schwierigkeiten mit ihrem Ehemann schätzte sie Hahnemanns Rat mehr als den Aegidis; vgl. IGM Stuttgart, A 995 und 996.

[197] Vgl. IGM Stuttgart, A 22 sowie Haehl (1922), Bd. 2, S. 218.

[198] Aegidi war häufiger an Nierensteinen erkrankt und hatte wohl auch geklagt, daß die Reisen mit der Prinzessin für seine gesundheitliche Verfassung zu anstrengend seien. Vgl. IGM Stuttgart, A 25 sowie 1058.

Umstände Aegidis eine Rolle gespielt haben. Vermutlich hat all dies zusammen die zunehmende „Theilnahmlosigkeit"[200] Aegidis gegenüber der Prinzessin verursacht.

Einem Brief, den Aegidi der Prinzessin am 31.10.1834 schrieb, kann man entnehmen, daß sie ihm einige Tage zuvor seine Entlassung mitgeteilt hatte:[201]

> „Wenngleich in lezter Zeit Ihrer Königlichen Hoheit gnädiges Vertrauen ich schmerzlich vermisste, so war ich doch auf eine Eröffnung, wie sie mir durch den hohen Erlaß vom 26ᵗ. October zu Theil ward, nicht gefaßt.
> Ich müßte sonach in gerechter Sorge wegen meiner Zukunft schweben, indem ich dem Dienste Ihrer Königlichen Hoheit eine sichere Lebenssubsistenz gewährende Stellung für immer zum Opfer darbrachte, wenn ich der erhabenen Fürsten Gerechtigkeit vertrauend, nicht voll Zuversicht den mir auf Befehl Ihrer Königlichen Hoheit zu machenden Eröffnungen des Hofrath Hahnemann entgegen sehen könnte, und daher mein ferneres Schiksal unverzagt erwarten darf."

Aegidi scheint wirklich bald danach bei Hahnemann in Köthen gewesen zu sein, wie einer Notiz Hahnemanns zu entnehmen ist, in der er am 8.11.1834 seinen Kollegen Lehmann zum Mittagessen mit Aegidi einlud.[202] Was bei dieser Gelegenheit besprochen wurde, ist nicht überliefert.

Die folgende Zeit war geprägt von einem Streit über die Modalitäten von Aegidis Ausscheiden, zu dem es in dem Briefwechsel zwischen Hahnemann und Aegidi keine weiteren Informationen gibt. Aus den Briefen der Prinzessin Luise an Hahnemann wird aber ersichtlich, wie stark sie Hahnemann wegen Aegidi unter Druck setzte. Erst bat sie Hahnemann wegen Aegidis Abfindung um Rat, beschuldigte ihren ehemaligen Leibarzt aber gleichzeitig, nicht nur in ihrem Falle seine Pflicht vernachläßigt zu haben.[203] Dann steigerte sie ihre Klagen über Aegidi mit einem Vorwurf, von dem sie wahrscheinlich sehr gut wußte, daß er Hahnemann beeindrucken würde. Sie behauptete, Aegidi sei gar kein strenger Homöopath.[204] Hahnemann setzte sich aber trotzdem weiterhin für

---

[199] Angeblich sollen sich sowohl Aegidi als auch besonders seine Ehefrau in Düsseldorf nicht wohl gefühlt haben. Vgl. IGM Stuttgart, A 1058 sowie A 1060.

[200] Vgl. Haehl (1922), Bd. 1, S. 429.

[201] Vgl. IGM Stuttgart, A 1062.

[202] Vgl. IGM Stuttgart, A 64.

[203] Vgl. IGM Stuttgart, A 1060 v. 25.10.1834: „Auch in ärztlicher Beziehung handelt er nie consequent. Er führt nie eine Kur ordentlich fort, er wechselt immer von Mittel. Bey chronischen Krankheiten nimmt er Alles zu leicht, nur bey acuten ist er etwas weniger indifferent, doch klagten Viele in Düsseldorf, die er ebenfalls vernachläßigte wie z. B. beym Anfalle von Schlagfuß wo er nicht gleich kam als doch Gefahr war bey einer älteren Dame die ich kenne und mehrere Fälle ähnlicher Art."
Auch 3 Tage später schimpfte sie weiter über Aegidi (vgl. IGM Stuttgart, A 1061, v. 28.10.1834): „[...] Hat er doch schon oft weg gewollt ohne Veranlassung dazu. Ein solcher ehrgeitziger Mann wie er ist, hielte sich sonst vielleicht für unentbehrlich bey mir und dies ist nicht der Fall. Auch hat er gar keine ègards für mich gehabt, vorzüglich in Bernburg. Ich mußte mich darüber aussprechen, er schreibt mir schöne Worte aber er handelt anders und ich liebe keine Schmeicheley sondern die Aufrichtigkeit im Denken und Handeln. – Sie haben mir nie geschmeichelt [...]".

[204] Vgl. IGM Stuttgart, A 1063 vom 31.10.1834. Die Prinzessin schrieb dort: „Der Medizinalrath hat mir zuweilen in der Düsseldorfer Hofapotheke bereitete äußere Mittel brauchen lassen, die ich stets wegthat, da ich die strengen spirituösen Gerüche nie vertragen konnte und überhaupt auch keine äußerliche in der Apotheke bereitete Mittel mehr anwende seit ich zur Homöopa-

seinen Kollegen ein. Er schrieb der Prinzessin, man müsse Aegidi ordentlich abfinden, schließlich stehe Aegidi „in bedeutendem, gutem Rufe in der homöopathischen Welt", außerdem habe dieser „bedeutende Connexionen am Berliner Hofe".[205] Die Prinzessin zeigte daraufhin deutlich ihr Mißfallen über Hahnemanns Parteinahme und drohte gar, sich ganz von der Homöopathie abzuwenden.[206] Es fand sich aber schließlich doch eine finanzielle Lösung für die Abfindung, mit der Hahnemann zufrieden war, nicht aber Aegidi. Dieser machte deswegen Hahnemann böse Vorwürfe, nicht genügend für ihn erreicht zu haben. Seine Enttäuschung und sein großes Mißfallen über Aegidis Benehmen in dieser Angelegenheit und dessen Rolle bei der Diskreditierung seines Nachfolgers schilderte Hahnemann ausführlich in einem Brief an Bönninghausen vom 8.2.1835. Er schrieb darin, daß er der Prinzessin (auf deren Anfrage hin) Jahr[207] als Nachfolger vorgeschlagen habe und fuhr fort:[208]

„Aber nun entstand eine solche Cabale gegen ihn (von wem? können Sie leicht denken, da Aegidi wüthend über seine Abdankung war) man machte dem Jahr bange, daß er von Berlin aus in große Strafe verfallen müsse, daß er unpromovirt so frech gewesen, und diese Leibarztstelle angenommen habe und was dergleichen unsinniges Zeug mehr war. Man bestürmte ihn so, daß er so zaghaft und bange ward, daß er um Gottes Willen nur um seine Entlassung bat und flehete, dieser aller Weltkenntniß entbehrende Stubensitzer. Weil sie ihn aber doch nicht entließ, so schrieb mir,

---

thie allein Vertrauen habe und behalten werde solange ich lebe. Ich nahm nichts mehr ein als aus meinem Arzneykasten. Er ist kein strenger Homöopath, er wendet auch allopathische Mittel zuweilen an. Er denkt es ist einerley was man anwendet, ich hingegen nicht, ich habe zu viel durch allopathische Arzneyen gelitten. Alle diese Ursachen machen den Wechsel des Arztes bey mir nöthig, ich leide sonst ganz darunter in Hinsicht meiner armen Gesundheit."

[205] Vgl. IGM Stuttgart, A 1066, undatiert sowie IGM Stuttgart, A 1067 v. 9.11.1834. Auf welche Verbindungen Aegidis Hahnemann hier anspielt, ist unklar.

[206] Vgl. IGM Stuttgart, A 1070: „Ihr Brief vom 9ten hat mich sehr befremdet und ich bin demohngeachtet fest entschlossen mich vom Medizinalrath Aegidi nicht mehr behandeln zu lassen in Hinsicht meiner Gesundheit sondern, wenn Sie mir keinen andern Arzt empfehlen wollen, den Doktor Backhof aus Elberfeld als meinen Leibarzt zu engagiren mit 800 Thaler Gehalt [...] Der Medizinalrath Aegidi ist bey mir [nicht] lebenslänglich engagirt worden, er bewies sich sehr undankbar gegen mich, war sehr arrogant und vernachlässigte das, was er zu thun hatte. Der Berliner-Hof hat sich darum nicht zu bekümmern, es ist meine Sache, der Prinz willigte ein. – Mein Ruf steht zu fest, als daß ein Medizinalrath diesen verdunkeln könnte, vergessen Sie nicht wer ich bin und was er gegen mich ist, ein Untergebner wie jeder andre Diener den ich entlassen kann, wenn ich Ursache habe mit der Vernachlässigung in seiner Dienstpflicht unzufrieden zu seyn, wenn ich eine Hofdame entließ, kann ich den Medizinalrath auch entlassen [...] Überhaupt bin ich nicht gewohnt gegen alle Menschen Rechenschaft abzulegen was ich thue, ich bedarf es nicht. Ich will den Medizinalrath abfinden, damit die Sache nur einmal zu Ende kommt. – Wollen Sie sich darum nicht mehr bekümmern so schreiben Sie es mir bald, dann werde ich andre Maßregeln treffen. Dies lange Hinhalten bin ich müde geworden, am Ende entsage ich ganz der Homöopathie und wende mich wieder, sobald ich in Düsseldorf se[y]n werde, an meinen früheren Arzt, den Hofrath Bongard, dieser behandelte mich einige Jahre."

[207] Georg Heinrich Gottlieb Jahr wurde am 30. Januar 1800 in Neudietendorf geboren. Er verbrachte einige Zeit zur homöopathischen Ausbildung bei Aegidi, unterstützte dann Hahnemann bei literarischen Arbeiten und gab ein kurzes Intermezzo als Leibarzt der Prinzessin von Preußen in der Nachfolge von Aegidi. Später ging er nach Paris und schloß sich dort eng an Hahnemann an. Er schrieb zahlreiche homöopathische Werke und gilt als einer der ergebensten Schüler Hahnemanns. Er starb in ärmlichen Verhältnissen am 11. Juli 1875 in Belgien. Vgl. Haehl (1922), Bd. 1, S. 444-446.

[208] Vgl. IGM Stuttgart, A 845. Der hier erwähnte Brief Aegidis an Hahnemann ist nicht erhalten.

um diese Entfernung durch mich zu beschleunigen (Alles, um der Prinzeß möglichst weh zu thun, aus Rache!) Aegidi einen so hämischen, verleumderischen, boßhaften Brief, daß jeder Leser darüber erschrecken muß. Ich hätte ihn von der Prinzeß, durch Verhetzung derselben gegen ihn weggebracht, um einen Menschen anzubringen, der (nun alle die Einwendungen gegen ihn, durch die man ihn bisher zu fürchten gemacht hatte) sogar einmal eine böse Krankheit gehabt und nun damit die Prinzen anstecken könne. Dabei waren so viel Injurien gegen mich angehäuft, daß ich erstaunte und dieß Benehmen nur aus einem bösen Grunde des Herzens erklären konnte, der aus seinen hohnlachenden Gesichtszügen sich zu entfalten pflegt, wenn er irgend worüber seine Schadenfreude äußert. Die Prinzessin hatte ihn (weil sie den Werth des Geldes und die Wichtigkeit einer solchen Abdankung nicht kennt) wie sie mir aus Bernburg schrieb, mit 20 rC abfertigen wollen, worauf ich ihr, etwas hart, zu Gemüthe führte, daß sie ihn anständig befriedigen müsse – worauf sie mittels ihres Rechtsbeistandes ihm auf mein Andringen, ein halbes Jahr 400 rC Gehalt und 20 Lr Heim-Reisekosten auszahlen ließ. Dieß hätte er, ohne Proceß und ohne meine Hülfe nicht erreicht. Nun wirft er mir sogar in diesem schändlichen Briefe vor – was er zu Abfindung bekommen hätte, sei nichts – meine Schuldigkeit wäre gewesen, ihm noch einige Tausend Thaler auszuwirken für alle die Verluste, die er vor drei Jahren durch Verlassung Tilsits, seinen Herzug von da und dergleichen von ihr fordern könne. Niemals im Leben habe ich einen so teuflischen, schändlichen Brief bekommen, am wenigsten von einem Manne, dem ich nie etwas zu Leide gethan, dessen Glück ich vielmehr allein gemacht, das er jedoch selbst aus Uebermuth und vermuthlich von seiner Frau dazu verhetzt, muthwillig verscherzte. Nach dem er nun durch seine Helfers-Helfer den armen Jahr mit Füßen getreten und durch Bewirkung seiner Bangigkeit es ihm unmöglich gemacht, ferner bei der Prinzessin zu bleiben, der er recht empfindlich damit weh zu thun und ihr seinen giftigen Groll fühlen zu lassen, beabsichtigt zu haben schien, da ihm doch Jahr nie etwas zu Leide gethan – geht er, wie mir nun Jahr schreibt, wieder zu ihm und sucht ihn durch Drohung, daß er alles verraten wolle, welche böse Krankheit er ehedem gehabt, zu zwingen, mich wieder gut zu machen. Was denken Sie von einem solchen Unmenschen?"

Somit war es zu einer erheblichen Verstimmung zwischen Hahnemann und Aegidi gekommen. Später brach der Kontakt zwischen ihnen, nach dem letzten erhaltenen Brief Hahnemanns an Aegidi vom 7.1.1836[209] aus Paris[210], vollends ab.[211]

Aegidi blieb nach seiner Entlassung nur noch für kurze Zeit im Rheinland.[212] Jahr, seinem ersten Nachfolger bei der Prinzessin, folgte nach kurzer Zeit Backhausen aus Elberfeld, letzterer ebenfalls von Hahnemann vermittelt.[213]

---

[209] Vgl. IGM Stuttgart, A 65.

[210] Hahnemann hatte im Januar 1835 die Französin Marie-Melanie d'Hervilly geheiratet und war im Juni 1835 nach Frankreich übergesiedelt. Vgl. Haehl (1922), Bd. 1, S. 244-247. Eine ausführliche Schilderung dieser bemerkenswerten Liebesgeschichte findet sich bei Handley (1993).

[211] Dieser Brief hatte noch einmal versöhnlich geklungen. Hahnemann schrieb dort: „Ich werde mich stets freuen, wenn ich höre, daß Sie unsre göttliche Kunst in ihrer Reinheit treulich ausüben und lehren, werde auch nach dem, was ich in Ihrem Briefe aus Königsberg an mich lese, fortan nicht mehr an Sie mit Unmuth denken." Vgl. IGM Stuttgart, A 65. Der hier von Hahnemann erwähnte Brief ist nicht erhalten.

[212] Die von Haehl aufgestellte Behauptung (vgl. Haehl [1922], Bd. 1, S. 429), daß Aegidi nach seiner Entlassung im Rheinland geblieben sei und dort eine ausgedehnte Praxis betrieben habe, muß bestritten werden. 1835 ging Aegidi ja schon nach Königsberg, auch gibt es Informationen, daß seine Praxis in Düsseldorf nicht sehr gut lief. In einem Brief schrieb dazu die Prinzessin, allerdings bereits selber sehr unzufrieden mit Aegidi, an Hahnemann (Vgl. IGM Stuttgart, A 1055 v. 11.10.1834.): „[...] Auch andere Patienten hat er in Düsseldorf vernachläßigt und dadurch fast keine Praxis mehr, er scheint überhaupt den Eifer für seine Wissenschaft und Ausführung derselben verlohren zu haben gegen dem wie es Anfangs war, da er sich keinen Gehülfen verschaffen wollte, was er gekonnt hätte."

[213] Vgl. Haehl (1922), Bd. 2, S. 221. Haehl benennt den neuen Leibarzt hier Brockhausen. Es muß aber Backhausen heißen. Vgl. Backhausen (1835), S. 145.

2.3.2 Werk

„Praktische Mittheilungen" (1832)[214]

In Aegidis Düsseldorfer Zeit fallen vier wichtige Veröffentlichungen in homöopathischen Zeitschriften.[215]

Der erste hier zu besprechende Artikel entstand im Jahre 1832. Unter der
Überschrift „Praktische Mittheilungen" schilderte Aegidi im *Archiv für die
homöopathische Heilkunst* persönliche Erfahrungen, die er bei der Umsetzung
von Hahnemanns Konzept der „chronischen Krankheiten und ihrer Heilung"[216]
in die Praxis machte:

„Es ist Pflicht eines jeden, mit der Kunst und Wissenschaft redlich meinenden, getreuen Beob-
achters, das Resultat seiner Forschungen, wenn es die Zeit gehörig festgestellt hat, zur weiteren
Prüfung den Wahrheitsfreunden mitzutheilen. Nur ein vereintes Streben zu gleichem Ziele läßt
dieses uns gewinnen. Noch immer herrschte in der Lehre von der Behandlung der chronischen
Krankheiten viel Dunkel und Schwanken. Man gab nur zu oft vergeblich ein antipsorisches Mittel
und verlor dann sechs Wochen Zeit. Oft waren die folgenden Arzneien von keinem besseren
Erfolg begleitet, Arzt und Kranker sahen vergeblich dem gewünschten Resultat entgegen und in
glücklicheren Fällen zog sich die Behandlung nur zu häufig so in die Länge, daß man mit allem
Rechte unserer so trefflichen Homöopathik den Vorwurf machen mußte: die Heilung eines ein-
gewurzelten chronischen Leidens gehe zwar in vielen Fällen glücklich von Statten, es bedürfe
aber hierzu leider eines langen Zeitraumes von 2 bis 3 Jahren, ja selbst noch längerer Zeit. Die
Entschuldigungsgründe von Seiten der Vertheidiger sind bekannt. Dem ist jedoch nicht also.
Keineswegs bedarf es einen solchen Zeitraums, um auch ein ein langjähriges und hartnäckiges
Übel, vorausgesetzt: es beruhe nicht auf absolut unheilbaren Desorganisationen, deren es glücklicherweise nur selten giebt, gründlich zu beseitigen. Oft läßt sich eine solche Heilung in unglaub-
lich kurzer Zeit zu Stande bringen, wenn man nur diese gehörig benutzt und keinen Tag vergeblich verstreichen läßt. Die Cholera hat uns, in Betreff des Nutzens, welchen die Darreichung
öfterer Arzneigaben gewährt, lehrreiche Winke gegeben, und, gestützt auf diese interessante Beobachtung, hat selbst der ehrwürdige Meister unserer Kunst seine Ansichten berichtigt und sie
freimüthig, wie es dem Weisen ziemt, der Welt vor Augen gelegt. Man sehe Vorbericht zu von
Bönninghausens Repertorium der antipsorischen Heilmittel [...]."[217]

Durch vielfache eigene Erfahrung in seiner Praxis habe sich die wiederholte
Gabe des homöopathischen Arzneimittels als notwendig erwiesen. Aegidi

---

[214] Vgl. Aegidi (1832), S. 121-134.

[215] Vgl. Aegidi (1832), S. 121-134, (1834), S. 76-87, (1835 a), S. 30-32, (1835 c), S. 198-217.
Eine dieser Arbeiten wird an anderer Stelle ausführlich dargestellt. (Vgl. Aegidi (1835 a),
S. 30-32.) Zum Inhalt dieses Artikels vgl. Kapitel 2.3.3 Exkurs.

[216] Vgl. Hahnemann (1828).

[217] Vgl. Hahnemann (1832), Vorwort zu Bönninghausen, Systematisch-alphabetisches Repertorium der antipsorischen Arzneien. Hahnemann schrieb dort in seinem Vorwort: „In akuten
Krankheiten richtet sich die Wiederholungs-Zeit der passend gewählten Arznei nach dem mehr
oder weniger schnellen Verlaufe der zu bekämpfenden Krankheit, so daß sie, wo nöthig, nach
24, 16, 12, 8, 4, auch wohl in weniger Stunden zu wiederholen ist, wenn die Arznei zwar ohne
Anstoß, – ohne neue Beschwerden zu erzeugen, – bessert, aber für den reissend schnellen und
gefährlichen Fortgang des akuten Übels nicht schnell genug, so daß in der schnellst tödlichen
Krankheit, die wir kennen, in der Cholera, beim Anfange der Erkrankung, alle 5 Minuten ein
(bis zwei) Tropfen dünner Kampher-Auflösung eingegeben werden muß, um schnelle und
gewisse Hülfe zu verschaffen, bei der mehr entwickelten Cholera aber ebenfalls Gaben von
Cuprum, Veratrum, Phosphor usw. (X°) oft alle 2, 3, Stunden, auch wohl Arsenik, Holzkohle
usw. in ähnlich kurzen Zeiträumen."

betonte allerdings, daß es vor allem wichtig sei, die richtige homöopathische Arznei auszuwählen. Er fuhr fort:[218]

„Nach Darreichung des passendst gewählten Arzneimittels tritt schon nach Verlauf von 8 Tagen von zweien Fällen einer gewiß ein, nemlich entweder:
A. der Krankheitszustand verändert sich, oder
B. er verändert sich nicht.
Die Veränderung des Krankheitszustandes begreift wieder drei Fälle.
1. der Zustand bessert sich,
2. er verschlimmert sich,
3. die Krankheit verändert ihren Symptomen-Komplex.
Im ersten Falle sieht man die Arznei wohltätig eingreifen und es wäre alsdann voreilig, nicht abzuwarten, wie weit hin sich die Besserung erstrecken werde. Und sollte das mehrere Wochen währen, so darf selbst der Umstand, daß die Besserung nur sehr langsam vorschreitet, zu keiner unnützen Eile verleiten, und man würde nur störend einwirken, wollte man hier etwas neues verordnen.“

Nicht selten führe die einmalige Gabe einer homöopathischen Arznei zur vollständigen Genesung. Nur falls es zu einem Stillstand in der Besserung des Krankheitszustandes komme, sei eine weitere Gabe des gleichen Arzneimittels notwendig. Hierzu legte Aegidi folgendes dar:[219]

„Ich habe gefunden, daß in den meisten Fällen von 7 zu 7 Tagen eine Gabe erforderlich wird, bei welchem Verfahren der Kranke in kurzer Zeit große Fortschritte zur Genesung macht. Es kommen aber auch Fälle vor, wo das Arzneimittel von 4 zu 4 Tagen, ja bisweilen über den anderen Tag, gereicht werden muß. Nur dann, wenn ersichtlich wird, daß das bisher gegebene Mittel weiter keine wohltätigen Veränderungen in dem Krankheitszustande zu Wege bringt, muß zur Wahl eines neuen Mittels geschritten werden, dessen Benutzung nun eben denselben Regeln unterworfen ist.“

Aegidi äußerte sich dann über die zwei weiteren möglichen Veränderungen des Krankheitszustandes nach Gabe einer homöopathischen Arznei:[220]

„Im zweiten Falle sehen wir den Krankheitszustand sich verschlimmern, nemlich die charakteristischen Symptome erhöhen sich intensiv, ohne sich zu verändern oder umzugestalten; die sogenannte homöopathische Verschlimmerung. Hier hat das Arzneimittel das Leiden in seinem Wesen erfaßt und es darf nun weiter nichts geschehen; man lasse ruhig die Reaktion vorüber gehen, oder falls sie so stark wäre oder zu lange daure, gebe man das geeignete Antidot, welches man in den meisten Fällen in einer zweiten Gabe desselben Mittels finden wird.
Es wird hierauf Besserung erfolgen, nach deren Stillstande man den Umständen gemäß, entweder das Mittel nochmals wiederholen, dann aber in noch kleineren und noch höher potenzierten Gaben, oder ein anderes, nun passenderes geben muß.
Der dritte Fall betrifft die Veränderung des Symptomen-Komplexes, als Beweis, wo sich diese ereignet, daß das Arzneimittel unpassend gewählt war und sobald als möglich mit einem passenderen vertauscht werden müsse.“

Zu dem wichtigen Fall, daß unter dem homöopathischen Arzneimittel keine Veränderung des Krankheitszustandes eintrete, schrieb er:[221]

„Hier gebe man, je nach dem bei dem Kranken zu ermittelnden Grade der Rezeptivität für das Mittel, öfter oder seltener eine Gabe, bis entweder eine deutliche homöopathische Verschlimmerung eintritt, worauf die Besserung nun unaufhaltsam vorschreiten wird, oder bis sich mehrere, dem Mittel eigenthümliche Symptome zeigen, die in dem Symptomen-Komplexe der Krankheit

---

[218] Vgl. ebenfalls Aegidi (1832), S. 123.
[219] Vgl. Aegidi (1832), S. 124.
[220] Vgl. Aegidi (1832), S. 124-125.
[221] Vgl. Aegidi (1832), S. 125.

früher nicht inbegriffen waren, und wodurch nun der Zustand zwar kompliziert wird, sich aber nicht selten zu bessern anfängt, oder man anderen Falls die Indikation zu einem zweiten Mittel erhält.

Bei Befolgung dieser Regeln hat man die Freude, in ungleich kürzerer Zeit dem Kranken zu seiner Wiederherstellung zu verhelfen, als es bei dem bisher üblichen Verfahren möglich war, wobei der Arzt oft durch kaum zu beseitigende Zweifel irre geleitet ward und stets der festen Norm des Handelns entbehrte."[222]

Aegidi schuf mit diesen Ausführungen eine Richtschnur, die dem Homöopathen helfen sollte, die schwierige Behandlung chronischer Krankheiten in der Praxis durchzuführen.[223] Er machte in seinem Artikel auch Vorschläge, wie mit Patienten umzugehen sei, die vor der homöopathischen Behandlung mit hohen Dosen Schwefel behandelt worden waren. Er hielt den Schwefel für eines der wichtigsten Heilmittel bei chronischen Krankheiten und schlug als Vorbereitungskur bei diesen Patienten eine Therapie mit Pulsatilla oder Mercur vor. Er beschrieb auch, wie er Patienten behandelte, die trotz gut gewählter Mittel nicht auf die homöopathische Therapie reagierten:[224]

„Doch ereignet sich aber wohl auch der Fall, daß trotz der passendst gewählten und in zweckmäßigen Gaben verordneten homöopathischen Mittel, der Krankheitszustand ganz unverändert bleibt, so daß man zu glauben geneigt wäre, es entbehre der Organismus aller Empfänglichkeit für die Aufnahme der homöopathischen Reize. Bei eingewurzelten Lokalübeln, namentlich der Sinnesorgane, hat bereits Hahnemann ehedem in solchem Falle die Elektrizität mittels kleiner Erschütterungsfunken anempfohlen. Meine Erfahrung hat mich gelehrt, daß hier die Elektrizität nicht nur bei den gedachten Beschwerden, sondern im Allgemeinen vortheilhaft in Anwendung zu ziehen sei, niemals habe ich aber von Erschütterungsfunken großen Nutzen wahrgenommen, vielmehr sah ich einen weit günstigeren Erfolg, wenn ich den Kranken zu diesem Zwecke isoliren, und die leidenden Theil nur einer anhaltenden und von 2 zu 2 oder 4 zu 4 Tagen wiederholten elektrischen Strömung (dem sogenannten Ventiliren) aussetzen ließ. Übel, bei denen ich von diesem Verfahren Nutzen gesehen habe, bestanden in alten Flechten, Gesichtsausschlägen, Augen- und Gehörleiden, alten Geschwüren, Drüsenverhärtungen, Lähmungen, Knochenauftreibungen, Stropheln usw. Da sah man die früher fruchtlos gereichten Arzneien sehr bald

---

[222] Vgl. Griesselich (1848), S. 251-252. Griesselich befaßt sich dort mit Aegidis Angaben zur Wiederholung der homöopathischen Arzneien.

[223] Interessant ist an dieser Stelle, daß sich Aegidi in seinen Äußerungen im wesentlichen auf Hahnemann berufen konnte. Hahnemann selbst hatte seine Meinung zur Gabenwiederholung häufiger geändert. (Vgl. Griesselich [1848], S. 247-250.) So galt 1828 noch seine Regel, jede Gabe eines antipsorischen Mittels 30, 40, 50, und mehr Tage auswirken zu lassen. (Vgl. Hahnemann [1828], Bd. 1, S. 212.) 1832 schrieb er dann aber in dem „Vorwort über die Wiederholung der Gabe eines homöopathischen Arzneimittels" in Bönninghausens *Repertorium der antipsorischen Arzneien* (Vgl. Vorwort von Hahnemann. In: Bönninghausen [1832], S. XIV.): „Ich schäme mich nicht des Geständnisses, gestern nicht gewußt zu haben, was mich erst heute die Erfahrung lehren konnte; ich schäme mich nicht, einen Lehrsatz, den ich bei Abfassung der vierten Ausgabe des Organons der Heilkunst (Vgl. Hahnemann [1829].) noch nicht vollständiger aufstellen konnte, durch seitdem wiederholtere Versuche und Erfahrungen aufgeklärt, jetzt erweiterter und bestimmter der ärztlichen Welt mitzutheilen, nämlich: daß es nicht §. 242. und die folgenden Paragraphen äußern, nöthig sey, jedesmal nur eine einzige Gabe eines Arzneimittels in (akuten und) chronischen Krankheiten zu reichen und diese auswirken zu lassen, bis ein anderes Heilmittel zu geben erforderlich ist, – sondern, im Gegentheile, *daß es oft nöthig und von großem Vortheile sey, mehre desselben Mittels zu reichen, ehe ein anderes Arzneimittel gebraucht werde."* Im weiteren beschrieb Hahnemann die Gabenwiederholung vor allem für die Anwendung seines wichtigsten Antipsorikums Sulphur sowie für die Behandlung akuter Erkrankungen.

[224] Vgl. Aegidi (1832), S. 126-127.

wohltätig wirken, wenn zuvor die Elektrizität auf empfohlene Weise in Anwendung gezogen worden war, womit man denn auch während des Gebrauchs der Mittel noch so lange fortfahren kann, als es nöthig scheint."

Anschließend schilderte Aegidi einige „Heilungsgeschichten" aus seiner Praxis. Es handelte sich hierbei um Fälle, in denen die Wiederholung des homöopathischen Mittels von großem Vorteil für den Heilungsverlauf war.[225] Zur Veranschaulichung der Fall „III":[226]

„Herr M. v. L. litt seit einigen Jahren an folgenden Beschwerden: Heftiger, periodisch anfallender Kopfschmerz mit Betäubung und starker Blutwallung nach dem Kopfe, bisweilen Gesichtsverdunkelung, schnell vorübergehend, starkes Ohrensausen, trotz der heftigen Blutkongestion zum Kopfe, dennoch bleiche, kranke Gesichtsfarbe, Stockschnupfen, stets mit gelblichem Schleime dick belegte Zunge, stete Schleimabsonderung im Halse, saures Aufstoßen, Hunger, sobald aber der erste Bissen genossen, ist der Appetit verschwunden, ungeheure Blähungserzeugung, häufig Pollutionen, Beklemmung in der Brust, wie von versetzten und eingeklemmten Blähungen, Ziehen und Unruhe in den Füßen beim Sitzen und Liegen, sehr unruhiger Schlaf voll schreckhafter Träume. Höchste Reizbarkeit und Verdrießlichkeit, Trägheit, zu keinem Geschäft aufgelegt, Tagesschläfrigkeit.

Der Kranke erhielt Schwefel, Zinn, Sepia, Phosphor, Kalkerde, alles nicht nur ohne Erfolg, sondern der Zustand wurde auch nach jedem Mittel so verschlimmert, Patient fühlte sich so unbehaglich, daß es gar nicht möglich war, die gewöhnliche angenommene Wirkungsdauer der Arzneien abzuwarten, es wurden zwischenein mehrere nicht antipsorische Mittel gegeben, die aber gleich den antipsorischen die unangenehmste Aufregung veranlaßten. Nur der Phosphor hatte auf einige Tage hin eine merkliche Erleichterung im Befinden zuwege gebracht. Da diese Arznei im vorliegenden Falle ganz vorzüglich indizirt war, so zog ich sie nochmals in Anwendung, gab sie aber, in Berücksichtigung der individuellen, aufs höchste gesteigerten Rezeptivität für alle homöopathischen Reize, in folgender Form. Ich that in 8 Unzen destillirtes Wasser ein einziges mit der Tinctura phosphori X befeuchtetes Streukügelchen, schüttelte die Flasche mehrmals, und gab nun dem Kranken von der Flüssigkeit früh morgens einen Eßlöffel voll ein. Es war hiernach gar keine Aufregung und Verschlimmerung wahrzunehmen, wohl aber befand sich der Kranke den ganzen Tag über so wohl, wie er zuvor nie gewesen war. Er erfreute sich eines erquickenden Schlafs während der Nacht, der Kopf war am Morgen viel freier, das Gemeingefühl unverletzt. Doch schon gegen Abend trat wieder Befangenheit des Kopfes und Kongestion ein, die nächste Nacht war unruhig. Nach dem Einnehmen eines zweiten Eßlöffels von der Arznei ging wieder alles besser, und so bestimmte mich die Euphorie des Kranken, täglich früh morgens die Gabe des Mittels in gleicher Art zu wiederholen, wonach unverkennbar fortschreitende Besserung eintrat. Der Kranke war nach 4 Wochen von allen seinen Übeln befreit und genoß fortan eines Wohlbefindens, dessen er seit mehreren Jahren nicht theilhaftig gewesen war."

Dieser „Phosphor"-Fall Aegidis wurde vor allem wegen der Methode der Gabenwiederholung von anderen Homöopathen beachtet.[227]

„Vorschläge zur Erweiterung der homöopathischen Technik" (1834)[228]

Das Jahr 1834 brachte eine weitere wichtige Veröffentlichung Aegidis.[229] Im *Archiv für die homöopathische Heilkunst* machte er „Vorschläge zur Erweiterung der homöopathischen Technik". Hierbei vertrat Aegidi die Auffassung, daß

---

[225] Der 1. Fall wurde wortgleich 1834 in der *Zeitung der homöopathischen Heilkunst* veröffentlicht. Vgl. Aegidi (1834 b), S. 9-12.

[226] Vgl. ebenfalls Aegidi (1832), S. 133-134.

[227] Vgl. u.a. Hering (1833), S. 80.

[228] Vgl. Aegidi (1834 a), S. 76-87.

[229] 1833 erschien nur eine einzige Veröffentlichung Aegidis. Vgl. Aegidi (1833), S. 25-29. Dabei handelte es sich lediglich um einen Auszug aus einem früheren Artikel; vgl. Aegidi (1828).

die Ausübung der Homöopathie durch eine mangelhafte Technik erschwert werde. Selbst Hahnemann halte die Homöopathie immer noch für verbesserungswürdig, schließlich sei gerade ja auch seine fünfte, verbesserte Auflage des *Organon* herausgekommen.[230] Aegidi erwähnte im folgenden einige Gebiete der homöopathischen Technik, die bislang noch unzureichend erforscht seien:[231]

„So dankbar auch die Bemühungen zu erkennen sind, die man, von vielen Seiten her, um eine vollkommenere Technik der neuen Lehre sich gegeben, so bleiben dennoch gar viele Wünsche übrig. Fast schienen die Regeln über die Wiederholung der Arzneien erschöpft, doch finden sich stets Ausnahmen, für welche die festgesetzte Norm unzureichend sich zeigt. Eben so wenig Klarheit herrscht in der Lehre von der Anwendung der verschiedenen Potenzirungen, so wie von der Wirkungsdauer der Mittel, und über die Zeit, welche zur ungehinderten Entwickelung ihrer Kräfte erforderlich, durch Darreichung fernerer Arzneimittel nicht in Anspruch genommen werden darf. Was auch das Organon darüber lehren mag, so zeigt die Erfahrung mannigfache Resultate, und so viel ist gewiß, daß es hierüber an allgemeinen Regeln für die Ausübung noch immer gebreche, und solche für jeden concreten Fall zu suchen, der Einsicht des Heilkünstlers überlassen bleiben müsse."

Mit der Arzneimittelauflösung in Wasser benannte Aegidi dann einen Bereich in der homöopathischen Technik, der ihm in diesem Zusammenhang besonders wichtig erschien:[232]

„So habe auch ich es im redlichsten Streben für das Gedeihen der guten Sache auf diese und jene Weise versucht, angeregt durch das Bedürfnis, welches ein umfassender Wirkungskreis gebot. Die Auflösung der Arzneien in Regenwasser, der ich mich zuerst mit Erfolg bediente, fand den Beifall der diese Verfahren prüfenden Ärzte. In acuten Leiden fand ich die Eßlöffelweise Darreichung der Arzneiauflösungen alle 2, 3, 4, 8, Stunden sehr erfolgreich, wobei jedoch die Vorsicht nicht außer acht zu lassen ist, daß bei Wiederholung der Arzneiauflösung, dieselbe täglich frisch zu bereiten ist, weil nach 24 Stunden nicht selten schon eine Zersetzung derselben vor sich gegangen ist. Hahnemann drückt sich über diese Verfahrensweise folgendergestalt aus: ‚Ein Streukügelchen in vielem Wasser aufgelöst, wird zum Einnehmen eine wahre Verbesserung, wenn nehmlich die Arzneiflüssigkeit noch denselben Tag gebraucht oder verbraucht wird. Wie es aber im Archiv anfänglich stand, daß von derselben täglich 1 Eßlöffel voll gegeben werden sollte einige Zeit hindurch, konnte ich nicht billigen, da selbst destillirtes Wasser schon nach 24 Stunden in eine chemische Veränderung geräth, geschweige denn in mehreren Tagen sich mehr und mehr durch eine Art Gährung zersetzt und die Arznei in sich vernichtet.'"[233]

In chronischen Krankheiten riet Aegidi zu folgendem Verfahren:[234]

„Ein Streukügelchen bis zu einem vollen Tropfen (von der 1500 Potenz herab bis zur concentrirten Tinctur, je nachdem das Bedürfnis es erheischt) wird mit einer gewissen Quantität Regenwasser (von einer Obertasse bis zu einem Quart oder Maaß) durch tüchtiges Schütteln in einer ganz reinen Flasche gemischt. Hiervon trinkt nun der Kranke früh nüchtern, die kleinste Quantität mit einem Male, die größte nach und nach, 1/4 stündlich eine Obertasse voll, wobei ich den Kranken, ist er es im Stande, sich bewegen lasse, bei gutem Wetter im Freien. Einige Zeit nach dem Trinken habe ich, bei irgend vorhandener Neigung zum Schlafe, den Kranken ruhen lassen und gar oft sehr wohlthätige Folgen davon beobachtet. Nicht alle Kranken aber vertragen

---

Hierin beschrieb er den Fall eines Jungen, den er durch homöopathische Behandlung mit Stramonium und China von Beschwerden heilte, die der Symptomatik des Veitstanzes ähnlich waren.

[230] Die 5. Auflage des *Organon* erschien 1833. Vgl. Hahnemann (1833).

[231] Vgl. Aegidi (1834 a), S. 77-78.

[232] Vgl. ebenfalls Aegidi (1834 a), S. 78.

[233] Vgl. IGM Stuttgart, A 57.

[234] Vgl. Aegidi (1834 a), S. 78-79.

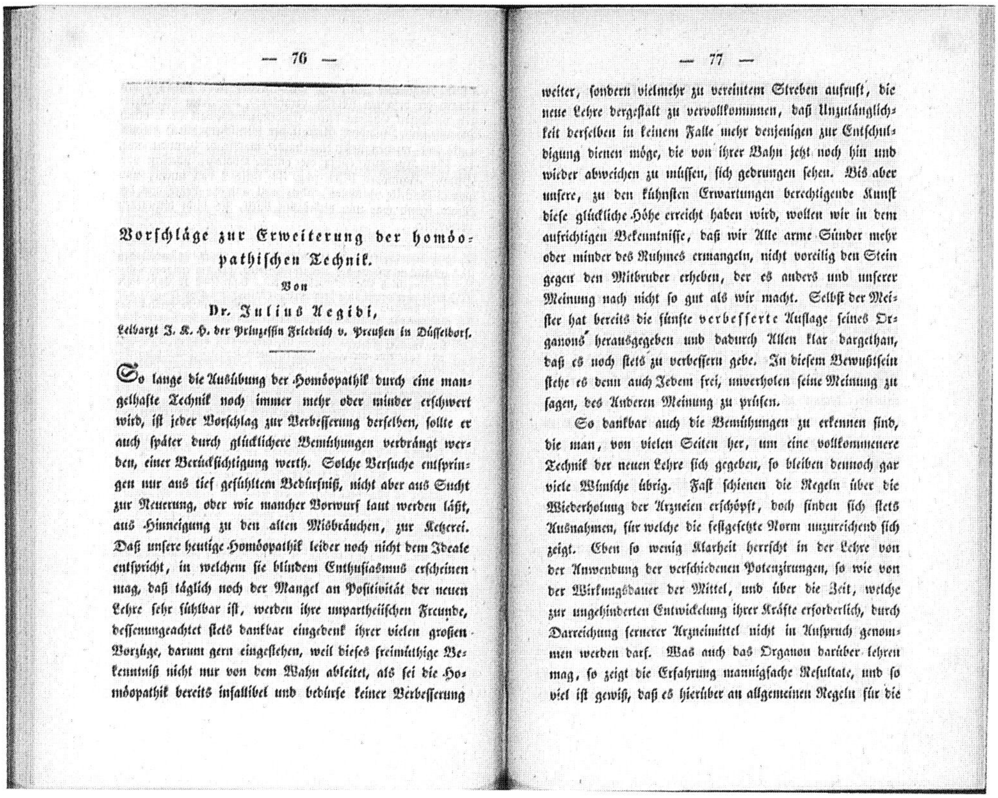

Abb. 5: Die ersten zwei Seiten von Aegidis Artikel „Vorschläge zur Erweiterung der homöopathischen Technik" im *Archiv für die homöopathische Heilkunst* aus dem Jahre 1834 (Quelle: Bildarchiv des Instituts für Geschichte der Medizin der Robert Bosch Stiftung, Stuttgart)

so große Quantitäten Wasser, hier muß man nur allmählig zu den größeren übergehen, oder wo solches ohne Nachtheile nicht sich durchsetzen läßt, die gewöhnliche Behandlungsweise wählen, wie denn überhaupt in den verschiedenen Fällen eine jede dieser Methoden ihre besondere Anwendung findet und oft das Riechen durch nichts anderes zu ersetzen ist."[235]

Diese Art der wiederholten Gabe homöopathischer Mittel, die zuvor in Wasser aufgelöst worden waren, hatte Aegidi bereits 1832 in seinem Artikel im *Archiv für die homöopathische Heilkunst* erwähnt.[236] Hering[237] hatte sich 1833 lobend darüber geäußert:[238]

---

[235] Vgl. Griesselich (1848), S. 218-219. Griesselich faßt dort Aegidis Angaben zu den Arzneigaben zusammen.

[236] Vgl. Aegidi (1832), S. 134.

[237] Constantin Hering (1800–1880) lernte bei seinem Studium in Leipzig Hahnemann kennen und besuchte dessen Vorlesungen. Er arbeitete bei dem Chirurgen Robbi und sollte auf dessen Anregung hin eine Schrift gegen die Homöopathie schreiben. Er wurde jedoch durch die zum Studium angestellten Prüfungen und Krankenversuche ein Anhänger der Homöopathie. Hering ging später nach Amerika und trug dort sehr viel zur Ausbreitung der Homöopathie bei. Vgl. Tischner (1939), S. 783.

[238] Vgl. Hering (1833), S. 80.

„Die wichtigste von allen Wiederholungen, und eine der größten Entdeckungen für unsre Praxis, ist Aegidis Wiederholung der Gaben in Wasser. Seine einzige Heilgeschichte mit phosphor, täglich gegeben in einer großen Menge Wasser aufgelöst, macht einen neuen Zeitraum in unsrer Therapie."[239]

Auch Hahnemann hatte Aegidis Idee wohlwollend aufgenommen. Er riet seinem Kollegen aber, die Art und Weise der Auflösung festzulegen und eine genauere Vorschrift zu schaffen:[240]

„Ferner würde es gut seyn, die Auflösung in Wasser in einer Flasche zu bewerkstelligen, etwa durch zwei Schüttel-Schläge, damit es doch eine bestimmte Vorschrift und ein gleichförmiges Mittel werde – denn die Worte: ‚einige Mal umrühren'[241] bezeichnen nichts Bestimmtes; es muß etwas Ungleiches daraus werden: Denn 20 Mal umrühren bewirkt noch lange nicht eine so innige Mischung als ein einziger Schüttelschlag. Sie werden also eine bestimmte, sich gleich bleibende Vorschrift darüber zu geben nicht ermangeln. Dann billige ich sie."

Weiter schrieb Hahnemann Aegidi zu diesem Thema:[242]

„An Ihrer Stelle würde ich doch den im Archive von Ihnen angezeigten Weg ein oder zwei Streukügelchen in vielem Wasser aufgelöst den Kranken binnen mehren Tagen allmälig nach und nach austrinken zu lassen (wie es auch Hering verstanden und ausgeübt zu haben scheint) öffentlich so berichtigen, wie Sie mir da schreiben (es durch Schütteln mit ein paar Armschlägen in einer Flasche aufzulösen und früh binnen 1/2 oder ganzen Stunde ganz austrinken zu lassen), womit Sie sich verdient machen und vermeiden, daß andre nicht auf mancherlei Abwege und Mißdeutungen Ihrer zuerst gegebnen Vorschrift gerathen. In Rücksicht der Menge Wasser würde ich rathen, dießmal von jener (allerdings wundervollen) Seherin abzuweichen und es bei einem Pfunde Wasser (was schon manchen Kranken etwas beschwerlich zu schlucken seyn wird) bewenden zu lassen. Eine vom Urheber bestimmte Norm in solchen Vorschriften ist einer unbestimmten weit vorzuziehen, da die Nachahmer doch hie und da ausschweifen. Auch daß jene Selbstseherin nur homöopathische Mittel verordnete, ist sehr der Bekanntmachung werth!"

Zu der Frage, ob Aegidi tatsächlich der Urheber dieses Verfahrens war, schrieb Griesselich:[243]

„Diese Sache ist schon lange vor Aegidi da gewesen, und zwar ist sie bei Hahnemann selbst zu finden; wir bemerken, daß er in frühern Zeiten die passende Arznei in einer Flüssigkeit reichte; so gab er jüngern, scharlachkranken Kindern verdünntes Opium gtt. 1 in 10 Theelöffeln Wasser (1, 2 und mehr Theelöffel voll), ja er nahm statt des Wassers auch Bier ((S. kleine Schriften I, 228, Anm. 1 und 2.)).

Später ist er von dem Darreichen in einer Flüssigkeit zurückgekommen, da die Arzneikraft, nach seiner Annahme, durch das größere Volumen Flüssigkeit, womit die Arznei innig gemischt wird, ansehnlich zunehme; er rieth, die hom. Arznei auch in ‚möglichst kleinsten Volumen' zu

---

[239] Hering hielt diese Art der Arzneigabe für sehr erfolgreich bei sehr empfindlichen Personen, bei sehr schmerzhaften Leiden und bei Kindern. Er selber wiederholte die Gabe jede Stunde, wollte aber, daß man das Wasser mit den Globuli nicht zu stark schüttle, damit es nicht „hyperpotenzirt" werde. Vgl. Griesselich (1848), S. 273.

[240] Vgl. IGM Stuttgart, A 57; Hahnemann scheint sich hierbei noch auf den Artikel von 1832 zu beziehen, denn ein Teil dieses Briefes Hahnemanns zitiert Aegidi ja in seinem Artikel 1834, siehe oben.

[241] Diese Anweisung hat Aegidi vermutlich in einem Brief an Hahnemann vorgeschlagen, dieser Brief ist aber nicht erhalten; vgl. IGM Stuttgart, A 57.

[242] Vgl. IGM Stuttgart, A 58.

[243] Vgl. Griesselich (1848), S. 273. Ludwig Griesselich führte die Redaktion der *Hygea, Zeitschrift für Heilkunst* bis zu seinem Tode. Er war entschiedener Gegner der „Hochpotenzler", die *Chronischen Krankheiten* Hahnemanns hatten ihn auch zum Feind der „Hahnemannianer" gemacht. Er äußerte sich ebenfalls kritisch zu Hahnemann. Vgl. Haehl (1922), Bd. 1, S. 438-441.

reichen, und widerrieth daher das Nachtrinken als ‚unnöthig und zweckwidrig' ((Organon 1. Auflage, §. 252)).

Die oben genannte Vorschrift hat sich jedoch später verloren und ist erst durch Aegidi aus der Vergessenheit gezogen worden; im Organon (5te Aufl. §. 287) spricht nun Hahnemann von dem Darreichen der Arzneien in einer grössern Menge Flüssigkeit als einem neuen Technicismus, und in dem Vorwort zu dem dritten Bande der ‚chronischen Krankheiten' (2te Aufl.) empfiehlt er die Beigabe von Wasser, mit etwas Weingeist versetzt, um das Verderben des Wassers zu hemmen.“[244]

Aegidi äußerte sich in diesem Artikel,[245] der eine seiner wichtigsten Arbeiten überhaupt darstellt, nicht nur über seine Verfahren, homöopathische Arzneien in Wasser aufzulösen und in bestimmten Fällen „Doppelmittel" anzuwenden.[246] Er erläuterte auch seine Ansichten zu den Potenzierungen in der Homöopathie und zur Gabenwiederholung der homöopathischen Arzneimittel. In Bezug auf die Potenzierungen führte er folgendes aus: [247]

„Ebensowenig läßt sich einer der verschiedenen Potenzirungen das Wort reden. Alle sind sie brauchbar, von der ersten bis zur 1500sten, je nachdem der concrete Fall es erheischt. Ein von Zeit zu Zeit auftretender Migraine-Anfall von ungemeiner Heftigkeit, der in der Frühe begann, sich während des Tages bis zur Nacht fortwährend steigerte, am nächsten Morgen aber mit Zurücklassung eines dumpfen Gefühls im Kopfe verschwunden war, konnte durch keine Arznei unterbrochen werden, Nux vomica X[248] aber, auch nur als Riechmittel angewendet, führte jedesmal nicht nur eine arge Verschlimmerung herbei, sondern gab auch Veranlassung zu längerer Dauer des Anfalls. Einst reichte ich der Kranken während desselben ein Fläschchen zum Riechen, worin sich Streukügelchen von der 1500sten Potenz der Nux vomica befanden, und siehe! augenblicklich milderten sich die Schmerzen und verschwanden, nach einmaliger Wiederholung des Riechens nach 2 Stunden, ganz. Je spezifisch angemessener das Mittel, je vorsichtiger sei man in Bezug auf Größe und Wiederholung der Gabe.“

Zu dem wichtigen Thema der Gabenwiederholung schrieb er:[249]

„In Betreff der Gabenwiederholung spricht sich Hahnemann ganz neuerdings also aus: ‚die Wiederholung ist gewiß nur selten nöthig, und nur dienlich, wenn die vorige (irgend eines Umstandes wegen) zu schnell ausgewirkt hatte und doch die Indication auf dasselbe Mittel noch vorherrscht. Aber gleich mehrere Gaben desselben Mittels unbesehens dem Kranken im voraus mitzugeben, es werde wie es wolle, ziemt einem guten Homöopathiker nicht, er sei denn ein großer Meister, der viel Gründe dazu für sich hätte. Gewöhnlich wird dies Wagestück mit schlechtem Erfolge belohnt. Auch wird, wo die Wiederholung nöthig ist, am besten jedesmal ein verschiedener Potenz-Grad desselben Mittels gereicht.'[250] Letzteres ist sehr wichtig und wohl zu beherzigen! Am sichersten gelangt man wohl zur ersichtlichen Reaction, wenn man mit einer Gabe z.B. der 30sten Potenzirung beginnt und fortfahrend stets eine Potenzirung weiter herabsteigt bei Beachtung des erforderlichen Zwischenraums. Erfolgt hierauf keine Reaction, so würde solche um so mehr ausgeblieben sein, hätte man das Mittel in gleicher Potenzirung wiederholt, und man kann unter solchen Umständen versichert sein, daß die Reizempfänglichkeit für diesen Heilstoff im Organismus fehle, das Mittel für den concreten Fall mithin nicht spezifisch passe, zu ihm in keiner homöopathischen Beziehung stehe. Und da liegt gewöhnlich der Haase im Pfeffer! Die meisten verunglückten Curen gelangen nur zu oft darum nicht, weil man immer und immer die

---

[244] Auch Griesselich gab die Arzneimittel, wo möglich, in Wasser. Er verwendete jedoch ein etwas anderes Verfahren; vgl. Griesselich (1835), S. 25-26.

[245] Vgl. weiterhin Aegidi (1834 a).

[246] Diesem letzteren, wichtigen Thema wurde ein eigenes Kapitel gewidmet. Vgl. Kapitel 2.3.3 Exkurs.

[247] Vgl. Aegidi (1834 a), S. 79-80.

[248] X entspricht der Potenz C 30, vgl. Haehl (1922), Bd. 1, S. 359.

[249] Vgl. Aegidi (1834 a), S. 80-81.

[250] Vgl. IGM Stuttgart, A 59.

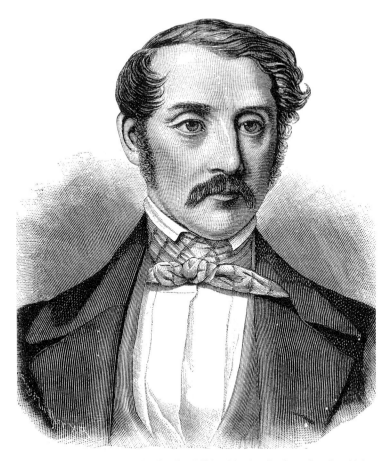

Abb. 6: Ludwig Griesselich (Quelle: Bildarchiv des Instituts für Geschichte der Medizin der Robert Bosch Stiftung, Stuttgart)

Wahl des rechten Mittels verfehlte, und dies geschah wieder, weil man auf der einen Seite die pathologischen Erscheinungen des Leidens nicht selten übersah, oder ihrem Werthe nach zu wenig würdigte; auf der anderen die allgemeinen Symptome, welche den ganzen Geist und Character eines Mittels ausdrücken, die Haupt- und vorherrschenden Zeichen, den sonderbaren und wunderlichen nachstellte, und erstere in ihrem Zusammenhange und gegenseitigem Verhalten zu wenig in Anspruch nahm."

Die Wahl des richtigen homöopathischen Mittels, so fuhr Aegidi fort, sei oft schwierig und zeitaufwendig. Es gebe Situationen, in denen die notwendige Zeit nicht zur Verfügung stehe, beispielsweise bei heftigen Schmerzzuständen. Wie er sich in solchen Fällen verhielt, schilderte Aegidi im weiteren Text:[251]

„Da ist es nach der Erfolglosigkeit mehrerer gegebener Mittel dem steigenden Unmuth des Kranken nicht zu verargen, wenn er zu allem greift, was ihm von seiner Umgebung bunt durch-

---

[251] Vgl. Aegidi (1834 a), S. 81-82.

einander gerathen wird, und dem Arzt in solchem Falle gewiß nicht als Ketzerei auszulegen, wenn er von der Norm abweicht. Bei heftigen Zahnschmerzen machte ich oft die Erfahrung, daß mehrere Mittel, alle 2, 3, Tage gereicht (öfter zu wechseln schien ein Verstoß, da man den Arzneien doch gehörige Zeit zu ihrer Wirkungs-Entfaltung gestatten mußte), gar nicht zum Zwecke führten, und der Kranke nach Einnahme zweier, höchstens dreier Pulver, wenn während der dabei verflossenen 8, 9 Tage keine günstige Änderung eingetreten war, den Muth verlor und die Homöopathie verwünschte, die ihn nur gehindert hatte, ihm bei weitem hülfreicher scheinende äußere und innere Palliativmittel aus der Hausmittelpraxis anzuwenden. Welchem einigermaßen beschäftigten Arzte kommen nicht ähnliche verdrießliche Fälle oft genug vor! In solchen führte die Nothdurft darauf hin, dem Kranken 3, 4 verschiedene, der Besonderheit seines Leidens ent-sprechende Mittel mit der Weisung zu reichen, jede Stunde, oder 2stündlich eins zu nehmen. Sehr oft reussirte ich auf diese Weise. Das brachte mich auf den Gedanken, in anderen Krankheitsfällen bei Schwierigkeit der Wahl oder Concurrenz mehrerer Mittel, ebenso zu verfahren, und meist erfreute ich mich des glücklichsten Erfolges."

Seine genaue Vorgehensweise beschrieb Aegidi folgendermaßen:[252]

„Nach Erforschung des concreten Falles in allen seinen eigenthümlichsten Beziehungen, ordne ich die 3, 4 bei der Wahl concurrirenden Mittel zu einer passenden Reihenfolge, in welcher ich sie nun hintereinander, in acuten Fällen, jede Stunde oder 2, 3stündlich eins, in chronischen morgens und abends, oder täglich, 2täglich eins, in einer Auflösung dem Kranken gebe, nach dem letzten Mittel dann aber der Reaction angemessene Zeit verstatte, in acuten Leiden 24, 48 Stunden in chronischen 4, 8, 14 Tage und länger, worüber sich keine feste Bestimmung geben läßt, sondern der Umsicht des Arztes überlassen bleiben muß. Nur selten ist dann die Wiederholung derselben Mittel nöthig.[253] Es versteht sich von selbst, daß dieses Verfahren nur ausnahmsweise gestattet werden kann. Doch ließen sich mit der Zeit bei wiederholten Prüfungen desselben interessante Bestimmungen über das Affinitätsverhältnis verschiedener Mittel zueinander, sowie über die passende Reihenfolge derselben – ein in seiner Wichtigkeit noch nicht gehörig gewür-digter Gegenstand – abstrahiren, woher ich die geehrten Freunde zu Nachversuchen hierdurch auffordere."

Mit diesen Ausführungen ging Aegidi über die Richtlinien Hahnemanns hinaus. Zwar hieß es noch in der 1. Auflage des *Organon* im § 145:[254]

„[...] nur in einigen Fällen alter, keiner sonderlichen Veränderung unterworfener chronischer Krankheiten, welche gewisse feststehende Grundsymptome haben, lassen sich zuweilen zwei fast gleich homöopathisch passende Heilmittel mit Erfolg abwechselnd brauchen; [...]"

Hahnemann wollte dies aber nur solange als Notlösung gelten lassen, bis der Vorrat an geprüften homöopathischen Arzneien groß genug sein würde, um jeden Krankheitszustand mit einem einzigen Mittel heilen zu können.[255] In der 4. (1829) und 5. (1833) Auflage des *Organon* fehlten diese Angaben dann auch.[256]

---

[252] Vgl. Aegidi (1834 a), S. 82-83.
[253] Vgl. auch Griesselich (1848), S. 264.
[254] Vgl. Hahnemann (1810), S. 119.
[255] Auch Griesselich äußerte sich kritisch zum abwechselnden Gebrauch homöopathischer Arzneien, wie Aegidi ihn vorgeschlagen hatte: „Wie das Verfahren jetzt dasteht, beweist es den ungenügenden Zustand unserer Mat. med., ist zwar einladend, allein der Erforschung der Wirkungssphäre der Mittel gewiß nicht den Weg bahnend; das Ganze ist ein gedehntes Mischen der Arzneien – eine Mischung der Arznei der Zeit nach, denn es lässt sich nicht verkennen, daß wir hierbei darauf bauen, daß ein Mittel noch durch das andere hindurch wirke, was auch Hering annimmt. Dies Verfahren – planlos ists Unsinn – gewährt, wenn es geregelt ist, gewiß große Vortheile." Vgl. Griesselich (1835), S. 71.
[256] Vgl. Griesselich (1848), S. 263ff.

Etwa zu der gleichen Zeit wie Aegidi sprachen sich mehrere andere prominente homöopathische Ärzte ebenfalls in bestimmten Fällen für eine Gabe der homöopathischen Mittel im Wechsel aus.[257] Doch diese Methode setzte sich nicht durch, da viele Homöopathen fürchteten, sie könne zu einer gleichzeitigen Gabe verschiedener homöopathischer Arzneien verführen.

„Beiträge zur homöopathischen Heilkunst" (1835)[258]

1835 erschienen zwei Aufsätze Aegidis in der *Hygea*. In dem ersten Artikel empfahl er bei einigen Erkrankungen bestimmte homöopathische Arzneien.[259] Er tat dies im Stile der „bewährten Indikationen".[260] In dem zweiten hier ausführlich zu besprechenden Beitrag berichtete er zuerst über seine Erfahrungen mit der homöopathischen Behandlung der Mundfäule. Er habe die sonst als wirksam empfohlenen Arzneien Quecksilber und Borax nicht immer wirken sehen, aber in der Christwurzel (Helleborus) ein sehr wirksames Heilmittel

---

[257] Zu diesen Ärzten gehörten Groß und Hering, der theoretische Überlegungen zu der günstigen Wirkung des Wechsels der Arzneien anstellte. Auch Mühlenbein (1764–1845), Rummel und Hartmann sprachen sich dafür aus. Vgl. Griesselich (1848), S. 263ff.

[258] Vgl. Aegidi, (1835 c), S. 198-217. Bei diesem Artikel ist nicht ganz klar, ob sich Aegidi bei der Veröffentlichung noch in Düsseldorf befunden hat. Bei dem Artikel: Aegidi (1835 b) wird Düsseldorf noch als Aufenthaltsort Aegidis angegeben.

[259] Vgl. Aegidi (1835 b), S. 32-34.

[260] Hierunter versteht man, daß man homöopathische Arzneien nach klinischen Kriterien oder nach klinischen Diagnosen verordnet, weil man sie oft in der Praxis in diesen Fällen als wirksam erlebt hat. Dieses Vorgehen verträgt sich eigentlich nicht den homöopathischen Regeln, weil auch in diesen Fällen individualisiert werden müßte. Zur Veranschaulichung diene das folgende Zitat; vgl. Aegidi (1835 b), S. 32-34:
„1) Die bisher meist ungeheilt gebliebene Harnruhr (Diabetes), selbst wenn die Krankheit schon seit geraumer Zeit bestanden, wird durch Acidum phosphoricum in den meisten Fällen gründlich geheilt. Der Kranke erhält von der 3ten Potenzirung dieses Mittels täglich eine Gabe bis zur Heilung.
Auch dient Acidum phosphor. in der 3ten Potenz. (weil es bei Gesunden Schneiden beim Urinlassen erzeugt) in dem sogenannten schneidenden Wasser, auch kalte Pisse genannt, welches Leiden schwangere Frauen oft zu großer Qual gereicht, und bewirkt nicht selten schon in einer einzigen Gabe radicale Hilfe. In einigen Fällen war die Beschwerde nach einmaligem Riechen an 1. Pot. wie weggezaubert [...]
3) Nicht Aurum, sondern Nux vomica in der 1ten-6ten Potenz., hebt die eigenartige Schwermuth mit Lebensüberdruß, welche zum Selbstmord führt, oft schon in 8, höchstens 14 Tagen, täglich zu einer Gabe. Bei hoher Reizbarkeit dient eine höhere Potenzirung [...]
4) Angustura, 1te-6te Potenzirung, täglich zu einer Gabe, ist das specifische Mittel gegen Knochenfraß. Es muß längere Zeit fortgebraucht und Kaffee dabei streng vermieden werden [...]
8) Arnica hebt Magenverderbnis mit Aufstoßen nach faulen Eiern und ohne Erbrechen [...]
10) Drosera, 8te–10te Pot., hebt augenblicklich die katarrhalische Heiserkeit. Man wendet dieses Mittel hier am besten als Riechmittel an; in der 3ten Pot.
Die homöopathischen Mittel können in chronischen Fällen täglich, in acuten stündlich, ja 1/4 stündlich wiederholt werden. Die niederen Potenzirungen, 1-6, bei heroischen Mitteln 10-12, sind den s.g. Decillionverdünnungen vorzuziehen. Am besten giebt man einen kleinen Tropfen mit einer Tasse voll Wassers. Zum Riechen wähle man die Pot. 1-3 und lasse dies den Kranken recht oft wiederholen. – Einer Bestätigung dieser Erfahrungen von allen Seiten bin ich gewiß!"

gefunden. Von dieser Erfahrung ausgehend machte Aegidi sich Gedanken zu der Zuverlässigkeit von homöopathischen Arzneimittelprüfungen, Repertorien und Arzneimittellehren:[261]

„Merkwürdig aber ist, daß die reine Arzneimittellehre[262] und die Repertorien wenig oder nichts über diese ausgezeichnete Wirkung der Christwurzel angeben, und es liefert abermals den traurigen Beweis, wie wenig zuverlässig diese Werke sind, wie die reine Arzneimittellehre unter einem Haufen von Spreu nur wenige Goldkörner, viel Entstelltes, falsch Beobachtetes und Unwahres, dagegen gar wenig Constatirtes, Wahres und Zuverlässiges enthalte, und wie wichtig neben der, mit größerer Umsicht als bisher zu unternehmenden Ausprüfung[263] der Arzneien an Gesunden, die Beobachtung am Krankenbette und die Kenntnis der Wirkung der Arzneimittel ex usu in morbis sei. Erst dann werden wir in unserem Heilbestreben zu glücklicheren Resultaten gelangen, und den der Homöopathie neuerdings nicht selten mit Recht bestrittenen Vorzug des cito et tuto sanare vor jeder anderen Methode wieder vindiciren können, wenn wir, die Nothwendigkeit erkennend, von den seither sanktionirten Dogmen (welche über den Unwerth der Homöopathie zu raisoniren, den Gegnern gerechte Veranlassung darbot) abweichen zu müssen, uns überzeugen, daß, um rasch und glücklich zu heilen, erforderlich sei:

1) die bisherige reine Arzneimittellehre als eine oft trübe Quelle, und die aus der seitherigen Prüfung der respectiven Arzneimittel an gesunden Personen gewonnenen Krankheitssymptome als oft sehr trügerische Heilanzeigen zu betrachten, und ihrem Werthe nur dann Vertrauen zu schenken, wenn sie sich wiederholt am Krankenbette bewährt, sowie neben diesem ersten Wege, den zweiten, gleich wichtigen, durch sorgfältige und umsichtige Prüfung der Arzneimittel auf erkrankte Organe, die Wirkungssphäre derselben kennen zu lernen, ja nicht außer acht zu lassen;

2) die Mittel, welche in den bisher üblichen hohen Verdünnungen (die man nicht stets als Potenzirungen betrachten darf) nur zu oft den Erfolg versagen, in stärkeren Gaben und öfteren Wiederholungen anzuwenden, durch welchen ununterbrochenen Angriff allein eine kräftige und den Heilerfolg vermittelnde Reaction möglich wird, die nur ausnahmsweise durch eine einzige Gabe zustande kommt."[264]

Im weiteren berichtete Aegidi über die Reaktionen auf diese stärkeren Arzneigaben:[265]

„Seit ich die Arzneimittel in größeren Gaben meinen Kranken reiche, bin ich nicht nur glücklicher im Heilerfolge, sondern es treten bisweilen die reinen Wirkungen der Mittel, begünstigt durch die krankhaft gesteigerte Reizempfindlichkeit in Neben- (Arznei-) Beschwerden viel klarer, denn bei den Ausprüfungen derselben an Gesunden, als wichtige Zeichen zu ihrer ferneren, sicheren Anwendung hervor, deren sorgfältige Beobachtung und mit erforderlicher Umsicht unternommene Aufzeichnung nach und nach zu einer echten und wahren Charakteristik der Heilstoffe führt. Auf diesem Wege bin ich zu wichtigen Anzeigen, welche weder die reine Arzneimittellehre, noch die Repertorien enthalten, und zu der Ansicht von der großen Unzulänglichkeit der letzteren gelangt. Die aber bei dem Verfahren mit größeren Gaben nicht immer, doch bisweilen erregten Neben- (Arznei-) Beschwerden sind, insofern es in des umsichtigen und kenntnisreichen Arztes Macht steht, dieselben nicht zu einer, dem Kranken lästigen oder gar gefährlichen Höhe anwachsen zu lassen, durchaus nicht zu fürchten, und geben vielmehr durch ihr Erscheinen die sichere Indication, den Fortgebrauch des Mittels einzustellen. Ganze Gruppen solcher Arzneisymptome wären aus der allopathischen Praxis zu schöpfen, doch bei der seitherigen Art und Weise, nur Gemische anzuwenden, ohne allen Nutzen für unseren Zweck."

---

[261] Vgl. Aegidi (1835 c), S. 199-202.

[262] Vgl. hierzu auch Hahnemann (1825).

[263] Aegidi setzt hier in Fußnote dazu: „Wobei man, wie bisher leider nicht geschehen, die Lebensverhältnisse des zu Prüfenden, sein Alter, Geschlecht, Stand, seine individuelle Körperconstitution, die etwa vorhandenen Krankheitsdiathesen sorgfältig berücksichtigen möge."

[264] Vgl. Aegidi (1835 c), S. 199-201.

[265] Vgl. Aegidi (1835 c), S. 201-202.

Mit seiner hier geäußerten Meinung zu den Arzneimittelprüfungen setzte sich Aegidi deutlich von Hahnemanns Vorstellungen ab. Die Arzneimittelprüfungen an Gesunden waren für Hahnemann unabdingbare Voraussetzung für seine homöopathische Heilweise. Sie waren wesentlicher Bestandteil oder Gegenstand seiner Hauptwerke (*Reine Arzneimittellehre*, *Chronische Krankheiten* und *Organon*). Hahnemann blieb auch in der 6. Auflage des *Organon* bei seinem Verfahren.[266] Dort findet sich dazu unter anderem folgendes:

„§ 107. Giebt man um dieß zu erforschen, Arzneien nur kranken Personen ein, selbst wenn man sie nur einfach und einzeln verordnete, so sieht man von ihren reinen Wirkungen wenig oder nichts Bestimmtes, da die von den Arzneien zu erwartenden, besondern Befindens-Veränderungen mit den Symptomen der gegenwärtigen natürlichen Krankheit vermengt, nur selten deutlich wahrgenommen werden können.

§ 108. Es ist also kein Weg weiter möglich, auf welchem man die eigenthümlichen Wirkungen der Arzneien auf das Befinden des Menschen untrüglich erfahren könnte – es giebt keine einzige sichere, keine natürlichere Veranstaltung zu dieser Absicht, als daß man die einzelnen Arzneien versuchsweise gesunden Menschen in mäßiger Menge eingibt, um zu erfahren, welche Veränderungen, Symptome und Zeichen ihrer Einwirkung jede besonders im Befinden Leibes und der Seele hervorbringe, das ist, welche Krankheits-Elemente sie zu erregen fähig und geneigt sei, da, wie (§ 24-27.) gezeigt worden, alle Heilkraft der Arzneien einzig in dieser ihrer Menschenbefindens-Veränderungskraft liegt, und aus Beobachtung der letztern hervorleuchtet.“

Hahnemann lehnte also die Arzneimittelprüfung am Kranken ab, da er die Prüfungsergebnisse für nicht zuverlässig genug hielt.

Aegidis zitierte Kritik an der bislang geübten Praxis der Arzneimittelprüfung und der Zuverlässigkeit der Arzneimittellehren wirkt unverhältnismäßig scharf („nur wenige Goldkörner“, „viel Entstelltes“, „trübe Quelle“, „trügerische Heilanzeigen“). Dabei eigneten sich seine Vorschläge eher zur Erweiterung des bisher durchgeführten Prüfungsverfahrens, als daß sie ein vollständiges neues Konzept der Arzneimittelprüfung bedeutet hätten. Auch wurden von ihm keine klaren Angaben darüber gemacht, wie umfassend das Erfahrungsmaterial war, aufgrund dessen er seine Überlegungen anstellte.[267] Aegidi fuhr dann fort, anhand von Beispielen zu zeigen, daß die seiner Meinung nach wichtigsten Symptome einiger homöopathischer Arzneien in den Arzneimittellehren und Repertorien gar nicht oder nur oberflächlich erwähnt seien.

Aegidi kam anschließend auf die Therapie des Wasserkrebses (Noma)[268] zu sprechen. Diese Krankheit habe er bei einer Endemie an seinem früheren Wohnort

---

[266] Vgl. Hahnemann (1921), § 105-108.

[267] Später war es bei einigen homöopathischen Ärzten durchaus üblich, homöopathische Arzneimittel zu verwenden, die noch nicht umfassend, teilweise noch gar nicht, am Gesunden geprüft waren, deren Anwendung sich aus Erfahrungen mit diesen Arzneien am Krankenbett ergaben. Als Beispiel aus späterer Zeit sei hier William Boericke genannt, der in seiner Arzneimittellehre solche Mittel mitberücksichtigte und anführte. Vgl. William Boericke (1921), S. III. Boericke schrieb dazu hier in seinem Vorwort: „I have tried to give a succinct resumé of the symptomatology of every medicine used in Homeopathy, including also clinical suggestions of many drugs so far not yet based on provings, thus offering the opportunity to experiment with these and by future provings discover their distinctive use and so enlarging our armamentarium.“ Er berief sich dabei auf Hering und Burnett (1840–1901).

[268] Noma: Wangenbrand, Wasserkrebs, brand. Zerstörung der Wange, bes. bei Kindern nach Infektionskrankheiten: Masern, Scharlach, Typhus, oder aufgrund schlechter Ernährung. Als

kennengelernt, die damals angewandten homöopathischen Arzneien seien unwirksam geblieben. Lediglich durch Anwendung von Quecksilbersublimat und äußerliche Applikation der Holzsäure habe er fünf Kranke retten können. Die Christwurzel wäre aber vielleicht in der Lage gewesen, bei den Vorboten der Erkrankungen eingesetzt, den Ausbruch der schrecklichen Zerstörung zu verhindern.[269]

Danach äußerte sich Aegidi ausführlich zur Behandlung des „Krupp". Schon bevor er sich entschieden habe, „Krupp" homöopathisch zu behandeln, habe er festgestellt, daß der Brechweinstein in spezifischer Beziehung zum „Krupp" stehe. Aegidi führte dann eine differenzierte Unterscheidung der Symptomatik eines echten „Krupp" von einem akuten Katarrh durch. Dem folgte die Fallbeschreibung eines Jungen mit echtem „Krupp", der trotz Anwendung allopathischer Behandlung verstarb. Der Bruder des Verstorbenen sei ein Jahr später ebenfalls erkrankt, ihn habe er aber mit Brechweinsteinlösung erfolgreich behandeln können. Als er begonnen habe, den „Krupp" auch homöopathisch zu behandeln, habe er festgestellt, daß man die homöopathischen Mittel (beispielsweise Hepar sulphuris, Spongia) in kürzeren Abständen wiederholen müsse, um erfolgreich zu sein. Er faßte dies als allgemeine Regel zusammen:[270]

„Bei sehr acuten Leiden ist eine um so häufigere Wiederholung der Mittel unbedingt nothwendig. Man kann erforderlichen Falles alle fünf Minuten eine Arzneigabe reichen. Tritt nach Verlauf einer Stunde nicht schon Besserung ein, so ist in der Regel das Mittel nicht echt specifisch passend. In heftigen Lungenentzündungen muß, auf diese Weise verfahren, schon nach einer bis anderthalb Stunden alle Gefahr beseitigt seyn."

Erreger gefunden: Spirochaeta Plaut-Vincenti u. Bac. fusiformis. Vgl. Pschychrembel (1937), Klinisches Wörterbuch, S. 384.

[269] Unter dem Titel „Zur Geschichte des Wasserkrebses" findet sich schon 1831 in dem *Magazin für die gesammte Heilkunde* folgender Bericht: „Die in Holland häufige, in Deutschland weit seltener beobachtete obengenannte Krankheit trat den Erfahrungen der Herren Doctoren Seiffert und Aegidi zufolge, in Tilsit und dessen Umgebung als Nachkrankheit der Masern, aber nur bei Kindern armer Leute, häufig ein, vorzüglich da, wo mehrere Familien mit kleinen Kindern in engen und dumpfigen Stuben zusammen wohnten. Bei Erwachsenen kam diese Krankheit nur einmal, und zwar bei einem 24jährigen Mädchen vom Lande, welches im Kreis-Lazareth zu Tilsit gestorben ist, vor. Hier hatte das Uebel schon die schrecklichsten Verwüstungen angerichtet, so daß Heilung unmöglich war; denn als die Kranke der Anstalt übergeben wurde, zeigten sich die Weichgebilde der Wange bis an das Auge, die Lippen, der Gaumen und das Zahnfleisch bereits zerstört, so daß man bis in die Höhle des Halses hinabsehen konnte. Die Kranke riß sich, ohne Äußerung von Schmerz, Stücke von brandigen Muskeln, Zähne und Fragmente der Kinnlade, sowie des Gaumens ab, zeigte bis ganz zuletzt starke Eßlust, übrigens keine Merkmale eines sonstigen Leidens und der Tod erfolgte in der dritten Woche der Behandlung. – Unter ganz gleichen Zufällen starb in derselben Anstalt ein Knabe von 4 Jahren [...] Im Ganzen wurden von den Tilsiter Ärzten 18 Patienten behandelt, davon starben 4, 10 wurden geheilt und 4 blieben bei Abgang des Berichts in der Behandlung. – Auffallend ist es wohl, daß das Übel sich blos auf die Nachbarschaft des dortigen Hauptflusses, der Memel, beschränkt hat, sonst nirgends in der Provinz erschienen ist, und zwar nur als Folge der Masern."
Interessant ist, daß, wenn an anderer Stelle dieses Artikels über die Therapie des „Wasserkrebses" gesprochen wird, mit keinem Wort eine homöopathische Behandlungsmöglichkeit erwähnt wird, obwohl Aegidi schon einige Jahre homöopathisch tätig war. Der Grund dafür ergibt sich somit aus der oben von Aegidi beschriebenen Erfolglosigkeit der homöopathischen Therapie. Vgl. Redaktion des Magazins für die gesammte Heilkunde (1831), S. 369-372.

[270] Vgl. ebenfalls Aegidi (1835 c), S. 214.

Oft habe Aconit seine Dienste versagt,[271] um so häufiger habe er mit Squilla Erfolg gehabt. Grundsätzlich müsse aber individualisiert werden. Aegidi nannte noch eine ganze Reihe von homöopathischen Mitteln, die er bei „Krupp" homöopathisch angewendet habe. Sollten die homöopathischen Mittel nicht wirken, läge es immer an der falschen, unzweckmäßigen Wahl des Mittels.

Im Anschluß daran erläuterte Aegidi „eine neue Weise, die Arzneimittel zu präpariren und aufzubewahren":[272]

> „Es giebt noch eine andere Art und Weise, die Arzneimittel zu präpariren und aufzubewahren, die der bisherigen, wie meine jüngste Erfahrung mir dargethan hat, bei weitem vorzuziehen ist. Man verreibe den aus dem Arzneikraute, der Wurzel oder den Blüthen frisch auf den Milchzucker gepreßten Saft sogleich mit demselben stundenlang, und fertige nun weiter auf die bisherige Weise drei bis sechs Verreibungen zum beliebigen Gebrauche an, aber gar keine Verdünnungen mit Weingeist. Auf diese Weise behält man das Essenzielle des Arzneistoffes ganz und gar, statt daß bei dem bisherigen Verfahren, durch Vermischung des Pflanzensaftes zur Hälfte mit Weingeist, eine durch den Bodensatz sich kund gebende Scheidung und Zersetzung erfolgt. Die auf solchem Wege bereiteten Mittel sind ungemein kräftig und wirksam. Auch als Riechmittel benutzt, leisten sie bei weitem mehr, als die seitherigen."

Auch hier vertrat Aegidi eine andere Auffassung als Hahnemann. Hahnemann blieb in der 6. Auflage des *Organon* bei seiner Anweisung, daß der ganz frisch ausgepreßte Saft „unverzüglich mit gleichen Theilen Schwamm-zündenden Weingeistes wohl gemischt" werden solle.[273] An anderer Stelle gestattete Hahnemann immerhin als Kannvorschrift, die frische Pflanze selbst zur Verreibung anzuwenden.[274] Tischner hielt Aegidis Vorschlag noch fast ein Jahrhundert später für beachtenswert und hoffte auf Arzneimittelprüfungen mit auf solche Art hergestellten Arzneimitteln.[275]

2.3.3 Exkurs: Die Diskussion über die Anwendung von „Doppelmitteln"

Einer der Grundpfeiler der Homöopathie war die Regel, jedem Patienten bei jedem Krankheitszustand immer nur ein einziges homöopathisches Mittel zu verabreichen. Dies war für Hahnemann so wichtig, daß er diesem Gegenstand einen eigenen, kleinen Paragraphen in der 4. Auflage seines *Organon* (1829) widmete:[276]

> „§ 270: In keinem Falle von Heilung ist es nöthig, mehr als *eine einzige, einfache* Arzneisubstanz auf einmal anzuwenden".

---

[271] Aconit, Hepar sulphuris und Spongia zählen in der Homöopathie zu den wichtigsten Mitteln zur Behandlung des kruppösen Hustens, vgl. u.a. Kent (1921), S. 785.
[272] Vgl. Aegidi (1835 c), S. 217.
[273] Vgl. Hahnemann (1921), § 267.
[274] Vgl. Hahnemann (1921), § 271.
[275] Vgl. Tischner (1932), S. 584-585.
[276] Vgl. Hahnemann (1829).

Aegidi hatte nun ab Oktober 1832 die ersten Versuche mit „Doppelmitteln" unternommen, angeregt durch die Praxis eines Dr. Stoll in Köln, der seine Patienten mit jeweils zwei homöopathischen Mitteln behandelte und damit angeblich einige Erfolge hatte.[277] Hahnemann mußte zu Ohren gekommen sein, daß sich Aegidi diesem Thema in einer von ihm nicht gebilligten Form annahm. Schon in seinem Brief an Aegidi vom 28.4.1833 warnte er diesen:[278]

„[...] hören Sie aber auf, den Gemischen Dr. Stolls einige Aufmerksamkeit zu schenken, sonst müßte ich fürchten, Sie wären noch nicht von der ewigen Nothwendigkeit, mit einfachen, ungemischten Mitteln Kranke zu behandeln überzeugt. Auch Schäfer und Scharfrichter habe ich hie und da etwas Sonderliches ausrichten sehen. Wollen wir auch so in den Glückstopf greifen?"

Erst nachdem sich Aegidi Hahnemanns harter Meinung gegenüber den Leipziger „Halbhomöopathen" angeschlossen hatte, getraute er sich in seinem Brief vom 8.5.1833, Hahnemann seine Erfahrungen mit „Doppelmitteln" mitzuteilen:[279]

„Schon lange hatte ich auf dem Herzen, Ihnen einiges Wichtige meiner lezten Erfahrungen mitzutheilen, nach den bößen Leipziger Vorfällen gebrach mir aber vollends der Muth, weil ich fürchtete, Sie könnten mich wohl gar in die Categorie der Abtrünnigen werfen u mich u meine Sache ungehört verdammen. Ihre wie jezt wieder gezeigte Güte u der beikommende Brief unseres werthen v. Bönninghausen, den ich zur gefälligen Durchsicht Ihnen übersende, veranlassen mich aber, Ihnen darüber Bericht abzustatten, da es vorzugsweise auf Ihr Urtheil ankommt, ehe jemand weiter irgend etwas darüber erfährt.
Die Wahrnehmung, daß ein nach üblicher Weise während der Wirkungsdauer eines Antipsoricums gereichtes Zwischenmittel die Fortwirkung des ersteren nicht unterbreche, führte mich auf die Beobachtung, daß überhaupt zwei homöopathische Arzneien fähig seien, jede für sich, in dem kranken Organismus, ihre eigenthümliche Wirkung zu vollziehen. Wenn ich zb. nach gereichter calcarea, 50 Tage darauf ein zweitpassendes Antipsoricum gab, so bemerkte ich oft während deutlicher Wirkungsentfaltung des lezteren hin u wieder noch characteristische Erstwirkungen der calcarea sich kund geben. Dies gab zu folgenden Versuchen Veranlassung: wenn in besonders hartnäckigen Krankheitsfällen nach möglichst bester Wahl und kleinster Gabe die Arzneien (mehrere hinter einander gereicht) ohne allen gehofften Erfolg zu sein schienen u binnen mehrerer Monate kein günstiges Resultat sich ergeben wollte, so machte ich den Versuch, zwei homöopathische Arzneimittel, die bei der Wahl in dem concreten Fall miteinander um den Vorrang stritten, indem das eine mehr der einen Seite der Krankheit, das andere mehr der anderen derselben zu entsprechen schien, in der Art miteinander zu verbinden, daß ich dem Kranken gleichzeitig von jedem dieser beiden Mittel ein Streukügelchen, X°, eingab oder ihn ebenfalls gleichzeitig mit dem einen Nasenloch an ein, mit dem anderen an das zweite Mittel riechen ließ. In den meisten Fällen übertraf hiernach der Erfolg meine Erwartungen u ich heilte Kranke, mit denen auf dem früheren Wege nichts anzufangen war. Erst nachdem ich einige 80 Versuche dieser Art gemacht, schrieb ich an Bönninghausen u mahnte ihn zu gleichzeitigen Versuchen an. Was er hierauf erwiedert, finden Sie in seinem Briefe an mich. Er ist ein zu treuer u gewissenhafter Beobachter, als daß man seinen Wahrnehmungen nicht Glauben beimessen sollte. Über das Gesetz, wonach solche Erscheinungen sich erklären lassen, weiß ich nichts Bestimmtes; Sie, unser Meister, werden indeß darüber bald im Klaren sein. Noch weiß nur Bönninghausen u Jahr, der hier in meinem Hause täglich Gelegenheit hat, sich von der Realität dieses Verfahrens zu überzeugen, etwas von dieser Sache, denn ich habe streng vermieden, von etwas noch unreifem zu sprechen. Ihnen, als der höchsten Instanz, bleibt nun das Erkentniß in dieser Angelegenheit, die vielleicht nur als Ausnahme von der Regel (wie ich sie selbst noch betrachte) gestattet werden kann. Gewiß werden

---

[277] Vgl. Aegidi (1838), S. 278 sowie Redaktion der Allgemeinen Homöopathischen Zeitung (1856), S. 101.
[278] Vgl. IGM Stuttgart, A 52.
[279] Vgl. IGM Stuttgart, A 54.

sich aber auch Ihnen ebenso günstige Resultate darstellen, wenn Sie die deshalbige Prüfung nicht verschmähen wollen. So bleibe Ihnen denn auch zu gehöriger Zeit die Bekanntmachung u Belehrung vorbehalten, wozu, wie Bönninghausen meint, in dem Vorworte zu dem 5. Bande Ihrer chronischen Krankheiten sich vielleicht ein Plätzchen finden dürfte. Bis dahin bleibe die Sache jedermann verschwiegen. Theilen Sie mir bald gefälligst Ihre Ansicht mit."

Die Reaktion Hahnemanns auf diese Mitteilung Aegidis offenbart eine typische Facette in Hahnemanns Charakter: Er konnte kompromißlos und hart gegenüber Abweichlern von seiner Lehre sein, war aber auch stets offen für Anregungen, wenn sie nach Prüfung eine Verbesserung seiner Lehre bedeuteten. Und so schrieb er Aegidi am 15.6.1833:[280]

„Glauben Sie ja nicht, daß ich etwas Gutes verschmähe aus Vorurtheil, oder weil es Änderungen in meiner Lehre zuwege bringen könnte. Mir ist es bloß um Wahrheit zu thun, und ich glaube, auch Ihnen. Ich freue mich daher, daß Sie auf einen so glücklichen Gedanken gekommen sind, ihn aber in der nothwendigen Einschränkung gehalten haben: ‚Daß nur in dem Falle zwei Arzneisubstanzen (in feinster Gabe, oder zum Riechen) zugleich eingegeben werden sollten, wenn beide gleich homöopathisch dem Fall angemesssen scheinen, *nur jede von einer anderen Seite.*‘ Dann ist das Verfahren so vollkommen unserer Kunst gemäß, daß nichts dagegen einzuwenden ist, vielmehr, daß man der Homöopathik zu Ihrem Funde Glück wünschen muß. Ich selbst werde die erste Gelegenheit benutzen, ihn anzuwenden, und zweifle am guten Erfolge keinen Augenblick. Auch freut es mich, daß unser v. Bönninghausen einstimmig mit uns hierin denkt und handelt. Ich glaube auch, daß beide Mittel zu gleicher Zeit gegeben werden sollten – sowie ich zu gleicher Zeit Sulphur und Calcarea gebe, wenn ich Hepar sulph. eingebe oder riechen lasse – oder Schwefel und Quecksilber, wenn ich Zinnober eingebe oder riechen lasse. Erlauben Sie also, daß ich Ihren Fund in der nächstens erscheinenden 5ten Ausgabe des Organons der Welt gehörig mittheile. Bis dahin aber bitte ich, alles bei sich zu behalten und auch Herrn Jahr, auf den ich viel halte, dazu zu vermögen. Zugleich werde ich dabei gegen allen Mißbrauch nach leichtsinniger Wahl zweier zu verbindender Arzneien daselbst protestiren und davor ernstlich warnen."

Auch Bönninghausen gegenüber erwähnte Hahnemann am 17.6.1833, daß er Aegidis Vorschläge überprüfe:[281]

„[...] Auch ich habe schon den Anfang mit zwei zusammenpassenden Arzneien, auf einmal gerochen, gemacht und hoffe auf guten Erfolg. Auch habe ich in der nun eben in Druck zu gebenden fünften Ausgabe des Organons diesem Verfahren einen eigenen Paragraph gewidmet und so gehörig zur Kenntniß der Welt gebracht [...]"

Am 19.7.1833 schrieb Hahnemann an Aegidi:[282]

„Ihrem Funde vom Geben einer Doppelarznei habe ich einen eigenen Paragraphen in der 5. Ausgabe des Organons gewidmet, wovon ich gestern Abend das Manuskript an Arnold[283] abgesendet und dabei bedungen habe, daß er es bald drucken und meinen Stahlstich vorsetzen lasse."

Alles sprach dafür, daß Aegidis „Doppelarznei" von Hahnemann offiziell abgesegnet werden würde, doch dann änderte Hahnemann seine Meinung. Über

---

[280] Vgl. Hahnemann, Brief an Aegidi vom 15.6.1833. In: Lutze (1865), S. 267-268. Der hier zitierte Brief Hahnemanns ist nicht erhalten, Lutzes *Organon* ist die einzige Quelle hierfür.

[281] Vgl. Hahnemann, Brief an Bönninghausen vom 17.6.1833. In: Haehl (1922), Bd. 2, S. 259.

[282] Vgl. Lutze (1865), S. 268. Der Brief selber ist nicht erhalten. Lutze zitierte diesen Brief Hahnemanns in zwei, durch Gedankenstriche voneinander getrennten Teilen. Über die Authenzität des ersten, hier zitierten Teils, kann keine endgültige Aussage gemacht werden, der zweite Teil jedoch stimmt wortwörtlich mit einer Passage eines anderen Briefes Hahnemanns an Aegidi vom 9.1.1834 (IGM Stuttgart, A 57) überein, stammt also ziemlich sicher nicht vom 19.7.1833.

[283] Das *Organon* erschien bei dem Verleger Arnold in Dresden.

drei Jahrzehnte später berichtete Lutze (1813–1870),[284] was seiner Meinung nach damals geschehen war:[285]

„In der bald darauf Statt findenden Versammlung homöopathischer Aerzte, am 10. Aug. 1833, trug der Meister diesen neuen Fund seinen Schülern vor, aber statt willige Ohren zu finden, fand er Widerstand. Die Bornirtheit und der Unverstand dieser Menschen ging so weit, daß sie diese echt homöopathische Entdeckung mit der Vielmischerei der Allöopathie verglichen, und dem ergrauten Meister in grellen Farben vormalten, wie er dadurch seiner Lehre schade, so daß er sich dazu bewegen ließ, den schon abgesandten Paragraphen zurückzunehmen, was ein dienstfertiger Schüler, gerade keiner von den reinsten, in Person übernahm und so die Welt um diese wichtige Entdeckung auf viele Jahre bestahl.[286] Denn in der That giebt es Fälle, in welchen man nur mit Doppelmitteln schlagend, schnell und sicher heilen kann, weil diese gerade deren homöopathisches Heilmittel sind.“[287]

Hahnemann selber erklärte sein Verhalten in einem Schreiben an Bönninghausen vom 15.9.1833:[288]

„Ganz vor kurzem ward mir berichtet, daß meine Aufnahme der Heilung mit einer Doppel-Arznei (etwa durch den Drucker) aus dem Manuskripte der fünften Ausgabe des Organons Hufelanden bekannt worden sei, der schon darüber jubele, daß die Homöopathie doch endlich wieder in den Schooß der allein seelig machenden Kirche zurück kommen müsse, und sich der alten Kunst wieder anschließe.[289] Da es nun, wie bekannt, nicht unerläßlich und durchaus nie nothwendig (obgleich zuweilen vortheilhaft) ist, eine Doppel-Arznei den Kranken zu reichen und der Vortheil von der Bekanntmachung dieser zuweilen dienlichen Verfahrensart unendlich von dem Nachtheile, wie ich sehe, überwogen wird, der aus der Mißdeutung von Allöopathen und Allöo-Homöopathen gewiß entstehen würde; so habe ich (gewiß mit Ihrem Beifalle!) mir das Mspt. wieder schicken lassen und wieder alles in integrum hergestellt, auch wohl noch einen Tadel einer solchen Verfahrensart hinzugefügt, so daß der orthodoxe Pabst der alten Schule sich nicht wenig entsetzen wird, wenn er im erscheinenden Organon sein Gaudium zu Wasser zerronnen erblicken wird. Ich weiß, Sie billigen dieß mein Verfahren.“

Tatsächlich erschien die 5. Auflage des *Organon der Heilkunst* 1833 mit folgendem Text:[290]

---

[284] Arthur Lutze war ursprünglich Postsekretär und als homöopathischer Laienpraktiker in Potsdam tätig. Später studierte er die Heilkunde, erhielt seinen Dr. med. und betrieb eine vielbesuchte Heilanstalt in Köthen. Er wandte neben der Homöopathie auch den „Mesmerismus“ an und war in der homöopathischen Ärzteschaft sehr umstritten. Vgl. Tischner (1939), S. 500-501. Zum Leben dieser schillernden Persönlichkeit vgl. auch Streuber (1996).

[285] Vgl. Lutze (1865), S. 268-269.

[286] Wer damit gemeint ist, ist unklar.

[287] Vgl. auch Aegidis Fußnote zum gleichen Thema in Aegidi (1834 a), S. 85.

[288] Vgl. Hahnemann, Brief an Bönninghausen vom 15.09.1833. In: Haehl (1922), Bd. 2, S. 259.

[289] Hufeland stand der Homöopathie kritisch, aber sachlich gegenüber. Hierzu ein Zitat Hufelands aus dem Jahr 1830 (*Journal für praktische Arzneykunde* St. 2, S. 8): „Das Erste, was mich bestimmte, war, daß ich es unrecht und der Wissenschaft unwürdig fand, die neue Lehre mit Spott und Verachtung zu behandeln... Am allermeisten ist mir in der Wissenschaft Unterdrückung und Despotie zuwider; hier sollte nur Freiheit des Geistes, gründliche Prüfung, gründliche Widerlegung, gegenseitige Achtung und Festhalten an der Sache, nicht aber Persönlichkeit herrschen. Dazu kam die Achtung, die ich von Alters her gegen den Erfinder hegte, und die ich seinen früheren Schriften, seinen wesentlichen Verdiensten um die Heilkunde schuldig war; desgleichen die Namen mehrerer achtbarer und keineswegs von Vorurtheilen befangener Männer, die das faktisch Wahre in der Sache erkannten.“ Vgl. Hufeland (1830). In: Haehl (1922), Bd. 1, S. 412.

[290] Vgl. Hahnemann (1833).

„§ 272. In keinem Falle von Heilung ist es nöthig, mehr als *eine einzige, einfache* Arzneisubstanz auf einmal anzuwenden."[291]

Und dazu setzte Hahnemann in einer Fußnote:

„Es haben zwar einige Homöopathiker versucht, in Fällen, wo sie für den einen Theil der Symptome eines Krankheits-Falles das eine, für den anderen Theil derselben aber ein zweites Arzneimittel passend homöopathisch erachteten, beide Arzneimittel zugleich, oder fast zugleich einzugeben; aber ich warne ernstlich vor einem solchen Wagstück, was nie nöthig seyn wird, wenn's auch zuweilen dienlich schiene."

In einem weiteren Schreiben an Bönninghausen vom 16.10.1833 bekräftigte Hahnemann seine veränderte Haltung:[292]

„.... Leicht hätte mich Ihre Beredsamkeit besiegt, wenn ich mit Ihnen im gleichen Falle gewesen wäre, das ist, wenn ich durch mehre und so viele Erfahrungen von der Thunlichkeit, ja Vorzüglichkeit des Gebens von Doppel-Arznei so sehr schon überzeugt gewesen wäre, als Sie es vermuthlich gewesen sind. Allein von mehren Versuchen dieser Art sind mir nur einer oder zwei gut gerathen, was zur apodiktischen Aufstellung eines neuen Lehrsatzes nicht hinreicht. Ich war also in der Praxis noch zu weit zurück, um nach voller Überzeugung selbst damit auftreten zu können. Es bedurfte noch eines kleinen Moments, um mich zur Änderung dieser Stelle im neuen Organon zu bewegen, welche nun dahin ausgefallen ist, daß ich die Möglichkeit zugebe, daß zwei wohl gewählte, verschiedene Arneimittel mit Vortheile in einigen Fällen zugleich gegeben werden können, daß dieß aber ein sehr schwieriges und bedenkliches Verfahren zu seyn scheine. Und so glaube ich auf der einen Seite der Wahrheit und auf der andern meiner bisherigen Überzeugung Genüge gethan zu haben. Es würde mir leid thun, wenn ich dadurch zuviel von Ihrem Wunsche mich entfernt hätte..."[293]

Anfang 1834 schrieb Hahnemann deswegen auch an Aegidi. Er kritisierte hierbei Aegidis zu „rasches" Vorangehen mit den „Doppelmitteln":[294]

„Mit Reichung von Doppel-Mitteln sind Sie meines Erachtens etwas zu rasch vorwärts gegangen, wie Sie denn überhaupt ein rascher Mann sind. Ich kann und werde Sie nicht abhalten, öffentlich darüber zu sprechen; ich thue es nicht selbst.

Sie setzen voraus, daß die Nachahmer für einen solchen Krankheits-Fall nicht nur für den einen Theil der Symptome, sondern auch für den zweiten Theil derselben das richtige simile leicht finden und so immer vorzügliches damit ausrichten könnten. Ach! wenn die meisten Homöopathen doch immer auch nur ein genau auf die charakteristischen Symptome in genauer Ähnlichkeit passendes Arzneimittel ausfindig machen könnten oder wollten – ein nächst Passendes wollten wir ihnen gern nachlassen! Wie könnten die Herren sich denn sonst so oft rühmen, daß sie Tags 30, 40 Patienten besorgen könnten! Wie viel Zeit gehört nicht dazu, durch genaues Nachsuchen und Aufschlagen der Hülfsbücher auch nur für einen Kranken das dienliche Mittel ausfindig zu machen. Diese Zeit können sie sich aber unmöglich bei 30, 40 Patienten nehmen. Wie wären sie also im Stande für jeden etwas genau Passendes ausfindig zu machen? [...]
Ich finde, meines Theils, das Eruiren des rechten Mittels in jedem Falle schwer und mühsam. Da weiß ich nun nicht, wie sie das erste, geschweige das zweite Zwillings-Mittel so bequem ertappen sollten! Verzeihen Sie, daß ich hierin sehr schwergläubig bin.

---

[291] In der 6. Auflage des *Organon* findet sich Entsprechendes im § 273. Vgl. Hahnemann (1921).

[292] Vgl. Hahnemann, Brief an Bönninghausen vom 16.10.1833. In: Haehl (1922), Bd. 2, S. 259-260.

[293] Dazu im Widerspruch steht eine Äußerung Bönninghausens aus dem Jahre 1865: „[...] Ich selbst war es, der Hahnemann veranlaßte, in einer Anmerkung zu § 272 in der 5ten Auflage seines Organons vor der Anwendung von Doppelmitteln zu warnen. Seit dieser Zeit haben weder Hahnemann noch ich Arzneimittel in Mischungen verordnet [...]" Vgl. Bönninghausen, Schreiben an Carroll Dunham in New York vom 25.3.1865. In: Haehl (1922), Bd. 2, S. 90.

[294] Vgl. IGM Stuttgart, A 57.

Doch überlasse ich Ihnen, wie billig, darüber zu schreiben – bitte aber – nur in das Archiv, weil beide homöopathische Zeitungen auch vor das große Publikum kommen. Den Allöopathen wirds ein Gaudium seyn."[295]

Tatsächlich erläuterte Aegidi im Jahre 1834 seine Gedanken zu den „Doppelmitteln" im *Archiv für die homöopathische Heilkunst.* In dem Artikel „Vorschläge zur Erweiterung der homöopathischen Technik" findet sich dazu unter anderem folgendes:[296]

„Niemand kann leugnen, daß die verschiedenen Mineralquellen sich in unzähligen Fällen heilsam bewiesen haben und mancher sieche, hoffnungslose Kranke durch den Gebrauch derselben zu seiner *vollständigen* Gesundheit gelangt ist. Die Analyse der meisten wirksamen Thermen zeigt unter ihren Bestandtheilen kleinste Quantitäten antipsorischer Heilmittel, in einer Quelle oft mehrere miteinander verbunden. Es würde sonach gerade nicht ein unsinniges Verfahren genannt zu werden verdienen, wenn der homöopathische Arzt diesen Fingerzeig der Natur in einzelnen, besonders schwierigen Fällen benutzte. Er würde aber allen Tadel verdienen, wollte er kopflos auf gut Glück mehrere homöopathische Heilmittel untereinander mischen und dem Kranken eingeben. Er darf hier um so weniger einer festen Norm entbehren, weil er sonst sich von seinen Experimenten keine Rechenschaft geben könnte und in die Charybdis der allöopathischen Vielmischerei geriethe, zu deren Entschuldigung alle Vernunftgründe fehlen. Das Gesetz Similia similibus muß auch hier sein Leitstern bleiben. Die Verletzlichkeit dieses Gesetzes wird ihm aus leicht begreiflichen Gründen die Wahl *zweier* Mittel zu überschreiten verbieten.
Findet er nun kein einziges Mittel, welches der Krankheit in ihrer Symptomen-Totalität und eigensten Beziehungen vollkommen entspricht, sondern deckt die bestgewählte Arznei nur *einen* Theil der characteristischen Symptome; so wähle er ein *zweites* Mittel, welches *der anderen Seite der Krankheit echt homöopathisch entspreche,* aber auch in keiner antidotarischen Beziehung zu dem erstgewählten stehe, und verbinde *beide* Mittel dergestalt, daß er von jedem ein bis einige Kügelchen usw. in einem Fläschchen Wasser durch tüchtiges Schütteln innig vermische und diese Auflösung nun den Kranken nehmen lasse. In *einzelnen,* besonders schwierigen Fällen, sage ich, wird der homöopathische Arzt davon mit Nutzen Gebrauch machen können, wie nicht meine vielfältige Erfahrung allein, sondern auch die Versuche anderer hochachtbarer Männer bereits es außer allen Zweifel gesetzt haben.
Wohl hat Hahnemann über dieses Verfahren insofern sein Bedenken zu erkennen gegeben, als er meint: ‚es sey gar nicht so leicht, für jeden Krankheitsfall das richtige Simile zu finden, und wenn die meisten Homöopathen immer nur ein auf die charakteristischen Symptome in genauer Ähnlichkeit passendes Arzneimittel ausfindig machen könnten, ein *nächst* passendes man ihnen gern erlassen wollte.'"[297]

Keinesfalls gefährde dieses Verfahren die Reinheit der Homöopathik, zumal man auch schon früher in der Homöopathie ähnlich vorgegangen sei. Zur Bestätigung dieser Behauptung fuhr Aegidi fort:[298]

„Verfuhren wir seither doch stets auf ähnliche Weise, wenn wir hepar. sulph. calc. und Zinnober (letzteren so heilsam in Scrophelleiden) unseren Kranken reichten, ohne daß es jemanden eingefallen wäre, eine solche Verordnung unhomöopathisch zu nennen. Wenn unser trefflicher Hering (Archiv 13. Bd. 2. Heft S. 47) die Prüfung und nacherige Anwendung des Augit, Vesurien, des Lasursteins usw. vorschlägt; so würde solche in demselben Sinne unternommen, da ersterer aus Silic. calc. magn. alum, der zweite aus Sil. calc. alum. ferr., der letzte aus Sil.

---

[295] Gemeint sind mit den „beiden homöopathischen Zeitungen" die *Allgemeine Homöopathische Zeitung* und Schweikerts *Zeitung der homöopathischen Heilkunst für Ärzte und Nichtärzte.*
[296] Vgl. Aegidi (1834 a), S. 83-84.
[297] Vgl. IGM Stuttgart, A 57.
[298] Vgl. Aegidi (1834 a), S. 85.

alum. natr. zusammengesetzt ist. Und weil diese Mittel nicht einfach, sondern aus mehreren Bestandtheilen, die wir *für sich* anzuwenden gewohnt sind, bestehen; darum sollte man sich mit ihrer Prüfung und Anwendung, aus Furcht dieses Verfahren könne wohl als ein unhomöopathisches gescholten werden, nicht befassen?"

In einer Fußnote zu diesen Ausführungen erläuterte Aegidi, warum er diesen Text eigentlich nicht veröffentlichen wollte, es aber schließlich doch tat:

„Nachdem der Vorschlag zur Prüfung dieses Verfahrens in der Versammlung zu Cöthen am 10. Aug. v. J. eine heftige Opposition fand, beabsichtigte ich, die Bekanntmachung desselben ganz zurückzubehalten. Da indeß *Jahr* in einer Note der seinem Handbuche [...] als Vorrede mitgegebenen Abhandlung dessen oberflächlich erwähnend, auf meine nachfolgende Erörterung verweiset; so habe ich jetzt diesen Gegenstand wider Willen in Anregung bringen müssen. Es stehet ja jedem, der aus diesem Verfahren keinen Nutzen ziehen will, frei, meine auf wichtige Erfahrungen gestützten Vorschläge unbeachtet zu lassen."

Jahrs *Handbuch* erschien 1834.[299] Er widmete sein Werk den homöopathischen Ärzten Bönninghausen und Aegidi. Explizit erwähnte er Aegidis „nicht genug zu rühmende Menschenfreundlichkeit" in seinem Vorwort. In einer Fußnote dieses Vorwortes findet sich auch die oben angedeutete Bemerkung über Aegidis Praxis der Doppelgabe von Arzneien:[300]

„Als ein, außer der Wiederholung zuweilen angezeigtes Verfahren, möchte hier vielleicht noch die von Hahnemann empfohlene Abwechslung mit zwei der bestpassendsten Mitteln und dann auch die von dem Herrn Dr. Aegidi zuerst versuchte Verbindung derselben zu einer Totalwirkung zu erörtern sein: allein da über beide noch zu wenig gesetzbestimmende Erfahrungen vorliegen, und in Hinsicht der letzteren der verehrliche Erfinder derselben sich vorbehalten, zu seiner Zeit selbst ausführlicher zu sprechen, so möge vor der Hand diese Andeutung und die Bemerkung genügen, daß namentlich das letztere Verfahren nicht nur dem Herrn Dr. Aegidi selbst, sondern auch dem Herrn v. Bönninghausen und mir, sowie noch manchen andern, in besonderen, schwierigen Fällen außerordentliche Dienste geleistet."

Aegidis Artikel im *Archiv für homöopathische Heilkunst* wurde vielfach beachtet und oft kritisiert. Schon gleich in einer Anmerkung zu Aegidis Text äußerte Stapf, der Herausgeber des *Archivs*, seine Bedenken. Hierbei wurden zwei Hauptkritikpunkte an Aegidis Vorschlag deutlich:[301]

„Obige Bemerkung des trefflichen Herrn Verfassers veranlaßt zu näherer Erörterung des Begriffs der Mischung. Was Natur oder Kunst, in Folge chemischer Affinitäten, zu einem neuen Körper vereint hat, kann nicht mehr Gemisch genannt werden. Schwefelsäure und Kali zu schwefelsaurem Kali, Schwefel und Quecksilber zu Zinnober, Schwefel und Ätzkalk zu Schwefelleber innigst verbunden, bilden nun eigenthümliche, selbständige Körper, in denen, weder chemisch, noch in Beziehung auf den lebenden Körper, einer der sie constituirenden Stoffe vorherrscht. Schwefelsäure und Salzsäure, Kali und Natrum zusammengemischt, werden dagegen nimmermehr etwas anders bilden als ein Aggregat, nie aber ein chemisch zu einem eigenthümlichen Körper vereinbares Ganzes, bleiben fort und fort Gemische. Sie bestehen nebeneinander, ohne sich zu durchdringen und zu einem dritten Ganzen, zu einer neuen Schöpfung zu verbinden [...] Daher dürfte auch der aus der natürlichen Zusammengesetztheit dieser Arzneikörper hergenommene Schluß auf die Zulässigkeit der künstlichen Zusammensetzung mehrerer nicht durch Natur oder Kunst zu einem selbständigen Ganzen vereinigter Stoffe, mindestens in der homöopathischen Praxis sehr gewagt und vielleicht unzulässig seyn.

---

[299] Vgl. Jahr (1834).
[300] Vgl. ebd. S. XXIII.
[301] Vgl. Anmerkung des Herausgebers Stapf, in: Aegidi (1834 a), S. 85-87.

Ohne hier zu untersuchen, ob überhaupt eine solche Zusammenfügung verschiedener Arzneistoffe zum Heilbehufe möglich und mit den Grundgesetzen der Homöopathie irgend vereinbar sey; so möchten wir doch die Sache, selbst in den wenigen und höchst schwierigen Fällen, für welche der verehrte Herr Verf. diese Maaßregel in Anspruch nimmt, jedenfalls höchst bedenklich finden, da es nicht fehlen kann, daß bei Realisirung dieses Vorschlages einer höchst beklagenswerthen Willkühr der Weg gebahnt und das heiligste Palladium der Homöopathie, die Einfachheit und strenge Gesetzlichkeit ihres Handelns, gefährdet werden würde; anderer, nicht minder großer Nachtheile, wogegen die etwa daraus entspringenden Vortheile kaum in Anschlag zu bringen seyn dürften, nicht zu gedenken. Der geistreiche und eifrig forschende Herr Verfasser wird gewiß diese, aus reinster Liebe für die Homöopathie hervorgegangene Bemerkung freundlich deuten, und vielleicht mit unsern Ansichten über diesen wichtigen Gegenstand sich nach und nach befreunden."

Hahnemann selber hatte sich Aegidi gegenüber zu diesem Thema noch einmal am 11.2.1834 geäußert:[302]

„Der Umstand, daß wir schon in den Neutral- und Mittelsalzen, sowie in der Schwefelleber eigentlich zwei verschiedne Dinge eingeben, ist sehr von Verordnung zweier von uns zugleich gegebner einzelner Substanzen verschieden. Nie würden wir, wenn wir etwas Kalkerde zu etwas Schwefel fügen wollten, dasselbe gegeben haben, was die schon fertige kalkige Schwefelleber ist, in welcher stets und ewig das geeignete Verhältniß von Erde und Schwefel innig verbunden, und auch die Erde in einem Zustande (dem ätzenden) vorhanden ist, in der wir die Kalkerde nicht eingeben können (als ungelöschten Kalk). Und so ist auch z.B. im Nitrum und dem Kochsalze ein so fest bestimmtes Verhältniß von Säure und Base, das sich ewig gleichbleibt, so daß diese chemisch verbundnen, sich stets gleich bleibenden Zusammensetzungen füglich als einfache Arzneisubstanzen auf ihre reinen Arzneiwirkungen am Gesunden geprüft und als simplicia verordnet werden können. Aber unsre freien Zusammensetzungen, z. B. Schwefel zugleich mit Lycopod. gegeben, fallen nie so gleichförmig und überein aus, sind auch nicht so innig verbunden, wie Schwefel und Kalkerde in der Schwefelleber."

Interessant ist, daß Hahnemann die klare Unterscheidung zwischen homöopathischen Arzneien, die aus einer natürlicherweise vorkommenden Verbindung zweier Substanzen bestehen, und solchen, die eine künstliche, durch den Homöopathen bewirkte Zusammensetzung darstellen, noch nicht hervorgehoben hatte, als er der „Doppelmittel"-Gabe noch aufgeschlossener gegenüberstand.[303]

Stapfs und Hahnemanns Einwände gegen Aegidis Ausführungen waren nicht die einzigen kritischen Stellungnahmen dazu. Deutlich, wenn auch in respektvollem Ton, beanstandete beispielsweise Tietze (1799–1847) in der *Allgemeinen Homöopathischen Zeitung* Aegidis „Doppelmittel"-Verfahren.[304] Ebenfalls in der *Allgemeinen Homöopathischen Zeitung* sah Drescher († 1834)[305] die Gefahr der Vielmischerei auf die Homöopathie zukommen und Groß bemerkte dazu in einer Fußnote:[306]

„Wieviel Unheil dieser Vorschlag, den die Anfänger in der homöop. Praxis und die wahren Halbhomöopathen (d.h. welche ebensogern allöop., als homöop. curiren) mit dem größten Enthusiasmus aufgenommen, schon angerichtet hat, ist gar nicht zu beschreiben. Ich habe mich aber davon überzeugt."

---

[302] Vgl. IGM Stuttgart, A 58.
[303] Vgl. Hahnemann, Brief an Aegidi vom 15.6.1833. In: Lutze (1865), S. 267-268.
[304] Vgl. Tietze (1835), S. 223-224 u. 236-239.
[305] Vgl. Drescher (1835), S. 218-219.
[306] Vgl. Anmerkung von Groß in: Drescher (1835), S. 219.

Dieser Kritik folgte Aegidis „Erwiederung in Bezug auf einen bereits mehrfach gerügten Gegenstand" in der *Allgemeinen Homöopathischen Zeitung* (1835). In ihr wehrte sich Aegidi gegen die ihm gemachten Vorwürfe:[307]

„Mein Vorschlag betraf nicht eine Regel, sondern eine Ausnahme und zwar eine seltene von derselben. Nur in den Fällen sollte Gebrauch von der Darreichung eines Doppelmittels gemacht werden, wo der beharrlichsten Bemühungen und der Anwendung der umsichtigst gewählten einfachen Mittel ungeachtet, kein günstiger Erfolg erzielt werden konnte. Giebt es dergleichen hartnäckige Fälle nicht? O ja! Die Annalen der Homöopathie theilen uns die langweiligsten Krankengeschichten mit, wo alle möglichen homöopathischen Mittel jahrelang hintereinander ohne allen Erfolg gegeben worden sind. Und wie zahllose Fälle der Art sind nicht den Praktikern begegnet, die nie zur öffentlichen Kunde gekommen sind! Was will man denn nun unternehmen, wenn alle sogenannte Antipsorica vergebens durchprobirt worden sind und auch die meisten anderen, zur Elite nicht gezählten Mittel; das zu behandelnde Übel noch um nichts gebessert worden ist und dem Kranken endlich die so hart auf die Probe gestellte Geduld ausreißt?

‚Man schicke ihn lieber in ein Mineralbad, als ihm Doppelmittel zu geben, weil die ein bestimmtes Ganzes bildenden, natürlichen Arzneigemische, die Mineralbäder, die Einheit der Homöopathie nicht gefährden.'

Und wenn der Kranke nun auch aus dem Mineralbade hoffnungslos heimkehrt? Überlasse man ihn dann seinem Schicksale oder der Allopathie?

Warum in solchen höchst schwierigen Fällen nicht zu den vorgeschlagenen, auf Vernunftgründe gestützten Verfahren schreiten, welches hundertfältige Experimente bereits als gültig bestätigt haben? Weil es die Einheit der Homöopathie gefährdet und der Vielmischerei Thor und Thür öffnet?

Die Einheit der homöop. Methode ist längst durch die Psoratheorie, die Nothwendigkeit der Gabenwiederholung und Darreichung von Zwischenmitteln erschüttert worden. Und bliebe selbst davon kein Fetzen übrig, so ist nichts daran gelegen, wenn wir nur unsere Kranken heilen, wenn wir nur im Stande sind, bisher unzerstörbare Siechthume zu beseitigen und dem Leidenden zu der Menschheit höchstem Gute, der Gesundheit, zu verhelfen. Können wir solches nicht auf die einfachste Weise, so mögen wir die complicirte nicht verschmähen, wenn sie uns zum gewünschten Ziele führt. Die Gegner meines Vorschlags laden sich hierbei denselben Tadel auf, den sie den Allopathen zuschieben, wenn sie ihnen vorwerfen, die Homöopathie ungeprüft zu verdammen. Keiner derselben beweiset die Haltlosigkeit meines, als seltene Ausnahme von der Regel empfohlenen, Verfahrens aus bereits angestellten Versuchen. Oder sind allein sie so glücklich, mit der bisher üblichen Technik unter allen Umständen auszureichen? Dann beneide ich sie um ihren praktischen Takt! Mich, leider, läßt die Einheit der Homöopathik nur zu oft im Stich, doch weiß ich mir zu helfen, und kann, von ihr in erforderlichen Fällen mich frei machend, nicht über Mangel an glücklichen Resultaten in meiner Praxis klagen."

Warum sollten bestimmte Methoden nicht in die Homöopathie eingeführt werden, so fuhr er fort, wenn diese doch den Patienten helfen könnten. Er verwende beispielsweise seit längerer Zeit homöopathische Arzneien auch in äußerer Anwendung, als Umschlag, Injektion, Augenwasser, Wasserbäder usw. und habe davon großen Nutzen gesehen. Aegidi schrieb weiter:[308]

„Daran wird man gleichfalls, wie ich fürchte, ein großes Ärgerniß nehmen, obzwar man bisher nichts dawider hatte, der Arnica-Verdünnung zu solchem Zwecke sich ohne Nachrede zu bedienen![309]

---

[307] Vgl. Aegidi (1835 a), S. 30-31.

[308] Vgl. ebenfalls Aegidi (1835 a), S. 32.

[309] Im Gegensatz dazu schrieb Hahnemann in seinem *Organon*, 5. Auflage, § 194 unter anderem: „Weder bei den schnell entstehenden, acuten Local-Leiden, noch bei den schon lange bestandenen örtlichen Übeln, ist es dienlich, ein äußeres Mittel, und wäre es auch das specifische und, innerlich gebraucht, homöopathische heilsame, äußerlich an die Stelle einzureiben oder aufzulegen; selbst dann nicht, wenn es innerlich zugleich angewendet würde [...]".

Was nun endlich den Vorwurf betrifft, es werde durch meinen Vorschlag der Vielmischerei ein offenes Feld angewiesen, so diene, abgesehen von dem Einwande, daß bei dynamischen Potenzen von einer Mischung im Sinne des Chemismus, wie sie bei diesem Verfahren doch gefürchtet wird, eigentlich nicht die Rede seyn kann, zur Entgegnung, daß selbst das einfache homöopathische Verfahren von Unverständigen schlecht und unzureichend gehandhabt werden könne und geübt worden ist. Wer da 4, 5, 6 Mittel in einen Topf zusammenthun will, bekundet, daß er den Sinn meines Vorschlags nicht gefaßt hat, die große Schwierigkeit der Wahl zweier geeigneter Mittel nicht zu würdigen versteht. Ein solcher darf sich aber auch auf andere Weise keine großen Leistungen versprechen.

Somit mögen die Unfehlbaren mein Verfahren von der Hand weisen; ich und mehrere unbefangene Ärzte, die nicht der Methode, sondern der leidenden Menschheit zu Liebe es mit der Kunst redlich meinen, wissen, was wir von dieser modificirten Anwendungsweise der Mittel zu erwarten haben und in einzelnen schwierigen, sonst unzugänglich scheinenden Krankheitsfällen damit Gutes auszurichten vermögen.“[310]

Auch diese Ausführungen Aegidis blieben nicht unwidersprochen, Schrön (1804–1854) kritisierte sie ausführlich in der *Hygea*.[311] Auch Griesselich äußerte sich deutlich:[312]

„Wir haben unsere Meinung darüber schon öfter ausgesprochen, und bedauern auf der einen Seite herzlich, daß diese Vorschläge gemacht werden konnten, während wir auf der anderen Seite uns freuen, daß man sich allgemein gegen sie stemmt. Schlimmeres konnte man in der Homöopathik nicht vorschlagen, und alle anderen Verirrungen sind golden gegen diese, die leichtsinnig und muthwillig den Boden zertritt, auf dem einzig und allein reine Beobachtung kann gewonnen werden.“[313]

Trinks (1800–1868) sah ebenfalls eine große Gefahr in der Mischung von homöopathischen Arzneien und fürchtete, die Homöopathie werde wieder zur „gepriesenen und kaum mühsam entronnenen Rationalität der Allöopathie“ zurückkehren.[314]

Zu den „mehreren unbefangenen Ärzten“,[315] die trotz vieler Proteste Aegidis Verfahren anwandten, scheint Hahnemann auch von Bönninghausen gezählt zu haben. Aus Paris schrieb er von Bönninghausen am 18.9.1836 unter anderem:[316]

„... Ist es wahr, was mich Dr. Foissac eben jezt versichert, Sie hätten ihm geschrieben, daß Sie jezt zwei Arzneien zusammengemischt Kranken mit viel Erfolg gäben? Hat denn nach reiflicher Besonnenheit nicht selbst Aegidi solche gräuliche Ketzerei wieder verlassen, die der wahren Homöopathik den Todesstoß versetzt und sie zu der blinden Allöopathie wieder zurückwirft? Selbst das Doversche Pulver kann nie gleichförmig bereitet werden, auch dann nicht, wenn

---

[310] In einer Fußnote zu diesem Text Aegidis äußerte Rummel, einer der Herausgeber der *Allgemeinen Homöopathischen Zeitung* Verständnis für Aegidis Argumente. Er sah die Notwendigkeit für ein solches Vorgehen allerdings nur sehr selten gegeben. Vgl. Anmerkung von Rummel in: Aegidi (1835 a), S. 32.

[311] Vgl. Schrön (1836), S. 34-37. Friedrich Ludwig Schrön studierte ab 1825 in Erlangen, Würzburg und München. Von 1831 an war er homöopathischer Arzt in Hof. Vgl. Tischner (1939), S. 798.

[312] Vgl. Griesselich (1836), S. 43-44.

[313] Vgl. auch ebd. S. 45. Im Jahre 1837 setzte sich Griesselich noch einmal kritisch mit der Methode, „zwei verschiedene Arzneien zu mischen und dieses Gemische dem Kranken zu reichen“, auseinander; vgl. Griesselich (1837), S. 519-524.

[314] Vgl. Trinks (1836), S. 168-170.

[315] Vgl. Aegidi (1835 a), S. 32.

[316] Vgl. Hahnemann, Brief an von Bönninghausen vom 18.9.1836. In: Haehl (1922), Bd. 2, S. 260.

Opium und Ipecacuanha immer in denselben Verhältnissen zusammenkämen, da das eine nur eine verlegenere Waare als das andere zu seyn braucht, um ein ganz abweichendes Mittel zu werden [...]"

Wann und wie Aegidi – wie von Hahnemann berichtet – die „gräuliche Ketzerei" verließ, ist nicht bekannt. Eine entsprechende Veröffentlichung Aegidis aus dieser Zeit war nicht zu finden. Vermutlich äußerte er sich in dieser Weise Hahnemann gegenüber in einem nicht mehr erhaltenen Brief.[317]

Aegidis Name blieb aber weiterhin mit dem Thema der „Doppelmittel" verknüpft.[318] Als es über zwei Jahrzehnte nach seinen ersten öffentlichen Äußerungen wieder häufiger diskutiert wurde, sah sich Aegidi zu folgender „Erklärung" genötigt:[319]

„Der Unterzeichnete findet sich um so mehr veranlaßt, in den Vorwurf mit einzustimmen, den man, besonders in neuester Zeit, gegen die homöopathische Anwendung sogenannter Doppelmittel erhoben hat, als man gerade ihn beschuldigt, in dieser verpönten Angelegenheit die Initiative ergriffen zu haben. Mit allen dagegen von competenter Seite erhobenen Gründen, deren Widerlegung gänzlich fehlschlagen müßte, vollkommen übereinstimmend, muß der Unterzeichnete einem solchen Mißbrauch unserer trefflichen und so Großes leistenden Heilmittel, wie er neuerdings in scheinbar systematischer Weise als Norm empfohlen worden, laut und öffentlich seine Mißbilligung zu erkennen geben, damit man aufhöre, seine vermeintliche Autorität zum Vorschub für ein Verfahren zu nehmen, das, selbst als er (Stapfs Archiv, 1834, Bd. 14) eine Modification desselben für sehr seltene Ausnahmsfälle empfehlen zu können glaubte, weit von dem Unfug abstand, den man jetzt damit treibt und zu treiben anspornt."[320]

1865 kamen die „Doppelmittel" noch einmal in den Blick der homöopathischen Öffentlichkeit. Wie bereits oben näher erläutert, hatte sich Hahnemann in der 5. Auflage des *Organon* eindeutig gegen die „Doppelmittel" ausgesprochen. Diese 5. Auflage war die letzte Fassung des *Organon*, die zu Lebzeiten Hahnemanns veröffentlicht wurde. Hahnemann hatte zwar eineinhalb Jahre an der 6. Auflage gearbeitet, er starb aber, bevor sie verlegt wurde. Hahnemanns Witwe Melanie hielt die neue Fassung des *Organon* zurück. Erst 1920 gelang es Haehl (1873–1932) und Boericke (1849–1929), die zeitweise verschollene 6. Auflage nach Stuttgart zu bringen.[321] 1921 wurde sie dann veröffentlicht.[322] Immer wieder war in der homöopathischen Ärzteschaft der Wunsch nach einer Neuauflage des Werkes aufgetaucht, da die 5. Auflage von 1833 vergriffen war.[323] In dieser Situation hatte Dr. Arthur Lutze 1865 in Köthen eine Neuausgabe des *Organon* veröffentlicht.[324] Vor allem durch den Paragraphen § 274b[325]

---

[317] Vgl. IGM Stuttgart, A 65. Hier deutete Hahnemann an, daß sich Aegidi in einem Brief geäußert habe, „unsre göttliche Kunst in ihrer Reinheit treulich ausüben" zu wollen.

[318] Beispielsweise wurde 1841 in der *Hygea* ein Vorschlag Molins erwähnt. Er empfahl, über Aegidis Ansicht hinausgehend, falls man überhaupt Mischungen anwenden wolle, die zuvor als Mischung am Gesunden zu prüfen und dementsprechend anzuwenden; vgl. Kirschleger (1841), S. 371-373.

[319] Vgl. Aegidi (1857 a), S. 96.

[320] Diese Erklärung wurde ebenfalls wortgleich in der *Neuen Zeitschrift für homöopathische Klinik* abgedruckt. Vgl. Aegidi (1857 b), S. 94.

[321] Vgl. Haehl (1922), Bd. 1.

[322] Vgl. Hahnemann (1921).

[323] Vgl. Haehl (1922), Bd. 1.

[324] Vgl. Lutze (1865).

über die Anwendung von „Doppelmitteln" unterschied sie sich wesentlich von der 5. Auflage:[326]

„§ 274b. Einzelne zusammengesetzte (complicirte) Krankheitsfälle giebt es, in welchen das Verabreichen eines Doppelmittels ganz homöopathisch und echt rationell ist; wenn nämlich jedes von zwei Arzneimitteln dem Krankheitsfalle homöopathisch angemessen erscheint, jedes jedoch von einer anderen Seite; oder wenn der Krankheitsfall auf mehr, als einer der von mir aufgefundenen drei Grundursachen chronischer Leiden beruht, und außer der Psora auch Syphilis und Sykosis mit im Spiele ist. Ebenso wie ich bei sehr rapiden acuten Krankheiten zwei oder drei der passendsten Mittel in Abwechslung eingebe, z. B. bei der Cholera Cuprum und Veratrum, oder bei der häutigen Bräune Aconit, Hepar sulph. und Spongia, so kann ich bei chronischen Leiden zwei von verschiedenen Seiten wirkende, homöopathisch genau angezeigte Mittel, in kleinster Gabe, zusammen verabreichen.
Warnen muß ich hierbei auf das Bestimmteste vor jeder gedankenlosen Mischung oder leichtsinnigen Wahl zweier Arzneien, welches der allöopathischen Vielmischerei ähnlich kommen würde. Auch muß ich noch einmal besonders hervorheben, daß dergl. homöopathisch richtig gewählte Doppelmittel nur in den höchstpotenzirten, feinsten Gaben verabreicht werden dürfen."

Lutze behauptete, daß es sich hierbei um den Paragraphen handele, den Hahnemann damals in seine 5. Auflage habe aufnehmen wollen, was er auf Druck der anderen homöopathischen Ärzte schließlich unterlassen habe. Er habe das Glück gehabt, diesen Paragraphen wiederzufinden. Weiter rechtfertigte er diese Veröffentlichung damit, daß er selber in seiner Praxis seit fast 10 Jahren mit „Doppelmitteln" arbeite und große Erfolge damit erzielt habe.

Lutzes Ausgabe des *Organon* wurde von der homöopathischen Ärzteschaft massiv kritisiert.[327] Ein gutes Beispiel hierfür ist der „Protest" der Redakteure der homöopathischen Zeitschriften:[328]

„Angesichts der Thatsache, daß Herr Sanithätsrath A. Lutze in Cöthen es unternommen hat, S. Hahnemanns Organon der Heilkunst in 6. Auflage herauszugeben, sind die Unterzeichneten im Interesse ihrer Wissenschaft und als derzeitige Vertreter der homöopathischen Presse zu folgender Erklärung verpflichtet [...][329]
Das Organon, dieses die gesammten Principien der Homöopathie zusammenfassende und wissenschaftlich begründende Werk Hahnemanns, ist schon oft mit vollem Recht die Bibel der Homöopathie genannt worden. Eine erneute Verbreitung dieses im Buchhandel bekanntlich längst vergriffenen Werks mußte jedem Homöopathen willkommen sein. Freilich mußte aber auch ein jeder jetzt fragen, wie gerade Herr Lutze dazu kommt, diese Ehrenpflicht zu übernehmen, und noch mehr, wie Herr Lutze gerade dazu kommt, diese neue Auflage des Werks Hahnemanns mit seinem Namen auf dem Tittel einzuführen, da er doch sicher nichts, als eine reine buchhändlerische Thätigkeit entwickelt haben kann. Aber diese wohl gerechtfertigten Fragen verstummen völlig einer ungleich bedeutendern und folgewichtigern Thatsache gegenüber, welche nur die gänzliche Selbstverkennung und die größte Überhebung Herrn Lutzes zu ermöglichen im Stande war."

---

[325] Unter § 274a gab Lutze den Wortlaut des § 274 des Originals der 5. Auflage des *Organon* von Hahnemann wieder, der inhaltlich seinem neuen Paragraphen entgegengesetzt war. Vgl. Lutze (1865), S. 265-266.

[326] Vgl. Lutze (1865), S. 266-267.

[327] Vgl. u.a. Bönninghausen, Brief an Dr. Carroll Dunham in New York vom 25.3.1865. In: Haehl (1922), Bd. 2, S. 90.

[328] Vgl. Bolle, Hirschel, Meyer, Müller (1865), S. 113-114.

[329] Diese Erklärung war unterzeichnet von Dr. Bolle (1812–1885), Redakteur der *Populären homöopathischen Zeitung*, Dr. Hirschel, Redakteur der *Neuen Zeitschrift für Homöopathische Klinik*, Dr. Meyer, Redakteur *der Allgemeinen Homöopathischen Zeitung*, und Dr. Clotar Müller (1818–1877), Redakteur der *Homöopathischen Vierteljahrschrift*.

Die Verfasser des Artikels warfen Lutze vor, einen der wichtigsten Grundsätze der Homöopathie willkürlich zu „vernichten". Sie meinten hiermit die Regel, dem Kranken nur „eine einzige einfache Arznei auf einmal" zu geben. Hahnemann habe seine anfängliche „Schwäche gegen einen geliebten Freund" (gemeint ist wohl Aegidi) schnell widerrufen. Weiter hieß es in dem „Protest":

„Und bei dieser Überzeugung ist er treu und fest geblieben, denn bis zu seinem Tode, also volle zehn Jahre, hat er nichts gethan und veröffentlicht, was irgendwie gegen diese Forderung gedeutet werden könnte. Kann aber jemand, der den Charakter Hahnemanns nur einigermaßen kennt, auch nur einen Augenblick annehmen, daß er etwas Anderes als die bündigsten Gründe von jener Idee zurückgebracht worden sei, oder daß er zehn volle Jahre lang aus Halbheit oder Unentschiedenheit diese 5. Auflage nicht widerrufen haben würde, wenn er wirklich anderer Überzeugung gewesen wäre? Nein, wahrlich, Hahnemann, dieser Eisenkopf, war nicht der Mann feigen Nachgebens oder passiven Zusehens, der an seiner Homöopthie hätte geschehen lassen, was er nicht für Recht gehalten. Und jetzt, 22 Jahre nach seinem Tode kommt ein Unberufener, und will, als hätte er lauter Schwachköpfe oder ABC-Schützen gegenüber, uns glauben machen, Hahnemann hätte ‚wie Chronos seine eigenen Kinder verzehrt'.

Haben wir demnach zuviel gesagt, wenn wir von Fälschung der Geschichte und Verdrehung der Thatsachen sprechen? Wahrlich und wäre selbst Lutze ein ganz Anderer, als er in der That ist, wir müßten ihm die Anklage der frechsten Anmaaßung, der unerhörtesten Selbstüberhebung und der Fälschung ins Gesicht schleudern und ihn unbarmherzig von seinem usurpirten Dictatorsessel herunterreißen. Er ist am wenigsten der Mann, der solches bieten dürfte. Aus solchem Holze werden wohl die Ölgötzen für die unzurechnungsfähigen Massen, aber nimmer die Reformatoren der Medicin geschnitzt [...]"[330]

Aegidi schloß sich dieser Kritik mit einer eigenen „Erklärung" an:[331]

„Da der in der Allgemeinen Homöopathischen Zeitung vom 10. April d. J., dem Geburtstag Hahnemanns, veröffentlichte Protest der geehrten Vertreter der homöopathischen Presse Deutschlands gegen die angeblich 6. Auflage des ‚Organon der Heilkunst' meinen Namen erwähnt, jedoch unerwähnt läßt, daß ich selbst die Überzeugung theile, welche die Herren Unterzeichner des Protests verfechten, daß ich seit Jahren gegen die Anwendung sogenannter Doppelmittel als gegen einen Mißbrauch und Unfug laut und öffentlich meine entschiedene Mißbilligung zu erkennen gegeben habe, so sehe ich mich veranlaßt, meine – wie es scheint in Vergessenheit gerathene – Erklärung wieder abdrucken zu lassen, welche in der Allgemeinen Homöopathischen Zeitung, Band 54, Nr. 12, am 18. Mai 1857 und darnach in der Neuen Zeitschrift für homöopathische Klinik, Band II, Nr. 12, am 15. Juni 1857, also vor zwölf Jahren[332] erschienen ist und folgendermaßen lautet:"

Aegidi wiederholte dann seine Erklärung von 1857[333] und fuhr fort:

„Ich füge hinzu, daß ich mit dem Inhalt des erwähnten Protests vom 10. April d. J. durchaus einverstanden bin und daß meines Erachtens das darin gerügte Treiben im Interesse der Wissenschaft nicht stark genug gerügt werden kann."

Dies ist die letzte bekannt gewordene Äußerung Aegidis zu den „Doppelmitteln". Obwohl schon über 30 Jahre vergangen waren, seitdem er Hahnemann von seinen Versuchen und Beobachtungen erstmalig berichtet hatte, mußte er sich erneut von seinen alten Vorstellungen distanzieren.

---

[330] Von diesen massiven Protesten war Lutze wohl nicht sonderlich beeindruckt, er veröffentlichte 1881 sogar die 7. Auflage des *Organon der Heilkunst*. Vgl. Lutze (1881).

[331] Vgl. Aegidi (1865 a), S.136. Mit identischem Wortlaut wurde sie ebenfalls abgedruckt in der *Neuen Zeitschrift für Homöopathische Klinik*; vgl. Aegidi (1865 b), S. 72.

[332] Hier irrte sich Aegidi; es war lediglich acht Jahre zuvor.

[333] Vgl. Aegidi (1857 a), S. 96.

Auch heute noch ist unter den Vertretern der „reinen", sich streng auf Hahnemann berufenden Homöopathie die Gabe von mehr als einer homöopathischen Arznei zur gleichen Zeit verpönt. Dennoch werden auch von diesen gelegentlich in besonders dringenden oder schwierigen Krankheitsfällen zwei oder mehrere Arzneien gleichzeitig gegeben. Öffentliche Äußerungen zu diesem Vorgehen sind aber selten. Wer weiterhin als ernstzunehmender „Einzelmittel-Homöopath" gelten möchte, wird sich hüten, den Bruch dieses „Tabus" zuzugeben.[334]

2.4 Königsberg (1835–1846)

2.4.1 Leben

Am 31.8.1835 fand sich in der *Allgemeinen Homöopathischen Zeitung* folgende kurze Notiz:[335]

„Der bisherige Leibarzt S. K. H. der Prinzessin Friedrich von Preußen, Hof- und Medizinalrath Dr. Aegidi, hat seine bisherige Stellung zu Düsseldorf aufgegeben und seinen Wohnsitz zu Königsberg in Preußen genommen."[336]

Dies kam überraschend. 1833 noch hatte Aegidi gegenüber der Prinzessin Luise geäußert, sich später eventuell in Berlin etablieren zu wollen.[337] Aus dem Briefwechsel zwischen Hahnemann und Aegidi ist lediglich bekannt, daß sich Aegidi z. B. 1832, als er noch in Diensten der Prinzessin stand, zum Ordnen seiner Geschäfte in Königsberg beurlauben ließ.[338] Um was für eine Art von Geschäften es sich dabei genau handelte, ist unklar. Aegidi soll aber Miteigentümer des Kauffahrteischiffs „Herkus Monte" gewesen sein, das in der Königsberger Werft vom Stapel gelaufen war und später untergegangen sein soll.[339] Zu vermuten ist jedenfalls, daß Aegidis „Geschäfte" seine Entscheidung, nach Königsberg zu gehen, beeinflußt haben.[340]

---

[334] Anders sieht es bei der sogenannten „Komplexmittelhomöopathie" aus. Hierbei werden Medikamente aus Mischungen verschiedener homöopathischer Arzneimittel hergestellt, die bei gewissen Indikationen wie Schwindel oder Grippe eingesetzt werden. Diejenigen Therapeuten, die sich der „Komplexmittel" bedienen, berufen sich dabei allerdings nicht auf Aegidi oder andere frühere Verfechter der „Doppelmittel".

[335] Vgl. Hartmann (1835), S. 128.

[336] Vgl. auch Aegidi (1866 a), S. 2.

[337] Vgl. IGM Stuttgart, A 1061.

[338] Vgl. IGM Stuttgart, A 35.

[339] Vgl. Schmidt (1932), S. 68-69. Dort wird auch berichtet, daß Aegidi Trümmer dieses Schiffes 1854 zum Bau einer Kapelle auf seinem Grundstück in Bad Freienwalde verwendete.

[340] Hinzu kommt, daß wahrscheinlich Aegidis Schwester mit Ehemann in der Nähe von Königsberg lebte, eventuell auch sein Vater. Vgl. Aegidi, Brief vom 15.10.1836, vermutlich an den Fürsten Sayn-Wittgenstein, in: Berlin, Geheimes Staatsarchiv, Preußischer Kulturbesitz: I. HA Rep. 100 (2.2.10) Nr. 3986, S. 7ff. In diesem Schreiben wird Entsprechendes angedeutet.

Über die ärztliche Tätigkeit Aegidis in Königsberg ist wenig bekannt.[341] Sicher waren seine ersten Jahre hier beeinträchtigt durch die anhaltende Kritik an seiner „Doppelmittel"-Idee.[342] Die „Doppelmittel"-Frage hatte neben anderen Divergenzen, wie beispielsweise die unterschiedliche Haltung zu den Leipziger „Halbhomöopathen" und die Vorgänge bei der Entlassung Aegidis von der Stelle als Leibarzt in Düsseldorf, das Verhältnis zwischen Hahnemann und Aegidi entscheidend verschlechtert.[343] Der letzte erhaltene Brief Hahnemanns an Aegidi, Anfang 1836, klang zwar wieder versöhnlich,[344] aus anderen Quellen wird aber deutlich, wie nachteilig Hahnemann inzwischen Aegidi beurteilte. So findet sich in einem Handzettel Dr. Roths (1804–1859),[345] der Hahnemann 1836 in Paris besuchte, eine Bemerkung, die darauf hinweist, daß Hahnemann Aegidis Vorstoß mit den „Doppelmitteln" nicht verziehen hatte. Roth beschrieb eine Abendgesellschaft bei Hahnemann im August 1836, bei der sich Hahnemann über einige homöopathische Ärzte äußerte:[346]

„Ich sprach viel mit Hahnemann. Er sagte zu den Ärzten, daß da ist Aegidis, der der Welt weiß machen will, man könne recht gut 2 homöopathische Arzneien miteinander geben. Über Trinks sprach sich Hahnemann nicht gut aus. Stapf, sagte er, sei ein guter Junge, er sei der Homöopathie in England und ihrem Arztverbande sehr nützlich gewesen. Als ich ihn um Groß fragte, sagte er nichts. Hahnemann sagte, bei der Homöopathie müßte auch das Gemüth mitarbeiten. Herzlose Menschen mit noch so viel Geist leisten wenig. Hahnemann sagte: glauben Sie mir, die falschen Jünger schaden der Homöopathie mehr als die Allopathen."

Ähnliches schrieb Hahnemann in einem Brief an einen unbekannten „Collegen" vom 23.9.1836 aus Paris:[347]

„Ich bin wegen der Ketzereien Grieselichs, Müllers, Trinks, Rummel's, Aegidi's, und wie sie alle heißen mögen, unbesorgt. Die schwerste aller menschlichen Künste, die homöopathische Heilkunst, studiren die frechen Buben nicht, auf den Grund, aus Faulheit, und ihre gehörige Anwendung ist ihnen (aus Faulheit) allzu mühsam. Sie helfen sich also damit, daß sie die wahre, mühsame, reine Homöopathik verschreyen, was sie etwa noch davon wissen, oberflächlich anwenden und den alten, in seiner wahren Schädlichkeit noch nicht allgemein verkannten, und wegen seiner Alterthümlichkeit noch auf dem Throne sitzenden, allöopathischen Schlendrian aus

---

[341] Aegidi war nicht der einzige homöopathische Arzt in Königsberg. 1844 erschien eine Notiz in der *Allgemeinen Homöopathischen Zeitung*, aus der man die Namen seiner Kollegen entnehmen kann: „Königsberg. Hier leben und wirken als hom. Ärzte: der Hof- und Medizinal-Rath Dr. Aegidi, der pens. Regimentsarzt Dr. Schmidt, der praktische Arzt Dr. Tietzer, der praktische Arzt Dr. Jantzen, der praktische Arzt Dr. Olczewski, der Wundarzt 1ster Classe Marter, der ehemalige Kreisphysikus, jetzt Rittergutsbesitzer auf Malschöwen bei Bischoffsburg Dr. Gisevius." Vgl. Redaktion der Allgemeinen Homöopathischen Zeitung (1844), S. 32.

[342] Verschiedene Autoren setzten sich besonders mit Aegidis Artikel aus dem Jahre 1834 „Vorschläge zur Erweiterung der homöopathischen Technik" im *Archiv für die homöopathische Heilkunst* auseinander. Genannt seien unter anderen Tietze, Rummel, Griesselich und Trinks. Vgl. Kapitel 2.3.3 Exkurs.

[343] Vgl. Kapitel 2.3.1.

[344] Vgl. IGM Stuttgart, A 65.

[345] Johann Joseph Roth war von 1829–1842 Privatdozent an der Universität München. Vgl. Tischner (1939), S. 795.

[346] Vgl. Johann Joseph Roth, Handzettel mit Notizen von einer Parisreise. In: Haehl (1922), Bd. 2, S. 503.

[347] Vgl. IGM Stuttgart, A 859.

Bequemlichkeit drin flechten; damit sie sich zugleich bei den allöopathischen Medicinalbehörden einschmeicheln, und so ein Zwitter-Handwerk errichten, was sie auch Homöopathik (ja, verbesserte Homöopathik) nennen, und sich so die Ehre zu erschleichen suchen, welche die Ur-Homöopathik schon in allen Welttheilen genießt. Diese betrügliche Anmaßung wird aber mit der Zeit schon erkannt werden, und mit Schimpf in ihr Nichts zurück sinken. Denn prahlen können diese Marktschreier wohl, und herrlich schimpfen was sie nicht verstehen, aber wichtige Krankheiten können sie ebenso wenig heilen als ihre Zwillingsbrüder die Stok-Allöopathen."

Äußerungen Aegidis über sein Verhältnis zu Hahnemann in dieser Zeit sind nicht bekannt.

Aegidis Empfindlichkeit wuchs infolge der Anfeindungen gegen seine Ansicht über die „Doppelmittel". Er fühlte sich auch bei anderen Gelegenheiten ungerecht behandelt[348] und verzichtete vermutlich deswegen einige Jahre, zwischen 1838–1843, gänzlich darauf, eigene Artikel in den homöopathischen Periodika zu veröffentlichen.

1838 lernte Aegidi Matthias Marenzeller (1765–1854) kennen. Marenzeller war der „Apostel" der Homöopathie in Österreich, er war Leibarzt von Erzherzog Johann.[349] Aegidi schrieb später zu dieser Begegnung:[350]

„Den alten längst verstorbenen Marenzeller lernte ich 1838 in Wien kennen und verdankte ihm, wie dem seligen Veit[351] (der Dompropst an St. Stephan war, ein Bruder des von Bruno erwähnten) und Georg Schmitt die genußreichsten Stunden. Aber woher exzellierte Marenzeller? Weil er ein strikter Hahnemannianer war, was man von allen österreichischen Homöopathen der Jetztzeit nicht sagen kann. Alle sind sie Abtrünnige von Hahnemann, sudeln mit niedrigen Verdünnungen, und können damit allerdings nur Fabrikarbeit liefern. Gott besser's! Übrigens war Marenzeller ein origineller Kauz, von dem ich viel zu erzählen weiß, wozu es aber hier an Raum und Zeit fehlt."

---

[348] So findet sich 1837 eine Zuschrift Aegidis, die in der *Hygea* abgedruckt wurde. In ihr beklagte sich Aegidi über die ungerechte Aufnahme eines Artikels aus dem Jahr 1835, in dem er einige homöopathische Arzneien für bestimmte Indikationen empfohlen hatte (vgl. Aegidi [1835 b], S. 32-34): „Man hat in der Hygea öfter gefragt (ich möcht's doch sagen), wo die von mir gegen Caries empfohlene Angustura zu gebrauchen sei und hat sich dabei über falsche Angaben beklagt. Hierauf dient zur Antwort: Absolute Specifica kenne auch ich nicht und muß mich wundern, daß man gerade an mich die Prätention macht, die von mir in Vorschlag gebrachten Mittel müßten absolut in allen Fällen entsprechen, und da dies nun nicht geschieht, sollen meine Angaben der Treue entbehren. Das ist doch eine Ungerechtigkeit! Freund Griesselich nahm einst aus einem Briefe von mir mehrere, nur flüchtig aufgezeichnete praktische Bemerkungen in die Hygea auf, wofür ich sie zwar bestimmte, doch nicht in jener aphoristischen Gestalt. Als ich sie abgedruckt sah, schien es mir zu spät, noch einen Commentar nachzuliefern. Ad vocem Angust. bemerke ich demnächst, daß, meinen Erfahrungen zufolge, dieselbe im Knochenfraß, besonders der Röhrenknochen, dann sich hilfreich beweiset, wenn der Kranke ein unwiderstehliches Verlangen auf Kaffee hat und eine durch die geringsten Kleinigkeiten verletzbare Empfindsamkeit des Gemüthes äußert." Vgl. Aegidi (1837), S. 296.

[349] Marenzeller lernte 1820 Hahnemann in Leipzig kennen und stand seitdem in Briefwechsel mit ihm. Obwohl er in Wien von Kollegen und Behörden drangsaliert wurde, konnte er erreichen, daß 1832 die Ausübung der Homöopathie in Österreich freigegeben wurde. 1840 wurde ihm auch die Gründung eines Vereins homöopathischer Ärzte erlaubt; vgl. Haberling (1962), S. 77.

[350] Vgl. Aegidi (1911), S. 155.

[351] Johann Emanuel Veith (1787–1876) wurde 1817 Direktor des Wiener Tierarzneiinstituts. 1821 wurde er Priester und legte die weltlichen Ämter nieder. 1823/24 lernte er die Homöopathie kennen und übte sie besonders während der Choleraepidemie (1831) aus. Der hohe Adel strömte zu seinen Predigten und ließ sich heimlich von ihm mittels der verbotenen Homöopathie behandeln. Sein Bruder Johann Elias Veith (1789–1885) wurde 1823 Professor am Tierarzneiinstitut in Wien. Auch er wurde Anhänger der Homöopathie, die er bis kurz vor seinem Tode ausübte. Vgl. Tischner (1939), S. 801-802.

Dieser Notiz ist auch zu entnehmen, daß sich Aegidi, ganz im Gegensatz zu der oben erwähnten Einschätzung Hahnemanns, als „Hahnemannianer", also als treuer Schüler des Begründers der Homöopathie betrachtete.

1845 versuchte Aegidi zum wiederholten Male, den Adelsstand für seine Familie zu erreichen. Es hieß, daß er dies deswegen wolle, um seinem Sohn eine diplomatische Laufbahn zu eröffnen.[352] Weiterhin tauchten in diesem Zusammenhang wohl auch Gerüchte auf, daß Aegidis Praxis nach gutem Beginn mittlerweile nicht mehr so gut laufe und er plane, nach Paris zu gehen.[353] 1846 übersiedelte Aegidi dann aber aus unbekannten Gründen nach Berlin.[354]

Seine Arbeit in Königsberg scheint Aktivitäten, sich für die Homöopathie einzusetzen, nachhaltig gefördert zu haben. So erschien 1847 in der *Allgemeinen Homöopathischen Zeitung* ein Bericht über die Gründung eines Vereins „zur Verbreitung und Förderung der Homöopathie in der Provinz Preußen" in Königsberg.[355] In ihm wurde kritisiert, daß zu der Gründungsveranstaltung dieses homöopathischen Laienvereins lediglich ein homöopathischer Arzt erschienen sei. Zwei „Mischlingsärzte" seien durch Reisen über Land der Versammlung aus dem Weg gegangen. Diesen wurde der geschätzte Aegidi gegenübergestellt:[356]

„Wenn es heut zu Tage noch Ärzte gibt, welche, ganz gegen den Geist der heutigen Zeit, eine Veröffentlichung des homöopathischen Heilverfahrens scheuen, weil sie ihnen einen großen Nimbus raubt, so kann man solchen Geistern nur die ewig wahren, klassischen Worte des uns Preußen unvergeßlich bleibenden, würdigen Medicinalrath Dr. Aegidi, des einzigen, wahren Begründers der Homöopathie in dieser Provinz, entgegenhalten, welche also lauten:
,Das Resultat wissenschaftlicher Forschungen des einzelnen erhält erst durch allgemeine Anerkennung seine Würdigung und das praktisch Geltende ist ein Gemeingut, das nicht egoistischem Interesse dienstbar bleiben darf.'"

Einer der angesprochenen Königsberger Ärzte, Gustav Adolph Jantzon, fühlte sich veranlaßt, dieser Darstellung der Gründung des Laienvereins zu widersprechen.[357] Er ließ dazu in der *Allgemeinen Homöopathischen Zeitung* einen

---

[352] Vgl. Schreiben des Oberpräsidenten der Provinz Preußen vom 25.11.1845 an den Fürsten Wittgenstein. In: Berlin, Geheimes Staatsarchiv, Preußischer Kulturbesitz: I. HA Rep. 100 (2.2.10) Nr. 3986, S. 25f.

[353] Vgl. Berlin, Geheimes Staatsarchiv, Preußischer Kulturbesitz: I. HA Rep.100 (2.2.10) Nr. 3986. Demnach stellte Aegidi 1831, 1836, 1840 und 1845 Anträge auf Adelsanerkennung. In einem Gutachten zu einem anonym gebliebenen Verfasser zu dem Antrag von 1845 werden Bemerkungen von einem Oberpräsidenten Bötticher kolportiert, nach denen der häufige Wohnungswechsel Aegidis gegen ihn spräche, er zudem vermutlich eitel sei und keine ausgezeichneten ärztlichen Leistungen erbracht habe.

[354] Vgl. Tischner (1939), S. 769.

[355] Vgl. Anonymus (1847), S. 249-252. Wer genau den Artikel geschrieben hat, ist unklar, vermutlich aber ein Mitglied des Laienvereins.
Auch an anderer Stelle wurde über diese Vereinsgründung berichtet; vgl. Stapf (1848), S. 113-114. Dort wurde auch eine der *Königsberger Zeitung* entnommene Notiz über die Gründung und Zielsetzung des Vereines zitiert.

[356] Vgl. Anonymus (1847), S. 251-252. Julius Aegidi hatte die homöopathische Ärzteschaft von der Gründung dieses Königsberger Vereines selbst zuvor bei der Versammlung des homöopathischen Zentralvereins im August 1847 in Kenntnis gesetzt und dafür gesorgt, daß dem neuen Verein eine Grußnote des Zentralvereins zugesandt wurde. Interessant ist auch, daß sein Sohn L.K. Aegidi dieses Schreiben als damaliger Sekretär des Zentralvereins und Rechtsbeistand mitunterschrieb. Vgl. Melicher (1847), S. 248.

Brief vom Oktober 1847 abdrucken, den er an Aegidi schrieb, nachdem dieser zuvor in einem Schreiben an Jantzon die Königsberger Ärzte wegen ihres ablehnenden Verhaltens gegenüber den Laien kritisiert hatte.[358] Ausdrücklich verwarf Jantzon den Vorwurf Aegidis. Aegidi habe geurteilt, ohne die Situation wirklich zu kennen. Der Hauptgrund der Königsberger Ärzte, nicht an dieser Versammlung teilzunehmen, sei gewesen, daß die wissenschaftliche Förderung der Homöopathie, die sich der Verein zum Ziel gesetzt habe, letztlich nur Ärzten möglich sei, aber nicht Laien.[359]

Interessant ist auch, daß in dem Gründungsbericht Graf von Luckner als Mitglied des Vereinsausschusses genannt wird. Ihn hatte Aegidi, wie wir aus einem Brief Aegidis an Hahnemann wissen,[360] in seiner Düsseldorfer Zeit behandelt und ihn in Homöopathie unterwiesen. So ist zu vermuten, daß die Verbindung zwischen Aegidi und von Luckner mit zur Entstehung dieses Laienvereins führte.[361] Dieser Verein setzte sich selbstbewußt für die Homöopathie ein. 1848 richtete er beispielsweise eine Eingabe an das „Ministerium der geistlichen, Unterrichts- und Medizinal-Angelegenheiten" in Berlin, in der er unter anderem das Selbstdispensierverbot für homöopathische Ärzte ablehnte, eine Besserstellung der homöopathischen Ärzte und die Einrichtung homöopathischer Lehrstühle an allen Landesuniversitäten forderte.[362] Im gleichen Jahr veröffentlichte der Verein auch einen Artikel „Heilung und Verhütung der asiatischen Cholera" in der *Königsberger Hartungschen Zeitung*.[363]

2.4.2 Werk

„Berichtigung" (1838)[364]

Die Königsberger Zeit Aegidis war eine der schriftstellerisch weniger bedeutsamen in seinem Leben. Von den insgesamt fünf zum Teil sehr kurzen Veröffentlichungen und Artikeln[365] wurde eine bereits oben erwähnt.[366]

---

[357] Vgl. Jantzon (1847 a), S. 383-384.

[358] Der Brief Aegidis ist nicht erhalten. Zum Inhalt vgl. Jantzon (1847 b), S. 30-32.

[359] Vgl. ebenfalls Jantzon (1847 b), S. 30-32.

[360] Vgl. IGM Stuttgart, A 31.

[361] Zur Bedeutung der Laien für die Homöopathie schrieb Haehl (vgl. Haehl [1922], Bd. 1, S. 186.): „Ganz besonders waren es vielfach Laien, Angehörige der höheren Stände, die sich der Ausbreitung der Homöopathie mit allem Eifer, mit großer Einsicht und nachhaltigem Erfolg annahmen." Bis in die heutige Zeit sind die homöopathischen Laienvereine (beispielsweise die „Hahnemannia" und andere nur lokal organisierte Vereine) eine wichtige Stütze der homöopathischen Bewegung in Deutschland. Zur Laienbewegung in Deutschland vgl. auch Staudt (1996), speziell zur Rolle der „Hahnemannia" vgl. Staudt (1998).

[362] Vgl. Königsberger Verein zur Förderung und Verbreitung der Homöopathie in der Provinz Preußen (1848), S. 252-256; vgl. auch Redaktion der Allgemeinen Zeitung für Homöopathie (1848), S. 106; dort wurde diese Eingabe ebenfalls erwähnt und zusammengefaßt.

[363] Vgl. Redaktion der Allgemeinen Homöopathischen Zeitung (1848), S. 272.

[364] Vgl. Aegidi (1838), S. 262-264, 278-281.

[365] Vgl. Aegidi (1837), (1838), (1843), (1844), (1846).

[366] Vgl. Aegidi (1837).

Der erste hier darzustellende Beitrag Aegidis mit dem Titel „Berichtigung" stammt aus dem Jahr 1838. Darin beschrieb er, wie er zur Kenntnis der Symptome der homöopathischen Arznei Angustura gekommen sei. Vor allem zeigt dieser Bericht Aegidis aber, wie polemisch die homöopathischen Ärzte zum Teil miteinander umgingen. Er schrieb dort: [367]

„[...] kann ich nicht umhin, gleichzeitig über die Anmerkung des Herrn Dr. Groß (No. 6, 12ten Bds. der allg. hom. Zeit.) zu meiner aus der Hygea citirten Erklärung über die Angustura-Anwendung im Knochenfraß, mich zu beschweren.[368] Ich habe die Angustura nemlich bei dem Knochenfraß der Röhrknochen, besonders scrophulöser Kinder, dann hülfreich gefunden, wenn die Kranken ein unwiderstehliches Verlangen nach Kaffee hatten und neben Mismuth und Verdrießlichkeit eine so höchst verletzbare Empfindsamkeit des Gemüths äußerten, daß sie durch die harmlosesten Scherzworte und Blicke sogar sich beleidigt und indignirt fühlten. So unbedeutend diese Symptome nun an und für sich sind, so geben sie doch charakteristische Zeichen ab, wenn man erwägt, daß diejenigen Kranken, bei denen ich solche Beobachtungen machte, Kinder der armen Volksklasse, zumal vom Lande, waren, die gleich ihren Aeltern an den täglichen Genuß des Kaffee's durchaus nicht gewöhnt, denselben in ihrem Leben vielleicht nur selten zu kosten bekommen hatten, deren Erziehung ebensowenig auf die Ausbildung eines feinen Ehrgefühls hingewirkt hatte, so daß die krankhafte Überreizung desselben in einem höchst auffallenden Contrast zu ihrem natürlichen, stumpfen, plumpen, und torpiden Wesen stand [...] Was nun anderes die Worte des Herrn Dr. Groß ‚das ist eine sehr sublime Distinction' als Spott ausdrücken sollen, weiß ich ebensowenig, als das hinter dem Worte Kaffee in Parenthese angebrachte Fragezeichen zu deuten.

Leider hat die feindseligste Polemik, welche jetzt einen großen Theil der homöopathischen Journalistik einnimmt, es dahin gebracht, daß viele wackere Ärzte, welche der Förderung unserer Wissenschaft ihre Kräfte weihen, aus Scheu, mißverstanden oder beleidigt zu werden, die Bekanntmachung ihrer Erfahrungen zurückhalten und es vorziehen, fern vom unheilvollen Streit daraus lieber eine heilsame Lehre zu ziehen und fleißig im Stillen fortzubauen an dem großen, der Erweiterung und Vervollkommnung ebenso fähigen als bedürftigen Werke. Denn die Gesellschaft, in der man bei aller Beachtung des guten Tons, wie ihn feine Erziehung und höhere Geistesbildung einflößen, dennoch einer unanständigen Begegnung sich ausgesetzt sieht, thut man wohl, ganz zu meiden.

Meinen mir aus der Ferne noch wohlwollenden lieben Freunden aber diene, zur Berichtigung einer in der allg. Zeit. befindlich gewesenen Anspielung,[369] als sei ich unserer guten heiligen Sache abtrünnig geworden, hiermit zur Nachricht, daß die Vorsehung mich hier einen so ausgedehnten Wirkungskreis hat finden lassen, wie ich mich dessen unter so glücklichen Verhältnissen während meiner bereits zwanzigjährigen ärztlichen Praxis seither nicht zu erfreuen gehabt. Seit Anfang des Jahres 1836 sind mir, wie diejenigen meiner Collegen, welche gleichen Sinnes mit mir die specifische Heilmethode hier üben und denen die Einsicht in meine fleißig geführten Kranken-Journale offensteht, es wissen, bereits über 4000 Kranke zur Behandlung zugekommen. Es fehlt mir daher an Gelegenheit nicht, interessante Erfahrungen in Fülle zu machen, die mich später, so Gott will! in den Stand setzen sollen, zu beweisen, daß meine, von regem Eifer beseelten Forschungen im Gebiete der Wissenschaft nicht fruchtlos waren."

Tatsächlich entschuldigte sich Groß in einer Fußnote zu diesem Text dafür, Aegidi durch sein Vorgehen verletzt zu haben. Eine Erläuterung Aegidis zu der

---

[367] Vgl. Aegidi (1838), S. 279–281.

[368] Vgl. die Anmerkung von Groß. In: Redaktion der Allgemeinen Homöopathischen Zeitung (1837), S. 96. Hier fand sich als „Miscelle" folgende Zusammenfassung einer Erklärung Aegidis: „Angustura soll im Knochenfraß, besonders der Röhrknochen, sich dann hilfreich beweisen, wenn der Kranke ein unwiderstehliches Verlangen auf Kaffee (!) hat und eine höchst verletzbare Empfindsamkeit des Gemüthes." Groß, einer der drei Herausgeber der *Allgemeinen Homöopathischen Zeitung,* hatte das Ausrufungszeichen hinzugefügt und den letzten Teil des Zitates in einer Fußnote als eine ‚sehr sublime Distinction' kommentiert.

[369] Worauf Aegidi sich hier bezieht, ist unklar.

sehr knappen Bemerkung über Angustura, wie jetzt erfolgt, habe er sich allerdings schon damals gewünscht.[370]

„Bemerkungen, der Versammlung homöopathischer Aerzte zu Magdeburg am 10. August 1844 mitgetheilt" (1844)[371]

Der nächste in homöopathischer Beziehung wichtige Artikel Aegidis aus dieser Zeit findet sich erst im Jahre 1844.[372] Dieser Beitrag enthielt die „Bemerkungen", die Aegidi am 10. August 1844 der Versammlung homöopathischer Ärzte in Magdeburg mitgeteilt hatte. In ihm finden sich u. a. Gedanken Aegidis zu wesentlichen homöopathischen Techniken, Erklärungsversuche für die Wirkung homöopathischer Mittel und der Vorschlag, den Begriff der „Verdünnung" in der Homöopathie zu verlassen. Zuerst befaßte er sich mit dem Thema, ob hohe oder niedrige Verdünnungen der homöopathischen Arzneien angewendet werden sollen:[373]

„Wir sind leider noch nicht im Stande, den wesentlichen Unterschied derselben zu bestimmen, und werden vielleicht nie dahinter kommen, soviel ist ausgemacht:
1) daß die Theilung der Materie bis in's Unendliche fortgesetzt werden könne, ohne irgendwo im Raume ganz aufzuhören, in Nichts zu zerfallen, also auch die der arzneilichen.
2) Obschon es einen Punkt geben muß, auf welchem bei der fortgesetzten Theilung der Materie die ihr innewohnende Arzneikraft schwindet, d. h. sich dergestalt mindert, daß sie Reactionen im Organismus anzuregen unfähig wird und daher aus dem Bereich unsrer Mittel tritt; so hat die Erfahrung doch bewiesen, daß unter Umständen die höheren Theilungen, die 30, 60 und wie auch meine eigenen Experimente mir unzweideutig gezeigt haben, weit über die 100ste hinaus, für unseren Zweck sich noch entschieden wirksam verhalten.
Daß um zu reussiren, es allein auf die richtige Wahl des Mittels ankomme, der Theilungsgrad völlig gleichgültig sei, wie manche behaupten, habe ich nicht bestätigt gefunden; ebensowenig, daß man stets mit den niederen Graden, dem 2ten, 3ten, auslangen könne. Beim Tripper versagten mir die niederen Verdünnungen von taxus baccata fast stets, die höheren dagegen, die 30ste, 40ste heilten in wiederholten Gaben nicht selten das hartnäckige Übel.
3) Daß die hohen Verdünnungen aber auch nicht allen Fällen genügen, sondern oft durch niedere Theilungsgrade, ja bisweilen durch unverdünnte Arzneistoffe in verschiedenen quantitativen Verhältnissen ersetzt werden müssen."

Der homöopathische Arzt müsse daher die ganze Skala der Verdünnungen anwenden. Die Forderung, nur höhere und höchste Dynamisationen zu gebrauchen, sei haltlos. Selbst wenn eine Erkrankung häufiger mit dem gleichen Mittel geheilt werden konnte (er nannte als Beispiel die von ihm vielfach durch-

---

[370] Vgl. Anmerkung von Groß. In: Aegidi (1838), S. 281.
[371] Vgl. Aegidi (1844), S.129-138.
[372] 1843 erschien lediglich ein kurzes „Gutachten" Aegidis mit seinem Behandlungsvorschlag für einen erkrankten Kollegen. Dieser Kollege hatte zuvor die Leser der *Allgemeinen Homöopathischen Zeitung* gebeten, ihm Ratschläge zu erteilen. Rummel, Groß und Hartmann, die drei Herausgeber der *Allgemeinen Homöopathischen Zeitung*, hatten ihre Vorschläge gleich mitveröffentlicht. Aegidis Rat folgte dann etwas später. Aegidi gab an, drei dem Krankheitsfall des homöopathischen Kollegen ähnliche Fälle erfolgreich behandelt zu haben und machte auf die homöopathischen Arzneien Arsen, Hippozaenin und Quecksilbersublimat aufmerksam. Er riet diese Mittel erst in höheren Dynamisationen anzuwenden, bevor man massivere Dosen gebe. Vgl. Aegidi (1843), S. 11.
[373] Vgl. ebenfalls Aegidi (1844), S.129–130.

geführte Therapie der Prosopalgie mit Arsenik), habe er doch ganz unterschiedliche Teilungsgrade der Arznei verwendet. Auch sei er niemals in diesen Fällen mit einer einzigen Gabe des Arzneimittels ausgekommen. Dazu bemerkte er weiter:[374]

> „Man wird mir hierauf entgegnen: dann war es nicht das echte homöop. Heilmittel, das in einer einzigen kleinsten Gabe gereicht, das ganze Übel gründlich zu heben vermag. Das ist nun wohl so leicht gesagt, als schwer gethan und noch schwieriger durch das Experiment bewiesen. Es werden allerdings Heilungen mit einer einzigen Arzneigabe bewerkstelligt, aber auch dem unterrichtesten, geübtesten Homöopathen gelingen solche nur selten und in der Mehrzahl der Fälle werden entweder Wiederholungen des einen möglichst passend gewählten Mittels, oder die Darreichung mehrerer derselben sich erforderlich erweisen."

Auch die Angabe, niedrige Verdünnungen bei akuten Erkrankungen und höhere bei chronischen anzuwenden, könne er nicht als gültig bestätigen. Es ließen sich hierüber keine festen Regeln festlegen und die Debatte darüber werde so leicht nicht enden.

Dem Patienten von dem homöopathischen Mittel immer nur ein einziges Streukügelchen zu geben, hielt er für nicht notwendig und sinnvoll:[375]

> „Warum nur eins und gar ein kleinstes, feinstes? Das ist ja manchem Auge gar nicht sichtbar, wird beim Bereiten und Einnehmen des Pulvers so leicht verstreut. Auch bei zweien ist es zu fürchten. Die winzigen Dinger sind rund und springen gewaltig.
> Von einer Seite her wird die Unerläßlichkeit dieser Form und Gabe von jedem ächten Homöopathen gefordert. Man bedürfe durchaus in keinem Falle einer größeren Dose. Ja, ein solches einziges kleinstes, feinstes Kügelchen – höchstens! zwei – müsse man noch in 8-15 Eßlöffel Wasser und 1/2 bis ganzen Eßl. Branntwein auflösen, hiervon nur einen Eßl. in ein Trinkglas voll Wasser, in vielen Fällen daraus einen Löffel voll in ein zweites, drittes bis sechstes Glas gießen und nur aus dem letzten einen Kaffeelöffel voll nehmen lassen usw. Ist diese umständliche, den meisten Kranken nur Mißtrauen erweckende Procedur nothwendig? Und warum die Mühe, wenn sie nicht unumgänglich nöthig ist, zumal das Verfahren leicht Spott erregt, den Schein der Charlatanerie hervorruft und durch ein einfacheres, zweckmäßigeres vollkommen ersetzt werden kann."

Aegidi schlug vor, anstelle beispielsweise die 30. Verdünnung einer Arznei auf eine solche umständliche Weise zu verabreichen, gleich einige Tropfen einer höheren Verdünnung zu geben. Und wenn man Globuli geben wolle, rate er mehrere, und zwar größere, zu verabreichen, das flöße dem Patienten auch ungleich mehr Vertrauen ein. Aegidi beschrieb dann, wie er seine homöopathischen Pulver in der Apotheke zubereiten ließ und wie er sie danach seine Patienten einnehmen ließ: Bei der Arzneimittelzubereitung werde die Milchzuckermasse lediglich mit dem feuchten Korken des Arzneifläschchens benetzt. Dadurch vermeide man jede Verunreinigung. Falls der Patient das so hergestellte Arzneipulver mit Wasser gemischt einnehmen solle, könne dieser die Mischung mit seinem gewohnten Trinkwasser selber vornehmen. Je nach Notwendigkeit werde die Dosierung von Tag zu Tag gesteigert, oder, wenn eine stetige Änderung des Verdünnungsgrades der Arznei erwünscht sei, lasse er den Patienten täglich zu seiner Arzneilösung frisches Wasser hinzugeben. Es folgten

---

Aegidis Gedanken zu der Frage, wie die Kleinheit der homöopathischen Arzneimittelgabe die Entwicklung der Homöopathie überhaupt beeinflußt habe:[376]

„Die Geschichte lehrt, daß von den kleinsten geringfügigsten Ursachen oft die größten Folgen ausgingen. Ich bin überzeugt, das Schicksal der Homöopathie würde eine günstigere Wendung genommen haben, ihr Einfluß weit eher erkannt worden sein, wäre ihre Dosenlehre auf eine andere als die seitherige Weise dargestellt worden. Indem man sich aber bemühte, die Infinitesimalgrößen der homöop. Arzneigaben recht anschaulich zu berechnen und es immer wiederholte, die zum Heilzweck dienliche Gabe könne nicht genugsam klein eingerichtet werden; – obschon man doch einsehen mußte, daß nur das quale den Erfolg bedingen könne – so erregte man durch diese unverstandene Forderung allgemeines Mißtrauen und legte dem Fortschritte der guten Sache die größten Hindernisse in den Weg. Nicht auf die nothwendig unendliche Kleinheit der hom. Arzneigaben hätte man aufmerksam machen sollen, denn man hatte Unrecht; von der Größe, der gewaltigen Größe derselben hätte man sprechen müssen, wenn übrigens beide Begriffe nicht ganz unstatthaft wären, da das quantitative Verhältnis dabei gar nicht in Betracht kommt und Größe und Kleinheit der Gabe ja nur das Vehikel, den Träger des homöop. Agens betreffen. Darf man bei der Einwirkung des electrischen, galvanischen, magnetischen Fluidum, der tödtlich wirkenden Gase, der Contagien von großen oder kleinen Gaben sprechen? War es ein Billiontel oder ein Decilliontelgran Scharlach- oder Maserstoff, der von einem Kranken auf den Gesunden übergehend, diesem dasselbe charakteristische Übel zuzog? Wie schwer ist der flüchtige Hauch eines Pestkranken? Wieviel beträgt an Medizinalgewicht der stürmische Ruf: „Feuer!", der einem bis dahin gesunden Menschen zugerufen, nicht selten, zumal wenn er dabei seine Habe betheiligt glaubt, auf der Stelle einen Krampf, eine Lähmung, eine Diarrhoe zuzuziehen vermag? Und erkennt nicht jedermann die erstaunliche Macht dieser Agentien an, wobei es keinem einfällt, daran den Maaßstab von Größe zu legen! Eine ähnliche Bewandtnis hat es mit den homöp. Arzneigaben, und nur das Streben nach Sonderbarem verschuldete die Hemmnisse, die einer günstigen Aufnahme der so wichtigen Sache sich entgegenstellten. Nur an der allen Glauben übersteigenden Kleinheit der homöopath. Arzneigaben, die man zu predigen und auszuposaunen nicht müde ward, nahm man allgemein Anstoß und verwarf mit ihm die ganze Lehre [...]

Ein einziges, mohnsaamengroßes Streukügelchen mit der Wasserprocedur von mehreren Gläsern ist nun vollends nicht geeignet, den Kranken in eine für die Aufnahme der Arznei günstige Stimmung zu versetzen.

Die Homöopathie bietet schon an und für sich in ihrer außergewöhnlichen Sphäre unverantwortlichem Spott so viele Seiten dar, daß ihre Bekenner sorgsam trachten müssen, diese nicht unnützerweise noch zu mehren."

Zur Frage der Wiederholung der Arzneien wollte Aegidi keine allgemeingültige Norm festlegen. Es gelte aber der Grundsatz, eine Arznei so lange wirken zu lassen, wie die von ihr angeregte Besserung sichtbar bleibe. Zudem gelte weiterhin Hahnemanns Einschätzung, daß man durch umsichtiges Zögern weniger schade als durch zu stürmisches Vorangehen. Im übrigen deckten sich Aegidis Erfahrungen bezüglich der Gabenwiederholung nach eigener Aussage mit den Ansichten Attomyrs (1807–1856).[377]

Über die Ausdrücke „Verdünnungen, Potenzen, Dynamisationen" führte Aegidi folgendes aus:[378]

---

376 Vgl. ebenfalls Aegidi (1844), S. 134-135.
377 Vgl. Attomyr (1844), S. 1-21; dort vertrat Attomyr unter anderem die Ansicht, daß die Wiederholung der Arzneien von der Gabengröße abhänge. Große Gaben wirkten kurz, darum könne man sie in kurzen Zeiträumen wiederholen, kleine Gaben wirkten langsam, darum müsse man sie in langen Zwischenräumen wiederholen.
378 Vgl. ebenfalls Aegidi (1844), S. 136-137.

„Der Ausdruck Verdünnung verbindet den Nebenbegriff von Schwäche, demzufolge die höheren Verdünnungen unwirksamer scheinen, was aber die Erfahrung widerlegt. Die Bezeichnung ist daher eine unpassende. Ob die Arzneien indessen durch weiter fortgesetzte Theilung wirklich eine erhöhte Kraftentwicklung, Potenzirung erfahren, ist auch nicht erwiesen, der Ausdruck daher ebenso ungenügend. Was geschieht denn mit dem Arzneiquantum bei unserer Verdünnungs-procedur? Es wird getheilt, in Theile gesondert; denn in jedes folgende (nach Hahnemann's Verfahren) 99 Tropfen Weingeist enthaltende Gläschen gelangt 1/100 des im vorherigen befind-lichen Arzneistoffes. Das ist gewiß und nicht zu läugnen. Also der 6te, 12te, 30ste, 60ste Theilungsgrad, oder auch nur Grad.

Will man durchaus einen fremden Ausdruck, so könnte man das Wort Division wählen, die 6te, 12te, Division usw. Im Gegentheil zu dem Ausdruck Verdünnung würde dieser, nach Analo-gie der kriegerischen Abtheilungen unter diesem Namen, den Nebenbegriff der Stärke verbinden. Doch das sind unerhebliche Dinge und ein jeder mag sich beliebig seine Bezeichnung für die Sache wählen, drücke er sich nur allgemein verständlich aus. Die Homöopathie büßt ihrer Realität und ihrem Werth nach dabei nichts ein. Es ist daher auch die Sorge und Befürchtung derjenigen eine Einbildung, welche selbst in dem stricten Halten an die unwesentlicheren Dogmen Hahnemann's die Haltbarkeit seines großen Werkes wähnen. Der verewigte Meister hat uns die Homöopathie nicht als ein fertiges, abgeschlossenes Gebäude hinterlassen, an welchem noch irgend etwas hinzuzufügen und zu bessern, nur eine ruchlose Hand wagen dürfe. Er legte viel-mehr den unverrückbaren Grundstein zu dem der ferneren Ausbildung und Vervollkommnung ebenso fähigen als bedürftigen Baue, die er, auf das immense Material hinweisend, der Einsicht und dem Fleiße seiner Nachfolger überließ. Ob nun auf dem emporstrebenden collossalen Dom ein hie und da angebrachter Spitzbogen und Säulenknauf, diese oder jene dem reinen Styl ange-messenen oder ihm widersprechenden architektonischen Schnörkel stehen bleiben, oder abgebro-chen werden sollen, ist denn doch ein unerheblicher Streit, der die Einheit des großen Ganzen wenig oder gar nicht gefährdet. Stehen doch der Unterbau und die stützenden Säulen Hahnemann's fest, für alle kommenden Zeiten!"[379]

Abschließend riet Aegidi zur Toleranz:[380]

„So lasse man denn jeden gewähren, der es nur redlich meint, und der Vervollkommnung der Homöopathie seine Lebenskräfte zu weihen sich zur ernsten Aufgabe macht. Der eine sucht sie auf diesem, der andere auf jenem Wege zu erreichen, und auch die Irrpfade führen endlich zur rechten Bahn – der Wahrheit zu."

„Kritik. Therapeutisches Taschenbuch für homöop. Aerzte von Dr. C. v. Bönninghausen" (1846)[381]

In der Zeit von 1846–1867 besprach Aegidi in der *Allgemeinen Homöopathi-schen Zeitung* einige Werke von zeitgenössischen Homöopathen.[382] Aus dieser Reihe sei hier die 1846 erschienene „Kritik" Aegidis an Bönninghausens *Thera-peutischem Taschenbuch*[383] näher beschrieben. Aegidi lobte Bönninghausens Buch[384] als wichtiges Hilfsmittel, um dem Homöopathen die Arzneimittelwahl

---

379 Vgl. auch Griesselich (1848), S. 202.
380 Vgl. ebenfalls Aegidi (1844), S. 137.
381 Vgl. Aegidi (1846), S. 349-353, 364-367.
382 Vgl. Literaturverzeichnis.
383 Vgl. Bönninghausen (1846).
384 Es handelt sich hierbei um eine Weiterentwicklung von Bönninghausens Repertorien der antipsorischen (1832) und nicht antipsorischen (1835) Arzneien. Die Symptome wurden von Bönninghausen in 7 Abteilungen gegliedert (z.B. werden in der 1. die Gemüts- und Geistes-symptome, in der 5. die Fiebersymptome der homöopathischen Arzneien aufgeführt). Vgl. Kottwitz (1985), S. 66.

zu erleichtern. Bönninghausen habe besonderen Wert auf die Beachtung der Verbesserung und Verschlimmerung der Symptome des Patienten gelegt. Die Bedeutung dieser Modalitäten,[385] die Aegidi besonders hervorhob, verdeutlichte er anhand eigener Fälle. Hierzu ein Beispiel:[386]

„Eine ältliche Dame litt seit langer Zeit an überaus heftigem Kopfweh. In der Regel erwachte sie am Morgen schmerzlos, sogleich nach dem Putzen der Zähne aber brach ein unleidlicher, klopfender, bohrender Schmerz aus, der die Stirne und einen Theil der linken Kopfseite in Anspruch nahm, durch Niederlegen verschlimmert, durch ruhiges, stilles Sitzen erträglicher wurde, allmälig an Heftigkeit abnahm, beim Mittagessen ganz schwand, sich aber nach dem Mittagsschlafe sogleich wieder, wiewohl mit minderer Intensität einstellte, und zu dieser Zeit ausblieb, wenn Patientin die Mittagsruhe mied. Mehrere scheinbar entsprechende Mittel wurden gegen das Übel fruchtlos in Anwendung gezogen. Da erschien v. Bönninghausen's Buch und ich war begierig zu erfahren, ob die S. 355 bei Verschlimmerung von Zähneputzen angegebenen Mittel, welche sich, wie die Arzneimittellehre nachweiset, nur auf das Zahnfleisch bezieht, was leicht erklärlich und nicht befremdend ist, wohl auch mit dem Leiden entfernterer Organe im Zusammenhang stehe.

Die vier angegebenen Mittel: Carbo vegetabilis, Lycopodium, Ruta und Staphisagria hatten eine ziemlich gleiche Geltung, da die vorhandenen Krankheitszeichen mit ihrem Symptomen-complex möglichst übereinstimmten. Nur die Verschlimmerung nach dem Mittagsschlafe kommt bei den ersten drei Mitteln nicht, wohl aber bei Staph. vor, letzteres verdiente daher den Vorzug und der gute Erfolg bestätigte die richtige Wahl, denn nach der ersten Gabe des Mittels schon schwand der Schmerz und kam selbst nach versuchtem und alle Tage wiederholtem Zahnputzen und Nachmittagsschlummer nicht wieder."[387]

Dieses Beispiel zeigt, wie Aegidi aufgrund zweier scheinbar unbedeutender Modalitäten der Kopfschmerzen seiner Patientin die homöopathische Arznei auswählte. Dieser Fall und seine positive Bewertung von Bönninghausens Werk lassen darauf schließen, daß Aegidi in seiner Praxis den Modalitäten der Krankheitsymptome besondere Aufmerksamkeit schenkte.

2.5 Berlin (1846–1852)

2.5.1 Leben

Über die Berliner Zeit Aegidis gibt es nur sehr wenig Informationen. Er wirkte als homöopathischer Arzt und trat 1849 bei der Sitzung der „ärztlichen Commission zum Entwurfe einer Reform des preußischen Medicinalwesens" als Vertreter der homöopathischen Ärzteschaft auf. Hierbei setzte er sich vor

---

[385] Der Homöopath erforscht die Symptome und Zeichen des Patienten nach den Bedingungen ihres Auftretens. Diese Bedingungen werden Modalitäten genannt. Sie geben an, wodurch und wann die Symptome besser oder schlechter werden und wodurch und wann sie auftreten und sich ändern; vgl. Köhler (1988), Bd. 1, S. 57. So wählt der Homöopath beispielsweise bei Halsschmerzen je nach Modalität unterschiedliche Arzneien aus. Sollte der Schmerz des Patienten durch warme Getränke gebessert werden, kämen Arzneimittel wie etwa Arsenicum album und Hepar sulphuris in Frage, bei Besserung durch kalte Getränke beispielsweise Apis und Lachesis. Vgl. Kent (1921), S. 458-459.
[386] Vgl. Aegidi (1846), S. 364-365.
[387] In einer „Nachschrift" zu Aegidis Besprechung warnte Rummel Aegidi und Bönninghausen davor, die Bedeutung der Modalitäten überzubewerten; vgl. Rummel (1846), S. 366-367.

allem für die Beibehaltung des Selbstdispensierrechts homöopathischer Ärzte ein (siehe dazu 2.5.2 S. 103).

Wie angesehen Aegidi zu dieser Zeit unter Homöopathen war, kann man auch einer Stellungnahme von Rudolf Hermann Groß (1813?–1865) aus dem Jahre 1849 entnehmen:[388]

„Am 10. August d. J. haben die in Leipzig versammelten Mitglieder des hom. Central-Vereins – wohl durch Acclamation – drei Candidaten für eine künftige Wahl des Vorstandes der in Berlin zu errichtenden Klinik vorgeschlagen, welche durch das moralische Gewicht des Vereins unterstützt werden sollen. Jene Wahl ist für das Gedeihen der projectierten Anstalt, sowie unserer guten Sache überhaupt unleugbar so wichtig, daß ich keiner Entschuldigung zu bedürfen glaube, wenn ich hier kurz auf diesen Gegenstand zurückkomme [...]
Erfordernisse eines tüchtigen Directors der projectirten homöopathischen Klinik sind mir folgende:
1) Er muß ein Arzt von gediegener wissenschaftlicher Bildung,
2) Ein strenger Homöopath, und
3) Ein erprobter Praktiker sein.
Dies sind nach meiner Ansicht Postulate, welche als solche nicht weiter begründet oder bewiesen zu werden brauchen, und von denen ich überzeugt bin, daß sie allen wirklichen Homöopathen einleuchten.
Es fällt mir nicht ein, die Verdienste zweier von den vorgeschlagenen geehrten Candidaten mißkennen zu wollen. Aber es ist meine wohlerwogene Ansicht, daß jene drei Postulate in ihrer wünschenswerthen Vereinigung nur bei Aegidi sich finden, und daß folglich nur seine Wahl unterstützt werden muß."[389]

Das hier erwähnte Klinikvorhaben wurde allerdings nie verwirklicht, das erste homöopathische Krankenhaus in Berlin wurde erst im Jahre 1873 eröffnet.[390]

Eine andere Aufgabe übernahm Aegidi tatsächlich, wie 1850 in einer Notiz in der *Allgemeinen Homöopathischen Zeitung* zu lesen war:[391]

„Von dem K. P. Ministerium der geistlichen Unterrichts- und Medizinal-Angelegenheiten sind der Medizinalrath Dr. Aegidi und der Sanithätsrath Dr. Bicking zu Mitgliedern der homöopathischen Prüfungs-Commission in Berlin ernannt worden."

In dieser Eigenschaft bescheinigte Aegidi beispielsweise dem später wegen seiner Herausgabe der nicht autorisierten 6. Auflage von Hahnemanns *Organon* zu einiger Berühmtheit gelangten Arthur Lutze aus Köthen[392] im Januar 1851, daß er ihn „von seinen recht guten theoretischen Kenntnissen in der Homöopathik, insbesondere der physiologischen Arzneimittellehre und ihrer praktischen Anwendung" überzeugen konnte.[393]

---

[388] Vgl. Rudolf Hermann Groß (1850), S. 159–160. Groß studierte erst die Rechte, dann ab 1834 die Heilkunde. Er war ein Neffe von Gustav Wilhelm Groß. Vgl. Tischner (1939), S. 779.

[389] Auch Rummel hielt Aegidi für diese Tätigkeit geeignet, wie man seinem Nachsatz zu dem Text von Groß entnehmen kann; vgl. Anmerkung des Herausgebers F. Rummel in: Groß (1850), S. 160.

[390] Vgl. Eppenich (1995), S. 170-173.

[391] Vgl. Redaktion der Allgemeinen Homöopathischen Zeitung (1850), S. 336.

[392] Vgl. Kapitel 2.3.3 Exkurs.

[393] Vgl. Bescheinigung von Karl Julius Aegidi für Arthur Lutze vom 7.1.1851. Historisches Museum Köthen, V S 164, S. 332. Lutze benötigte dieses Gutachten von Aegidi, da er zwar in Jena zum Doktor der Medizin promoviert worden war, die anhaltischen Behörden jedoch trotzdem noch auf weiteren Nachweisen seiner Fähigkeiten bestanden. Vgl. hierzu Streuber (1996), S. 169-171.

1851 wurde Aegidi von dem „Homoepathic Medical College of Pennsylvania" – vermutlich ehrenhalber[394] – das Mitgliedsdiplom übersandt.[395]

1852 verließ Aegidi Berlin, wie einer Nachricht in der *Allgemeinen Homöopathischen Zeitung* zu entnehmen war:[396]

„Der Hof- und Medicinalrath Dr. Aegidi hat seine Praxis in Berlin aufgegeben und sich auf seine Villa bei Freienwalde a. O. zurückgezogen, woselbst er der ambulanten Praxis sich zwar nicht unterziehen, aber chronische Kranke in seiner Behausung ärztlich berathen wird. Seine Correspondenten und Patienten, die sich mit ihm in Verkehr zu setzen gedenken, mögen sich ferner dahin an ihn wenden."

2.5.2 Werk

Standespolitische Beiträge in der *Allgemeinen Homöopathischen Zeitung* (1849)[397]

Im Zusammenhang mit der 1849 stattgefundenen Sitzung der „ärztlichen Commission zum Entwurfe einer Reform des preußischen Medicinalwesens" taucht Aegidis Name wieder auf. Zu dieser fand sich 1849 in der *Allgemeinen Zeitung für Homöopathie* folgende Notiz:[398]

„*Berlin*. Die vom Minister Dr. *v. Ladenberg* seit langer Zeit projectirte ärztliche Commission zum Entwurfe des preußischen Medicinalwesens wurde endlich hier in der Charité eröffnet, Ladenberg will so oft als möglich den Sitzungen beiwohnen. Die Mitglieder bestehen aus 8 Medicinalräthen, 3 Kreisphysikern und 8 nicht beamteten practischen Ärzten, unter letzten sind *Aegidi, Bicking*[399] *und Böcker* aus Rade vorm Wald. Auch 3 Wundärzte erster und 2 zweiter Klasse sind beigezogen. Wir erwarten von der Majorität dieser Versammlung nicht viel Gutes, hoffen aber, daß das den homöopathischen Ärzten Preußens nun seit sieben Jahren nach hartem Kampf bestätigte unabweisbare Recht des ,*Selbstdispensirens der Arzneien*' auf keinen Fall dürfe angetastet werden. Der Congress möge nur an die Hunderttausende, die Millionen der Armen, der Mehrzahl des preußischen Volkes denken, denen sie durch Antastung dieses Rechts in ihrem unglücklichsten, im *kranken* Zustande, der unentgeldlichen Arzneireichung berauben wollten, und sie mögen erwägen, wie sie Solches je vor Gott und der Welt verantworten können, und wie sie einst Rechenschaft ablegen müssen."

Die homöopathische Ärzteschaft sah dieser Kommissionssitzung also mit sorgenvoller Aufmerksamkeit entgegen. Sie sah sich insgesamt der nicht-homöopathischen Ärzteschaft gegenüber benachteiligt und kämpfte insbesondere für

---

[394] Constantin Hering hatte 1848 zusammen mit Williamson (1811–1870) und Jeanes (1800–1877) das „Hahnemann-Medical-College" in Philadelphia (Pennsylvania) gegründet. Hering war einflußreich, kannte Aegidis Arbeit und schätzte sie; vgl. Haehl (1922), Bd.1, S. 465-471 sowie Hering (1833).

[395] Vgl. Redaktion der Allgemeinen Homöopathischen Zeitung (1851), S. 304.

[396] Vgl. Redaktion der Allgemeinen Homöopathischen Zeitung (1852), S. 224.

[397] Vgl. Aegidi (1849 a-c).

[398] Vgl. Redaktion der Allgemeinen Zeitung für Homöopathie (1849), S. 48. Die im vorigen Kapitel (Königsberg) erwähnte Eingabe des Königsberger Laienvereins an das preußische Ministerium ist als eine Stellungnahme im Vorfeld dieser Sitzung zu sehen.

[399] Franz Bicking, geboren 31.3.1809 in Erfurt, gestorben 14.1.1873 in Berlin; er war der Leibarzt des Prinzen Albrecht von Preußen; vgl. Tischner (1939), S. 772-773. Bicking hat wie Aegidi in einem Bericht seine Ansichten auf der Kommissionssitzung dargelegt; vgl. Bicking (1849), S. 177-213.

die Beibehaltung des eingeschränkten Selbstdispensierrechts, das für sie zentraler Bestandteil der Unabhängigkeit der homöopathischen Ärzte war.[400] Erst seit dem Jahr 1843 gab es in Preußen eine Bestimmung, die homöopathische Ärzte unter bestimmten Voraussetzungen von dem Verbot der Selbstdispensierung ausnahm. Die Gegner der Homöopathie bemühten sich aber, eine Änderung dieser Bestimmung bei der preußischen Regierung zu erreichen und ein grundsätzliches Dispensierverbot für homöopathische Ärzte durchzusetzen.[401] Aegidi war nun in dieser wichtigen Angelegenheit einer der drei Vertreter der homöopathischen Ärzteschaft. In der *Allgemeinen Homöopathischen Zeitung* schilderte er selber 1849 seinen Beitrag zur Diskussion über das Selbstdispensierrecht auf dem Kongreß:[402]

„Ref.[403] machte auf die Bedeutung des zu berathenden Gegenstandes die Versammlung aufmerksam, der nicht einseitige, sondern gegenseitige Interessen berühre. Frei von Leidenschaftlichkeit und Animosität möge ihm eine gründliche Besprechung gewidmet werden. Ref. wolle versuchen alle Gründe, welche für die Sache sprechen und auf seiner innigsten Überzeugung beruhen, der Versammlung darzulegen, dabei hofft er gleichzeitig einen seiner schönsten Wünsche erfüllt zu sehen, wenn es ihm gelänge, die trostlose Spannung zu beseitigen, das Mißtrauen auszurotten, welches unter zwei Parteien unserer Standesgenossen, den Allopathen und Homöopathen so tiefe Wurzeln geschlagen. Nur unbegründete Vorurtheile, die durch das lebendige Wort aufzuklären und zu beseitigen, von keiner Seite je Gelegenheit gegeben worden, hätten dazu beigetragen, den gegenseitigen Groll bis aufs Äußerste zu steigern. Wenn je ein günstiger Moment erschienen, einen Versuch der Aussöhnung zu wagen, so sei es in dieser, alle veralteten Vorurtheile und Gebrechen ausgleichenden Zeit der gegenwärtige, in welchem sich Repräsentanten beider Parteien collegialisch vereinigt fänden, um gemeinschaftlich an einem heilbringenden Werke zu arbeiten. Und welche Schranke liege denn auch zwischen uns, die unübersteigerlich wäre und gegenseitige Toleranz und Anerkennung positiv ausschlösse? Dem Betrug und der Bosheit werde unsere gerechte Verachtung, miserablen Stümpern, deren es in jeder Familie gäbe, unsre Nachsicht zu Theil. Gehen wir doch einen und denselben Weg, von der Demonstration der ossa bregmatis durch das Gebiet der Propädeutik, auf der Bahn der modernen Physiologie, Pathologie und Anabiotik bis zur genetischen Diagnose. Bei den therapeutischen Maßnahmen trennten sich wohl unsere Wege, hier verfahre aber selbst in der herkömmlichen Schule ein jeder nach individuellen Ansichten. Mögen wir uns hier trennend die Hand reichen auf freundliches Wiedersehen. Möge man, wozu die Zeit so sehr mahne, aus dem Todesprozeß abgestorbener Fachresiduen eine heilbringende Verjüngung unserer Assoziation erstreben.

---

[400] Die weitergehenden Forderungen der homöopathischen Ärzte formulierte beispielsweise der Königsberger Arzt Tietze im Vorfeld der Berliner Kommissionssitzung in der *Allgemeinen Homöopathischen Zeitung*: „1) Beschützung der Dispensirfreiheit als eine conditio sine qua non. 2) Lehrstuhl für die Homöopathie auf allen Landes-Universitäten. 3) Homöopathische Klinik auf allen Landes-Universitäten. 4) Unbeschränkte Freiheit der Ausübung der Homöopathie für Militair- und angestellte Civilärzte in den ihnen anvertrauten Krankenhäusern. 5) Prüfung der angehenden Ärzte beim examen rigorosum im theoretischen, beim Staats-Examen im praktischen Theile der Homöopathie. 6) Prüfung und Vereidigung der Pharmaceuten, welche sich als homöopathische Apotheker habilitiren wollen. 7) Wegfall der unnützen Revision der homöopathischen, nicht zu controllirenden Verdünnungen der homöopathischen Ärzte, besonders wenn dieselbe von Allöopathen ausgehen soll [...] 8) Wegfall der besondern, die Verbreitung der Homöopathie hindernden Prüfung der homöopathischen Ärzte, zur Erlangung der Dispensirfreiheit. 9) Die Erlaubnis, die homöopathischen Arzneien, wie Urtincturen usw. von daher zu entnehmen, von wo wir dieselben am besten zu erhalten glauben. 10) Sitz und Stimme der homöopathischen Ärzte im Medizinal-Collegio." Vgl. Tietze (1849), S. 62-64.

[401] Vgl. Jütte (1996), S. 1-3.

[402] Vgl. Aegidi (1849 a), S. 161-172.

[403] Referent. Damit meinte Aegidi sich selbst.

Man betrachte die Dispensirfreiheit

> [...] als ein den homöopathischen Ärzten gewährtes Vorrecht, dessen ferneres Bestehen man nach dem Princip der Gleichberechtigung für unstatthaft hält. Das sei indeß durchaus nicht der Fall.
>
> Die Dispensirfreiheit homöopathischer Arzneien sei ein allen Ärzten ohne Ausnahme zustehendes Recht. Darum, weil die Majorität davon keinen Gebrauch machen wolle oder zu machen verstehe, es auch der Minorität zu entziehen, der es zur Verwirklichung ihrer Aufgabe eine Lebensbedingung sei, wäre doch wohl im höchsten Grade parteiisch und ungerecht; [...]"

Es folgten weitere Argumente für das Selbstdispensierrecht, von denen die wichtigsten hier aufgeführt seien:

1. Mit dem Selbstdispensierrecht stehe oder falle die wissenschaftliche Fortentwicklung der Homöopathie.
2. Der Apotheker sei der „natürliche Feind" der Homöopathie, man könne ihm daher nicht die Zubereitung und Dispensation der homöopathischen Arzneien anvertrauen.
3. Die Apotheken seien wegen der starken „Ausdünstungen" als Herstellungsort für homöopathische Arzneien ungeeignet.[404]

Weiter schrieb Aegidi:[405]

> „Die Gründe der Gegner der Dispensirfreiheit seien nicht stichhaltig. Die wichtigsten wären
> 1) zur Beaufsichtigung der Ärzte seien die Apotheken nothwendig, in Bezug auf absichtliche Vergiftung und Verwechslung der Mittel.
> 2) Das Bestehen der Apotheken sei gefährdet. – Ref. bemühte sich diese Scheingründe zu entkräften.
> 3) Den Vorwurf betreffend: Die Homöopathen geben unter der Firma hom. Mittel allopathische – so beruhe dieser theils auf einem Mißverständnisse, welches durch die Form der Verordnung homöopathischer Mittel z.B. Auflösung einer Verreibung oder Beimischung einiger Tropfen potenzirter Arznei zu mehreren Unzen Wasser veranlaßt werde; theils aber auch auf einen Irrthum der Gegner über die Größe der Arzneidose. Diese mache nicht das Wesen der Homöopathie aus, die ihre eigenthümlich zubereiteten Arzneimittel in verschiedenen Dosen, in quantitativ großen und kleinen verabreiche. Den Maßstab gebe nicht ärztliche Willkür und Laune, sondern die Receptivität des Kranken. Die großen Dosen der Homöopathie würden jedoch verhältnismäßig zu denen der Allopathie immer noch sehr klein sein."

Und schließlich führte er noch aus:[406]

> „Endlich werde der beabsichtigte Zweck, die homöopathischen Ärzte auf die allöopathischen Apotheker zu verweisen, bei Aufhebung der Dispensirfreiheit ganz und gar verfehlt. Die homöopathischen Ärzte würden dem die Wissenschaft und ihre Kranken gefährdenden Apothekenzwange dadurch sicher entgehen, daß sie ihren Patienten die Anschaffung homöopathischer Taschenapotheken empföhlen, welche keine Polizeigewalt hindern könne, und aus welchen die von dem Arzte verordneten Arzneien jeder Patient zu nehmen das Recht habe [...]
>
> Ref. trägt somit darauf an, das seitherige Gesetz der Dispensirfreiheit homöopathischer Arzneien auch ferner bestehen zu lassen."

Soweit die Argumentation Aegidis. Danach schilderte er den weiteren Verlauf der Sitzung: Nachdem einige andere Ärzte ihre Sichtweise dargestellt hatten, wurde abgestimmt, wobei achtzehn gegen und sieben für die Beibehaltung des Dispensierrechts waren. Der anwesende Minister von Ladenberg betonte, daß

---

[404] Beispielsweise gilt Kampfer als Antidot für viele homöopathische Arzneien.
[405] Vgl. ebenfalls Aegidi (1849 a), S. 167.
[406] Vgl. Aegidi (1849 a), S. 167-168.

das Votum der Versammlung nur beratende, keine legislatorische Bedeutung habe.[407] Darauf eingehend forderte Aegidi noch einmal in einem „Separatvotum", das Gesetz bestehen zu lassen.[408]

Von der Medizinalkonferenz war auch beschlossen worden, die Gründung einer homöopathischen Klinik zu beantragen. Aegidi war es wichtig, hier genau festlegen zu lassen, welche Art von Homöopathie dort betrieben werden solle. Er schrieb in einem weiteren diesbezüglichen „Separatvotum":[409]

„Mit Bezug auf II, 12, des Commissionsberichts, nach welchem die Gründung einer homöopathischen Klinik von der Majorität der Medizinalconferenz beantragt worden ist,[410] sieht sich der Unterzeichnete [...] zu der Erklärung und dem Antrage veranlaßt:

daß, wenn von Seiten der hohen Staatsverwaltung, wie zu hoffen, die Gründung einer homöopathischen Klinik beschlossen werden sollte, dieselbe ausschließlich den echten Bekennern des auf dem Hahnemannschen Dogma und dem Prinzip similia similibus beruhenden, in diesem Sinne fortentwickelten eigenthümlichen Heilsystems überwiesen und die Leitung derselben nur einem diese bestimmte Richtung innehaltenden Arzte anvertraut werde, welche Erklärung der Unterzeichnete, namens sämtlicher der homöopathischen Heilkunst huldigender Ärzte, in das Protokoll vom 21. Juni aufzunehmen, angetragen hat und durch gegenwärtiges Separatvotum ausdrücklich bekräftigt."

Aegidis Forderung konnte allerdings vorerst nicht umgesetzt werden, da es, wie oben bereits angedeutet, erst 1873 zur Gründung einer homöopathischen Klinik in Berlin kam. Bei der alten Regelung für das Selbstdispensierrecht der homöopathischen Ärzte blieb es aber.[411] Ob diese Entscheidung allerdings direkt mit dem Auftreten der drei homöopathischen Vertreter auf der Kommissionssitzung zu tun hatte, ist nicht bekannt.

„Kritik. Klinische Anweisungen zu homöopathischer Behandlung der Krankheiten" (1849)[412]

1849 veröffentlichte Aegidi neben Beiträgen in seiner Eigenschaft als Standesvertreter lediglich eine Rezension zu Georg Heinrich Gottlieb Jahrs Werk *Klinische Anweisungen zu homöopathischer Behandlung der Krankheiten*. Aegidi hob hervor, daß dieses Buch eine Lücke in der homöopathischen Literatur schließe. Endlich existiere nun ein nicht nur für den Homöopathen, sondern auch für den interessierten Allopathen und Laien geeignetes Einstiegswerk in die Homöopathie:

---

[407] Vgl. ebenfalls Aegidi (1849 a), S. 171.
[408] Vgl. Aegidi (1849 b), S. 172-173.
[409] Vgl. Aegidi (1849 c), S. 176.
[410] Auf der Konferenz gab es noch andere für die Homöopathie wichtige Beschlüsse: der Paritätsgrundsatz in Beziehung auf ärztliche Richtungen wurde bestätigt; Lehr- und Lernfreiheit wurde garantiert; in der wissenschaftlichen Deputation für das Medizinalwesen zu Berlin sollte die Homöopathie durch ein besonderes Mitglied vertreten werden; vgl. [Rummel] (1849), S. 163.
[411] Das preußische „Reglement" von 1843 blieb mit Ausnahme von Berlin, wo es bereits 1952 aufgehoben wurde, bis zum Beginn der 1960er Jahre in der Bundesrepublik in Kraft. Vgl. Jütte (1996), S. 3.
[412] Vgl. Aegidi (1849 d), S. 236-239.

„Mit Freude begrüße ich dieses Buch, das einem weitverbreiteten großen Bedürfnisse abhilft. Der Homöopathie ist nach schweren Mühen und Kämpfen endlich das Bürgerrecht in der Republik der Wissenschaften zuerkannt worden, von Staatswegen sollen ihr Kliniken errichtet werden und selbst die medizinischen Fakultäten stehen nicht an, ihr einen Platz innerhalb ihres Forums einzuräumen. Seitdem erachten es auch Aerzte der alten Schule nicht mehr unter ihrer Würde, Kenntniß von den thatsächlichen Erfolgen der neuen Heilmethode zu nehmen und öfter als je kommt uns der Wunsch unserer allöopathischen Kollegen um Belehrung entgegen, wie man, ohne sich auf ein mühsames, dem beschäftigten Praktiker schwermögliches Studium der historischen Quellen der Homöopathie einzulassen, von dem homöopathischen Heilverfahren in so weit Kenntniß sich verschaffen könne, um praktische Versuche anzustellen und welcher Anleitung aus der Literatur der Homöopathie man sich zu dieser Absicht bedienen solle?"

Ursprünglich hatte Aegidi von Jahr eine Übersetzung seines französischen Repertoriums[413] verlangt, eine Bitte, die Jahr nicht erfüllt hatte:[414]

„[...] Nun drang ich in meinen Freund Jahr, die höchst brauchbare französische Ausgabe seines Repertors, deren ich mich fast ausschließlich in meiner Praxis bediente, in unsere Muttersprache übersetzt, herauszugeben. Das Buch würde eine große Verbreitung gefunden haben. Leider aber hatte Jahr bereits seinen voluminösen Kodex unter der Presse und mein Wunsch blieb unausführbar [...]."

Laut Aegidi fehlte also:[415]

„[...] immer noch ein Buch, wie wir es jetzt in dem neuesten Handbuche Jahrs besitzen, das seiner bündigen Kürze, seines niedrigen Preises und der zweckmäßigen und ziemlich vollständigen Einrichtung wegen nichts zu wünschen übrig läßt und der Homöopathie einen neuen Triumph zu verschaffen verheißt, indem es den zu homöopathischen Heilversuchen sich geneigt zeigenden allöopathischen Ärzten die Pforten zur Homöopathie öffnet, die einmal mit günstigem Erfolge überschritten, die Ausbreitung der unübertroffenen neuen Heilkunst in partibus infidelium mächtig fördern [...] wird."

Aegidi schloß seine Besprechung mit einer kritischen Anmerkung:

„So viel des Lobes, dem ich jedoch von Rechtswegen insofern eine Schranke entgegenzustellen mich veranlaßt sehe, als ich das Bedauern nicht unterdrücken darf, daß der geehrte Verf. aus seiner Ferne nicht alle praktischen Erfahrungen für sein Werk hat benutzen können, welche die neuere deutsche Literatur enthält. Auf diese Lücken aufmerksam zu machen, behalte ich mir zu späterer Mittheilung vor."

Diese Buchkritik blieb bis 1857[416] die letzte Veröffentlichung Aegidis. Wieso er sich von der schriftstellerischen Arbeit für so lange Zeit zurückgezogen hat, ist nicht bekannt.

---

[413] Vermutlich bezog sich Aegidi hier auf Jahrs Werk: Nouveau Manuel de Médecine Homoeopathique. Seconde Partie. Répertoire thérapeutique et symptomatologique. Paris, 1840.

[414] Vgl. ebenfalls Aegidi (1849 d), S. 238.

[415] Ebd.

[416] Dann erschien eine „Erklärung" Aegidis gegen die Anwendung von „Doppelmitteln"; vgl. Aegidi (1857 a).

2.6 Bad Freienwalde (1852–1874)

2.6.1 Leben

Vermutlich haben Aegidi vor allem gesundheitliche Gründe bewogen, seine Praxis in Berlin aufzugeben und in den kleinen Ort Bad Freienwalde[417] zu ziehen. Hier hatte Aegidis Sohn schon 1850 ein Haus für sich und seinen Vater gekauft.[418] Aegidi zog sich aber nicht auf Dauer von der Praxis zurück, denn er nahm zu einem nicht genau feststellbaren Zeitpunkt, angeblich auf Drängen der Patienten, eine, wenn auch eingeschränkte, Praxistätigkeit wieder auf.[419]

In Bad Freienwalde hielt Aegidi Kontakt zu bekannten Persönlichkeiten seiner Zeit. Dies ist einem Gästebuch der Kapelle zu entnehmen, die Aegidi auf seinem Grundstück errichtete. Neben vielen Verwandten Aegidis[420] und lokalen Honoratioren trugen sich unter anderen folgende Personen in das Gästebuch ein: der spätere Generalfeldmarschall Gottlieb Graf von Haeseler[421], die Maler Adolf von Menzel[422] und Georg Bleibtreu[423] sowie der Naturwissenschaftler Dr. Ernst Haeckel.[424] Die beiden letztgenannten sollen zu dem „Zirkel um die

---

[417] Bad Freienwalde liegt nordöstlich von Berlin.

[418] Vgl. Schmidt (1932), S. 67-68: „Am 11. Juli 1850 erwarb mit seiner Hilfe, von ihm ausgestattet, sein Sohn, der genannte Ludwig Karl, für ihn das Grundstück Brunnenstraße 148 E, dessen Eigentum und Besitz an gedachtem Tage aus den Händen der Stiftsdame, Baronesse von Mecklenburg, auf die Familie Aegidi überging. Am 19. September 1850 wurde das Grundstück durch Ankauf der bisher zum Hotel Bellevue gehörigen oberen zwei Terrassen, und am 27. September 1854 durch Erwerb des benachbarten Höhneschen Grundstücks bereichert und durch umfassende Gartenanlagen und inneren Ausbau verbessert. Am 3. Oktober empfing Dr. jur. Ludwig Karl Aegidi für diese Besitzung der Familie den Bürgerbrief und leistete vor Bürgermeister und Ratmannen den Untertanen- und Bürgereid. Nachdem am 2. Februar 1852 das bis dahin Meckelsche Gartengrundstück hinzugekauft worden war, gab der Hausherr seinen Wirkungskreis in Berlin auf und übersiedelte am 25. März jenes Jahres nach Freienwalde, während an demselben Tage mit Erwählung des Domizils Bad Freienwalde der Sohn zu Göttingen seine Tätigkeit begann und mit dem 11. Juni 1853 die Freiheit erlangte, an der dortigen Hochschule öffentlich zu lehren."

[419] Vgl. [Gerstel?] (1874), S. 368.

[420] Aufgeführt sind unter anderen die Schwester Aegidis, Wilh. Berent, geborene Aegidi, die mit dem Feldmesser Julius Berent in Naumburg verheiratet war, der Schwiegersohn Aegidis Karl Esmarch, Professor an der k.k. Jagellonischen Universität zu Krakau, sowie R. Aegidi, Pfarrer zu Goldap. Vgl. Schmidt (1935), S. 158-159 und ebenso Schmidt (1932), S. 70-71.

[421] Gottlieb Graf von Haeseler wurde am 19.1.1836 geboren. Er war ab 1890 kommandierender General des 16. Armeekorps. Vgl. Hengst, Hermann: Die Ritter des Schwarzen Adlerordens. 1901. In: Deutsches Biographisches Archiv 456, 21.

[422] Adolf von Menzel wurde am 8.12.1815 in Breslau geboren. Von Kaiser Wilhelm II. erhielt er unter anderem den schwarzen Adlerorden und wurde damit auch in den Adelsstand erhoben. Vgl. Berner, Karl Gustav Heinrich: Schlesische Landsleute. 1901. In: Deutsches Biographisches Archiv 828, 186.

[423] Georg Bleibtreu (1828–1892) war ein bekannter Schlachtenmaler. Vgl. Brockhaus' Konversations-Lexikon (1898), Bd. 3, S. 110.

[424] Ernst Haeckel wurde am 16.2.1834 in Potsdam geboren, studierte in Berlin und Würzburg Naturwissenschaften und Medizin. Er habilitierte sich 1861 für vergleichende Anatomie und war danach Professor in Jena. Er war einer der ersten deutschen Naturforscher, die sich offen zu der Darwinschen Theorie bekannten. Vgl. Hinrichsen, Adolf: Das literarische Deutschland. 2. Aufl. 1891. In: Deutsches Biographisches Archiv 453, 321.

beiden Aegidis", das heißt Vater und Sohn, gehört haben.[425] Schon in Düsseldorf soll Aegidis Haus „Sammelplatz für Künstler und Dichter", gewesen sein.[426] Auch später in Königsberg, das damals der „Absprung" für alle nach Petersburg gehenden Künstler war, soll Aegidi vergleichbare „künstlerische Interessen" gepflegt haben.[427]

In den 50er Jahren des 19. Jahrhunderts erschienen nur wenige Veröffentlichungen Aegidis. Überhaupt gibt es aus dieser Zeit wenig Informationen zu seinem Leben. Einiges zu seinen damaligen Ansichten und zu seiner Tätigkeit erfährt man aber aus den Briefen Aegidis an seinen Freund Gisevius. Diese Briefe Aegidis wurden erst postum 1911 in der *Berliner homöopathischen Zeitschrift* veröffentlicht.[428] Ein Teil dieser Schreiben stammt aus dem Jahre 1857.[429] In den Briefen diesen Jahres äußerte sich Aegidi über andere bekannte Homöopathen und machte einige Bemerkungen zur homöopathischen Verfahrensweise. Er sandte Gisevius auch

---

[425] Vgl. Schmidt (1935), S. 158-159.

[426] Als Besucher genannt werden unter anderen der Dichter Karl Immermann, der Historienmaler Schadow sowie der Maler Kretschmer. Möglicherweise gehörte zu diesen Künstlern auch Felix Mendelssohn, der damals Kapellmeister des Düsseldorfer Opernorchesters war. Vgl. Haberling (1936), S. 55-56 sowie Teichmann (1904), S. 265.

[427] Vgl. ebenfalls Haberling (1936), S. 55-56 sowie Teichmann (1904), S. 265.

[428] Vgl. Aegidi (1911). Er schrieb diese Briefe sehr wahrscheinlich an Friedrich Gisevius (1796–1871). Haehl gibt an, daß dieser Briefwechsel angeblich mit Bruno Gisevius bestand. Vgl. Haehl (1922), Bd. 2, S. 492. Die gleiche Interpretation legt die Einleitung zu den Briefen Aegidis in der *Berliner homöopathischen Zeitschrift* nahe. Vgl. Anmerkung der Redaktion der Berliner homöopathischen Zeitschrift zu: Aegidi (1911), S. 75. Dies ist mit aller Wahrscheinlichkeit falsch. Zu diesem Irrtum hat vermutlich beigetragen, daß es drei Ärzte mit dem Namen Gisevius gab.
Der erste war Friedrich Gisevius. Dieser wurde am 25.12.1796 in Sorquitten/Ostpreußen geboren, entstammte also der gleichen Generation wie Aegidi. Er war der erste Dr. med., der aus der Pépinière in Berlin hervorging. Er machte als Militärarzt die Befreiungskriege mit. Seine Erfahrungen besonders in der Schlacht von Leipzig zeigten, daß die damalige Chirurgie doch angesichts der sehr ungenügenden Organisation den Anforderungen einer Massenbehandlung nicht gewachsen war. Als Kreisphysikus in Königsberg hatte er bei einer Scharlachepidemie so schlechte Resultate, daß er den ärztlichen Beruf aufgab und Gutsbesitzer wurde. Durch den Einfluß Aegidi und infolge einer gelungenen homöopathischen Kur wurde er homöopathischer Arzt, erst in Elbing, dann in Potsdam. Er starb 1871.
Sein Sohn Bruno Gisevius wurde am 22.6.1839 in Rößl/Ostpreußen geboren. Er studierte wie sein Vater Medizin und machte 1862 sein Staatsexamen, praktizierte in Potsdam, Bad Freienwalde und Berlin. Er gab 1889 die *Kurzgefaßte Arzneimittellehre* von Hering und Farrington deutsch heraus und starb am 25.10.1910.
Dessen Sohn Friedrich Gisevius (geboren 1867) wurde in Berlin ein bekannter homöopathischer Arzt. Vgl. Hjelt (1962), S. 764-765.
Diese Daten legen nahe, daß der Briefwechsel Aegidis mit dem älteren Friedrich Gisevius bestand. Darüber hinaus wird in den Briefen Aegidis Bruno Gisevius lediglich in der dritten Person erwähnt. Vgl. Aegidi (1911), S. 153-155.

[429] Nur wenige Schreiben des Briefwechsels sind datiert und können zeitlich genauer zugeordnet werden. Der Großteil der Briefe stammt aber wahrscheinlich aus Aegidis Zeit in Bad Freienwalde. Aegidi erwähnte in diesen Briefen sowohl Ereignisse und Themen, die, als er die Briefe schrieb, schon längere Vergangenheit waren, als auch solche, die zu diesem Zeitpunkt aktuell zu sein schienen. Letztere fallen vielfach in die Bad Freienwalder Zeit. Genannt seien: v. Grauvogls Konstitutionslehre, Lutzes mißbräuchlicher Einsatz von „Doppelmitteln" sowie die Erwähnung einer damals gerade aktuellen Zeitschriftennotiz aus dem Jahre 1856. Ebenso erwähnte er eine gerade herausgekommene neue homöopathische Zeitschrift aus Wien. Hier-

eine Abschrift eines Schreibens an Aegidis Kollegen Fischer,[430] in dem er diesen wegen seiner Art der Mittelgabe kritisierte. Zuvor jedoch schrieb er Gisevius, wie es überhaupt zu diesem Brief an Fischer kam:[431]

„Hier lebt eine Offiziersfamilie v. B., deren älteste Tochter, einige 20 Jahre alt, zart, schwächlich, verzärtelt, mit Lungentuberkeldisposition behaftet, im vorigen Sommer erkrankte unter der Form einer Intermittens und allopathisch mit Chinin traktiert ward. Da das Fieber nicht wich, so ward nach 16-20 Anfällen ich nolens volens konsultiert und obschon ich eine ambulatorische Praxis nicht mehr treibe, doch gezwungen, die Kranke zu übernehmen. Ich diagnostizierte phthysis tuberculosa mit febris lenta. Der Zustand der Patientin ward sehr gebessert, aber geringere Fieberanfälle, besonders gegen Abend, blieben. Nun verlor man schon nach 14 Tagen die Geduld und das Vertrauen und unter dem Vorwand, die Kranke sehne sich nach einer Ortsveränderung und man erwarte davon Heil, packte man sie auf und ging mit ihr nach Berlin. Dort ward sie zunächst von dem Hausarzt ihrer Tante, einem obskuren Allopathen, behandelt, der die Krankheit für ein idiopathisches Wechselfieber haltend, in der Meinung, es sei dagegen nur homöopathisch verfahren, also gar nichts geschehen, abermals mit drastischen Chiningaben dreinfuhr. Nun ward das Ding aber eklig, eine febris hectica acuta stellte sich täglich Vor- und Nachmittag ein, man zog Schönlein, Romberg, Wolff zu Rate, diese erklärten das Leiden für eine galoppierende Tuberkelschwindsucht und da auch ihre Anordnungen keinen erfreulichen Erfolg hatten, suchte man wieder bei der Homöopathie Hilfe und ließ Dr. Fischer aus Posen nach Berlin kommen, der sich in Behandlung Phtysischer einen Ruf erworben haben sollte. Dieser nahm nun die Kranke in seine Behandlung, riet aber vor allem die Rückkehr nach Bad Freienwalde an. Hier angekommen, befand man sich aber bald ohne Rat und Trost bei der großen Entfernung des behandelnden Arztes. Ich ward auf das allerdringendste gebeten, der Kranken wenigstens meine passive Teilnahme nicht zu versagen. Dies konnte ich nun aus Humanitätsgründen nicht abschlagen, ich erklärte aber entschieden, in den Kurplan des Dr. Fischer nicht eingreifen zu wollen und nur in außerordentlichen Notfällen palliativ zu verfahren. Ich hatte nicht Lust, die verlorene Kranke auf meine Rechnung zu begraben. Ich sehe nun ohne eigentliche Verantwortlichkeit die kritische Sache mit an und kann ungestört schlafen. Dr. Fischer scheint aber ein absonderlicher Homöopath zu sein. Er gibt dreißigste Potenz, auch Hochpotenzen, aber in so häufigen Gaben und so häufigem Wechsel der Mittel, daß ich ein Staunen nicht unterdrücken kann. Calcarea carbon. alle 2 Stunden 5 Körnchen tagelang, ebenso Silicea, Kali carbon. usw. Dazwischen an einem Tage gegen allerlei Nebenbeschwerden nux. vom., pulsat., phos. Bei jedem neuen Symptom ein neues Mittel, stets zweistündlich gegeben. Da ist es nun kein Wunder, wenn mannigfache Erstwirkungen sich zeigen, die sich als verschiedene Beschwerden äußern und den Leidenszustand ungemein komplizieren. Zu der wohltätigen Heil- und Nachwirkung läßt er es gar nicht kommen. Er war in voriger Woche hier und besuchte mich, ich ließ mich aber gegen ihn in dieser Beziehung nicht aus, mag er sich selber helfen. Imponiert habe ich ihm aber gehörig und er notierte sich viel von dem, was er von mir erfuhr. Ich riet, er möge seiner hiesigen Kranken eine Gabe Psorin geben. Als ich nach seiner Abreise die Patientin besuchte, erfuhr ich, daß er psorin verordnet (er nennt alle Mittel), aber wie mußte ich erstaunen! Die Kranke sollte alle 2 Stunden 5 Körnchen nehmen und hatte dies bereits seit drei Tagen getan; natürlich war arge Verschlimmerung die Folge davon."

Das beschriebene Vorgehen Fischers veranlaßte Aegidi, ihm am 6.2.1857 den Brief zu schreiben, den er Gisevius in Abschrift beigelegt hatte.[432] Darin teilte er Fischer mit, daß er die meisten der lästigen Beschwerden der Patientin für eine

---

bei handelt es sich sehr wahrscheinlich um die *Zeitschrift des Vereins der homöopathischen Ärzte Oesterreichs*, deren erster Band 1857 erschien. Bestätigend für die zeitliche Einordnung ist, daß die wenigen datierten Briefe ebenfalls aus dem Jahre 1857 stammen.

[430] Möglicherweise handelt es sich hierbei um Hermann Alexander Fischer (geboren 1823 in Neuruppin; gestorben 7.10.1895 in Berlin). Dieser studierte zuerst Philologie, danach Medizin. Er wurde Assistent bei dem Chirurgen Langenbeck, lernte dann die Homöopathie kennen, verließ die Klinik und wurde in Berlin Homöopath. Vgl. Tischner (1939), S. 776.

[431] Vgl. Aegidi (1911), S. 86-87.

[432] Vgl. Aegidi (1911), S. 87-88.

Folge des zu häufigen Mittelwechsels halte. Aegidi fuhr in seiner Belehrung fort:[433]

„In meiner vieljährigen Praxis habe ich nach unzähligen beharrlichen Versuchen ermittelt, daß in chronischen Krankheiten eine zweimalige tägliche Wiederholung des geeigneten Mittels in Verlauf von 3-5 Tagen ohne Nachteil für den Patienten nicht leicht überschritten werden darf; dann aber eine angemessene Pause zu den allerunentbehrlichsten Forderungen einer glücklichen Kur gehört. Die größte Kunst ist: die richtige Zeit abwarten, bei saccharum lactis.[434] Manche Mittel dulden gar keine Wiederholung und zu diesen gehört auch Psorin, das über 9 Tage lang sich ganz latent verhält, bevor es zu agieren scheint. Kein Stoff macht auch so eklatante Nebenbeschwerden (schon in einer einzigen Gabe auf mehrere Wochen hin) als dieser. Nux vomica bedarf drei Tage zu ihrer vollen Wirkungsentfaltung. Man kann sie allerdings wie alle anderen in zweistündlichen Gaben reichen – den Kopf wird's nicht kosten! – Vorteile wird man dabei allerdings nicht erzielen und der arme Kranke muß es büßen.

Glauben Sie, lieber Kollege, daß unser verewigter Großmeister nur aus Eigensinn auf seiner Methodik bestand? Behüte! Er hatte es jahrelang auf verschiedene Weise durchprobiert, ehe er seine Ratschläge öffentlich erteilte, deren Gültigkeit zahllose Heilungen chronischer Kranker dokumentierten. Lutze sagt: ‚Wollt ihr das Geheimnis wissen, warum ich einen so grandiosen Zulauf von Kranken habe?[435] Weil ich große Erfolge erziele, und diese? Weil ich die Kunst des Abwartens der Wirkung meiner Mittel übe.‘ Diese unentbehrliche Kunst kann auch ich aus reifer Erfahrung allen meinen jüngeren Kollegen empfehlen. Mit dem Wunsche, daß Sie diese Explikationen gütig aufnehmen wollen [...].“

Diesen Ausführungen des mittlerweile schon über 60jährigen Aegidi ist einmal zu entnehmen, daß er eine „ambulatorische" Praxis im eigentlichen nicht mehr betrieb. Des weiteren ist zu ersehen, daß er sich trotz früherer Differenzen mit Hahnemann in homöopathischen Sachfragen weiter auf diesen berief. Die folgenden Zeilen an Gisevius bestätigen dies:[436]

„Diesen Brief fand ich im Interesse der Kranken, die sich mit den heterogensten Nebenbeschwerden quälte, mich bewogen an Dr. F. zu schreiben und ich bin neugierig, was er darauf antworten wird. Ich begreife nicht, wie unter solchem Verfahren er nur einen einzigen Kranken herzustellen vermag. Dann tadle ich auch, daß alle seine auswärtigen Patienten von ihm mit Taschenapotheken versehen worden, aus welchen er alle Mittel verordnet. Bei solchen häufigen Gaben wäre es ihm auch nicht möglich, jedesmal die Mittel zu übersenden, zumal für alle möglichen Zwischenfälle und Symptome, für welche er schon im voraus eine Reihe von Mitteln empfiehlt. Das ist nun auch ein Homöopath. O alter Hahnemann, wenn Du solch Treiben von oben herab schautest, was würdest Du sagen?

Doch halt! Nicht zu vorschnell geurteilt, nicht ungeprüft verdammt! Es sind sechs Tage verflossen, seit ich die letzten Zeilen schrieb. Die Antwort Fischers liegt auf meinem Tische und ich nehme mein hartes Wort zurück. Es ist ein guter Mensch, dieser Kollege. Ich vermutete, er würde indigniert meine unberufene Maßregelung zurückweisen. Was schreibt er? ‚Ich bin Ihnen zu großem Dank verpflichtet für die treuen, freundlichen Winke in der Technik und Anwendung homöopathischer Mittel. Vollständig einverstanden mit allem, was unser großer Meister lehrte, was Sie verehrter Herr M. R. selbsterfahren mir so wohlwollend mitteilen, ist das geängstigte Herz eines armen Praktikus zu leicht gesonnen – zu helfen mit Mitteln, wo das Abwarten eine Tugend ist. So geht es mir, so ist es mir gegangen. Nehmen Sie sich meiner freundlich an in Fällen der Not, in denen ich mich hier vergebens nach einem treuen Ratgeber umsehe usw. usw.‘ – Es folgten nun viele, viele Fragen. Ich habe in einem sehr ausführlichen Briefe geantwortet, der von der Art war, daß er zu Nutz und Frommen der jüngeren Kollegen wohl einen Platz in einem unserer homöopathischen, öffentlichen Journale verdiente, wenn diese Schriften nicht

---

[433] Ebd.
[434] Die Gabe von Milchzucker ist die übliche Art der Placebo-Gabe in der homöopathischen Therapie.
[435] Lutze gilt als einer der Homöopathen, der die größte Anzahl von Patienten behandelte.
[436] Vgl. ebenfalls Aegidi (1911), S. 88-89.

auch von Laien und Gegnern gelesen würden. Ich habe über die Bedeutung des Milchzuckers ihm eine beherzigenswerte Abhandlung geschrieben, habe viele technische Winke mitgeteilt, über Wiederholung der Gaben, über die notwendigen Pausen meine Ansicht kundgegeben und meine Ratschläge sind nicht vergebens gewesen, denn schon jetzt hat Fischer bei der Behandlung seiner hiesigen Patientin sein seitheriges, nicht zu billigendes, Verfahren total geändert."

In einem anderen Brief Aegidis aus dem Jahre 1857 an Gisevius geht es um einen weiteren, wesentlich bekannteren Homöopathen, um Georg Heinrich Gottlieb Jahr. Dieser hatte sich durch Anschluß an Aegidi in Düsseldorf in der homöopathischen Heilkunst weiter ausbilden lassen, war danach durch Empfehlung Aegidis zu Hahnemann nach Köthen gekommen, um Hahnemann bei literarischen Arbeiten zu unterstützen. Auf Vermittlung Hahnemanns war Jahr dann Nachfolger von Aegidi bei der Prinzessin von Preußen geworden. Diese Stelle wurde ihm von vielen geneidet, auch Aegidi soll gegen Jahr intrigiert haben. Das Verhältnis der beiden Männer war wohl daraufhin lange Zeit getrübt,[437] sie versöhnten sich später aber wieder.[438] So schrieb nun Aegidi 1857 über Jahrs Schriften an Gisevius:[439]

„Die Lektüre von Jahrs Werk wird Dir Vergnügen machen. Das ist noch ein Homöopath von altem Schrot und Korn, mein ehemaliger Amanuensis in Düsseldorf und lieber Freund…[440] Eine wahre Perle aber, ein Werk, das keinem homöopathischen Arzt fehlen darf, ist jetzt eben von meinem alten Freunde Dr. Jahr in Paris erschienen: ‚Die Lehren und Grundsätze der gesammten theoretischen und praktischen homöopathischen Heilkunst.'[441] Ein Werk im Geiste echter Hahnemannischer Forschung und ganz gewiß mit Benutzung der bedeutenden schriftlichen Nachlassenschaft Hahnemanns, die dem Verfasser in Paris zugänglich geworden, bearbeitet. Alles was darin mitgeteilt wird, ist mir wie aus der Seele genommen, das Werk ist ein großes Ereignis und wird Epoche machen. Du wirst es Dir jedenfalls anschaffen und mit dem allerhöchsten Interesse lesen. Auch was es über die Psoratheorie und sonstige seither anstößige Kapitel auseinandersetzt, zeugt von Scharfsinn und Genialität. Den ehrlichen Praktikern der alten Schule, die den entschiedenen Bankerott der allopathischen Therapie anerkennen und dem exspektativen Verfahren der modernen physiologischen Schule nicht folgen, sich ratlos nach Besserem umsehen, wird das Jahrsche Buch ein Leitstern zu den Pfaden des Heils werden. Als ich das Buch bekam, begann ich, es sogleich zu lesen und konnte nicht davon wegkommen, bis ich den Schluß erreicht hatte. Nun hatte ich nicht eher Ruhe, als bis ich an Jahr geschrieben und ihm meinen Beifall an dem ausgezeichneten Werke und auch meine, manchen Ansichten widerstrebende Meinung zu erkennen gegeben. Ich hoffe, er wird mir freundlich antworten. Indessen setze ich auch voraus, daß eine müßige Kritik sich dabei ihre Sporen zu verdienen bemüht sein wird, und zwar von solchen, denen Hahnemannsche Forschung etwas antiquiertes dünkt. Sie werden ihre moderne Weisheit leuchten lassen, denn es regt sich jetzt mehr denn je ein zersetzender Geist gegen die Homöopathie und ihr Stern, similia similibus, ist in Gefahr geradewegs ausgelöscht zu werden. Man behauptet, dieses Prinzip sei gar kein Prinzip und stehe höchstens in zweiter Rangordnung. Erst käme das Kausalverhältnis, die Hauptsache sei die Ermittlung der Ursachen. Selbst Hahnemann habe dies gewollt, er spricht von China-Mercurial-Chamillen-Siechtum usw. Mir scheint, es ist

---

[437] So schrieb Jahr beispielsweise in seiner Pariser Zeit gegen seinen früheren Freund Aegidi: „Möge Gott es verhüten, daß die Zahl solcher Homöopathen zunähme; wir halten es für Pflicht, mehr gegen sie zu protestieren als gegen die Allöopathie." Vgl. Georg Heinrich Gottlieb Jahr, zitiert nach Haehl (1922), Bd. 1, S. 445.

[438] Vgl. Haehl (1922), Bd. 2, S. 501.

[439] Vgl. Aegidi (1911), S. 156 sowie Haehl (1922), Bd. 2, S. 501.

[440] Vgl. Haehl (1922), Bd. 2, S. 501.

[441] Gemeint ist: Jahr, Georg Heinrich Gottlieb (1857): Die Lehren und Grundsätze der gesammten theoretischen und praktischen homöopathischen Heilkunst. Eine apologetisch-kritische Besprechung der Lehren Hahnemanns und seiner Schule. Verlag von Samuel Gottlieb Liesching, Stuttgart.

ein Streit um des Kaisers Bart, denn beides ist nicht außer acht zu lassen und wollen wir cito, tuto et jucunde heilen, müssen wir es machen, wie's der alte Meister vorgeschrieben. Trotz gleichen Ursachen ist doch ein jeder Fall ein individueller, einziger in seiner Art und nur das Simile führt uns auf die Spur des rechten Mittels."

Aegidi beschäftigte sich also auch in seinen ersten Freienwalder Jahren mit der aktuellen homöopathischen Fachliteratur. Dies wird auch in einem weiteren Brief Aegidis an Gisevius aus dem gleichen Jahr 1857 deutlich.[442] Hier schrieb Aegidi, wie kostbar die amerikanischen Arzneimittelprüfungen Herings seien und wie sehr sie ihm bei der Behandlung eigener Erkrankungen behilflich gewesen seien. Eingangs äußerte sich Aegidi über Wert und Unwert der homöopathischen Repertorien:[443]

„Hole der Teufel alle Repertorien, die Zusammengehöriges leichtsinnig auseinanderreißen und zersplittern und Fremdartiges verbinden, lediglich, damit nur die Ordnung des Fibel-ABC aufrechterhalten werde.[444] Um da heraus ein charakteristisches Bild mit seinen Licht- und Schattenseiten sich zusammenzustellen, müßte man die ganze reine Arzneimittellehre fix und fertig im Kopfe haben und dann brauchte man ja die Repertorien erst recht nicht. Um nun in schwierigen Fällen und überhaupt in allen, bei denen es darauf ankommt, die Sache richtig und schnell zu erledigen, müssen wir auch hierin dem alten Meister folgen, der trotz seines enormen Gedächtnisses und seiner vieljährigen Erfahrung sich in jedem Falle stets die Mühe gab, in den von ihm selbst geschaffenen Quellen zu forschen und es ebenso machen wie er. Es ist allerdings ein mühsames Geschäft, aber doch stets belohnend. Die Repertorien können nur als ein Register dienen, um auf bezügliche Mittel aufmerksam zu machen, dann muß man aber die Quellen befragen."

Aegidi kam dann auf seine eigenen Krankheiten zu sprechen. Es bestanden wohl noch immer Schmerzen in einer Knochenauftreibung und die schon vor Jahrzehnten bestehenden Beschwerden im Urogenitalbereich scheinen mit den Jahren erheblich zugenommen zu haben. Aegidi berichtete hierzu:[445]

„Das habe ich leider im Anfange meiner Krankheit versäumen müssen, weil ich entfernt von Hause der erforderlichen Literatur entbehrte. Auch hier wäre mir solches schwer geworden, denn das spezifische Mittel für mich war in den amerikanischen Arzneiprüfungen, von C. Hering geprüft, enthalten, und diese besitze ich erst seit 3 Wochen. Mit großer Lust ging ich an die Lektüre dieser musterhaften Prüfungen (die an den Fleiß und die Umsicht Hahnemanns erinnern) eigentlich in der Absicht, mich zu zerstreuen, meinen Geist von den stereotyp bohrenden und nagenden Schmerzen abzulenken.[446] Da fand ich denn in der Benzoesäure ein Mittel, das den charakteristischen, eigenheitlichen, pathognomonischen Zeichen meines Leidens auffallend entsprach. Daß die ,Säuren' in wesentlicher Beziehung zu meinen pathologischen Erscheinungen stehen, hatte ich bereits ermittelt, denn Salpeter- und Phosphorsäure waren fast die einzigen Mittel, welche mir teilweise Erleichterung verschafft hatten, aber sie waren doch die spezifisch homöopathischen Mittel für meinen Fall nicht. Mit Vertrauen schritt ich daher zu acidum

---

[442] Vgl. Aegidi (1911), S. 217-219.

[443] Vgl. Aegidi (1911), S. 217.

[444] Repertorien sind Symptomenverzeichnisse. Mit ihrer Hilfe kann der Homöopath schnell Symptome auffinden; er sucht in dem Repertorium nach dem für ihn interessanten Symptom und findet dort die Arzneien aufgeführt, die dieses Symptom in der Arzneimittelprüfung gezeigt haben. Beispielsweise finden sich in Kents *Repertory of the Homoeopathic Materia Medica* (1921), S. 613 unter dem Symptom 'diarrhoea after ice-cream' folgende Arzneien aufgelistet: Argentum nitricum, Arsenicum album, Bryonia, Calcium phosphoricum, Carbo vegetabilis, Dulcamara und Pulsatilla.

[445] Vgl. Aegidi (1911), S. 217-219.

[446] Herings Arzneimittelprüfungen wurden von Aegidi auch an anderer Stelle als zuverlässig gelobt. Vgl. Aegidi (1860 d), S. 66.

benzoicum. Von Starke her besaß ich noch die erste Potenz, aus dieser bereitete ich die zweite und dritte und nahm von letzterer morgens und abends 3–5 Körnchen. Dies geschah zum ersten Mal am 10. Dezember abends, nachdem ich einen sehr qualvollen Tag überstanden. Die Wirkung war eine überraschende, wunderbare. Ich schlief die Nacht vortrefflich, wie seit Wochen nicht. Am folgenden Morgen stand ich erleichtert und ohne erhebliche Schmerzen auf, der braune, sparsame Harn floß in frappant reichlichen Mengen und hatte die normale Strohfarbe, die seitherige Obstruktion wich und ein ergiebiger, leichter Stuhlgang erfolgte, der merkwürdigerweise eine Masse Sand entleerte. Nach diesem hörten wie mit einem Zauberschlage alle Schmerzen auf, auch die Last, welche die aufgetriebene Scapula veranlaßte, minderte sich täglich mehr. So ist es bis jetzt gottlob geblieben und täglich mache ich größere Heilfortschritte, wie Dir diese Schriftzüge schon zu erkennen geben werden. Hering rät: ein wohlgewähltes Mittel solange zu wiederholen, als es sichtlich die Besserung fördert. Sobald aber charakteristische Symptome des Mittels sich kundgaben, die der Patient seither nicht als zu seiner Krankheit gehörig wahrgenommen, alsdann sogleich den weiteren Gebrauch einzustellen und ruhig abzuwarten. Dieser Umstand trat bei mir vor ein paar Tagen ein. Es stellte sich in der Nacht ohne sonstige Ursache der nur acid. benz. ganz eigentümliche Husten und noch ein paar andere besondere Symptome ein, die mich veranlaßten, das Mittel auszusetzen, wo dann auch zugleich der Husten schwand und nicht wiederkam. Es blieb ganz gut, bis gestern früh der Harn wieder dunkler war und leise Schmerzen in den affizierten Teilen sich wieder einstellten. Daraus erkannte ich denn, daß mein Wundermittel noch erforderlich sei, und nahm gestern Abend von der zweiten Potenz einige Kügelchen. Heute ist mein Harn wieder hell, und alle Schmerzen sind fort. Ich werde nun weiter das Mittel anwenden, bis sich wieder Kontraindikationen einstellen. Hahnemann will (Chronische Krankheiten, Vorwort zum 3. Bande), daß man mit den Potenzen wechsle und von den höheren zu den niederen herabsteige."

Seine Lehre daraus sei, daß man nicht geizig sein dürfe und sich in den Besitz aller Arzneimittelprüfungen und sonstiger homöopathischer Literatur bringen müsse.

1858 wurde dem Hof- und Medizinalrat Aegidi in Bad Freienwalde der „Charakter" des Geheimen Sanitätsrats verliehen.[447] Dabei hatte sich Prinz Friedrich von Preußen offensichtlich für Aegidi eingesetzt. Dies war übrigens nicht das erste Mal. Bereits bei Aegidis Gesuchen wegen des Adelstitels hatte er ihn unterstützt. Seinerzeit bescheinigte der Prinz auch, daß die damalige Entlassung Aegidis in Düsseldorf ungerechtfertigt gewesen und er damit nicht einverstanden gewesen sei.[448]

Ende des Jahres 1860 erkrankte Aegidi schwer. Er selber schrieb über Art und Dauer seiner Erkrankung in einem Brief vom 28.9.1862, vermutlich an Veit Meyer (1815–1872), den Herausgeber der *Allgemeinen Homöopathischen Zeitung*, folgendes:[449]

„Hochgeehrter Herr College! Ihre rege Theilnahme an meinem Leid ermüdet nicht. Sie fordern mich auf, die alte Litanei zu wiederholen. Ich würde Sie damit verschonen, da sie endlich langweilig werden muß, wenn ich diesmal nicht ein sonderbares Factum zu berichten hätte, das vielleicht Ihr Interesse in Anspruch nehmen wird. Ich muß dabei Ihnen bereits bekannte Umstände noch einmal besprechen. Sie wissen, daß das nach dem, Ende 1860 erfolgten, Schlaganfalle mich betroffene Siechthum durch unsere trefflichen Hochpotenzen soweit glücklich beseitigt worden war, daß ich, eines leidlichen Befindens wieder theilhaft, meinem Berufe mich im Sommer und Herbst vorigen Jahres zu widmen vermochte, trotz der aus Desorganisationen im uropoetischen System fortbestehenden, seit Jahren aber gewohnten Beschwerden, die unverbesserlich sind [...]"

[447] Vgl. Redaktion der Allgemeinen Homöopathischen Zeitung (1858), S. 168.

[448] Vgl. Anonymus, Schreiben vom 6.12.1845 an den König von Preußen. In: Berlin, Geheimes Staatsarchiv, Preußischer Kulturbesitz: I. HA Rep. 89 (2.2.1.) Nr. 2023.

[449] Vgl. Aegidi (1862 a), S. 122-123.

Im Jahre 1861 wurde Aegidi eine weitere Ehrung zuteil. Auf der Festsitzung des „freien Vereins für Homöopathie"[450] am 9. April in Leipzig wurden Aegidi, Grauvogl (1811–1877) und einige andere homöopathische Ärzte „in Anerkennung ihrer Verdienste um die Homöopathie und ihres Ernstes und ihrer Treue, mit denen sie an der Vervollkommnung unserer Wissenschaft arbeiten, zu Ehrenmitgliedern des freien Vereins ernannt."[451]

1862 erkrankte Aegidi erneut, wie man einem Beitrag aus seiner Feder in der *Allgemeinen Homöopathischen Zeitung* des gleichen Jahres entnehmen kann:[452]

„Im März d. J. trat ein sehr acuter Anfall von Grippe ein, der binnen drei Tagen durch eine einzige Gabe Apis 200. vollständig beseitigt war. Ein Paar Tage nachher aber erwachte ich am Morgen mit starkem Sausen in dem rechten Ohre und Kopfbenommenheit; einige Stunden darauf befiel mich beim Briefeschreiben ein leichter Schwindel, der nach einigen Minuten vorüberging. Nach und nach aber stellten sich nachstehende Beschwerden ein, die von Tage zu Tage sich steigernd, im August, nachdem ich Ihnen meinen letzten Brief übersandte,[453] ihren Höhepunkt erreicht hatten:
Gewaltiger Druck aufs Gehirn. Benommenheit und Taubheit der rechten Kopfseite. Gefühl, als ob der halbe Kopf mit brausender Luft ausgefüllt sei, die ein unleidliches Spannen erregt. Pulsirendes Brausen und Wogen im rechten Ohre, täuschend ähnlich dem Geräusch, welches die Räder eines die Meeresfluth aufwühlenden Dampfschiffs erzeugen, an jeder geistigen Beschäftigung hindernd. Stochern mit dem Finger im Ohr erleichtert und macht Kopf und Ohr momentan frei. Die Schwere des Kopfs hindert am Gehen, jede Bewegung verschlimmert, nach wenigen Schritten nimmt die Kopfbenommenheit zu, es entsteht Übelkeit, Schwindel, die centnerschweren Füße versagen den Dienst, es erfolgt Ohnmacht, man muß mich zu Bett bringen. Von Schüttelfrost befallen, kann ich stundenlang mich nicht erwärmen, die Beine sind starr und eiskalt, endlich tritt stechende Hitze und Schweiß ein und der beängstigende Anfall, dem sich ein Todesgefühl beigesellte, geht allmählig vorüber. Solche Anfälle traten alle 2-3 Tage ein. In freier Luft arge Verschlimmerung, ich muß sie ganz meiden, selbst den geräumigen, überdachten und zugfreien Balcon an der Gartenseite des Hauses darf ich nicht betreten. Am Erträglichsten war das Befinden im Zimmer bei fast verschlossenen Fenstern, auf einem bequemen Fauteuil in halbhorizontaler Stellung, jeden Schritt und die Unterhaltung mit Menschen meidend, deren Gespräch peinlich afficirte. Eine trostlose Situation! Alle dagegen angewandten Mittel leisteten gar nichts, selbst nicht die mindeste Palliation. Dabei die hartnäckigste Leibesobstruction, alle 5, 7, 10 Tage unter heftigem Drängen und Ohnmachtsanwandlung Abgang weniger verhärteter Kothfragmente. Lavements brachten keine Hilfe; Ricinusöl, Aloë, Rhabarber, Faulbaumrinde, Bitterwasser verschlimmerten arg und führten Anfälle der erwähnten Art herbei. – So standen die Sachen Ende August; ich erwünschte und erwartete sehnlich den Tod."

Im folgenden beschrieb Aegidi, wie er die aufgetretenen Beschwerden durch Verschluß des rechten Ohres mit einem Pflöckchen Baumwolle beseitigen konnte. Er vermutete als Ursache für seine Krankheitserscheinungen ein Loch im Trommelfell, wodurch Nerven und Gefäße im Ohr irritiert würden. Da er die dreistündige Fahrt von Bad Freienwalde nach Berlin scheue, um sich von einem Kollegen das Ohr untersuchen zu lassen (in Bad Freienwalde selber gäbe es niemanden, der das könne), bat er in der *Allgemeinen Homöopathischen Zeitung* Kollegen darum, ihre

---

[450] Der ursprüngliche, seit etwa 1829 bestehende Verein homöopathischer Ärzte in Leipzig nahm 1832 den Namen „Homöopathischer Zentralverein" an, unter dem er bis heute existiert. Die Leipziger Vereinigung lebte damals als Leipziger Lokalverein weiter. Möglicherweise handelt es sich bei dem „freien" Verein um den letzteren. Vgl. Tischner (1939), S. 472.

[451] Vgl. Redaktion der Allgemeinen Homöopathischen Zeitung (1861 b), S. 127-128.

[452] Vgl. Aegidi (1862 a), S. 122-124.

[453] Dieser Text ist wahrscheinlich eine briefliche Mitteilung an Veit Meyer, den Herausgeber der *Allgemeinen Homöopathischen Zeitung*, die dann auch dort abgedruckt wurde.

Meinung zu äußern.[454] Aegidis Bitte wurde erfüllt. Dr. Gross aus Regensburg stellte die Ferndiagnose: „Insufficienz der Muskeln des Steigbügel-Fenstergelenks, mangelhafter Verschluß des ovalen Fensters."[455] Ob sie zutraf, ist nicht bekannt.

Aegidi setzte seine schriftstellerische Tätigkeit trotz seiner gesundheitlichen Probleme auch in den nächsten Jahren fort. Es erschien eine ganze Reihe von Veröffentlichungen, in denen sich Aegidi unter anderem mit Grauvogls Ansichten auseinandersetzte und seine Meinung zur Anwendung von Hochpotenzen äußerte (siehe unten).[456]

Im Jahr 1865 wurde Aegidi eine bedeutende Ehrung durch den preußischen Staat zuteil. Es wurde ihm der Kronenorden III. Klasse verliehen.[457]

In den darauffolgenden Jahren 1866–1867 verfaßte Aegidi einige Aufsätze, in denen er sich unter anderem mit der Placebogabe in der Homöopathie befaßte.[458]

Danach findet sich bis 1869 in den Quellen kein Lebenszeichen von Aegidi. Am 6. April 1869 wurde sein 50. Doktorjubiläum feierlich begangen. Die *Allgemeine Homöopathische Zeitung* berichtete darüber ausführlich. Unter der Überschrift „Eine Jubelfeier" findet sich dort der folgende Beitrag:[459]

---

[454] Vgl. ebenfalls Aegidi (1862 a), S. 123-124.

[455] Vgl. Gross (1862), S. 155-156.

[456] Vgl. Aegidi (1863 a), S. 49-50 in Kapitel 2.6.2 S. 136.
Zu der oben angesprochenen Reihe von Veröffentlichungen gehörte auch eine Rezension Aegidis aus dem darauffolgenden Jahr 1864 von zwei Werken Ludwig Deventers (1813?–1892), einem Berliner Homöopathen (vgl. Aegidi (1864 b) S. 95-96, 102-104, 109-111): zum einen die *Homöopathische Pharmakopöe* (Berlin, 1860), zum anderen den *Homöopathischen Rathgeber für Nichtärzte* (2. Aufl., Berlin, 1859). Aegidi beschrieb Deventers Anweisungen zur Herstellung von homöopathischen Arzneien in dem erstgenannten Werk. Er lobte die Qualität der von Deventer hergestellten Arzneimittel. Zu Deventers *Rathgeber* schrieb er, es biete den homöopathischen Laien eine verständliche Anleitung zur Selbstbehandlung. Danach beschrieb Aegidi einen dramatisch verlaufenden Fall aus der eigenen Praxis, den er mit Stramonium behandelte. Diese Krankengeschichte ist ein typisches Beispiel für eine in der Homöopathie beliebte Form der Wissensvermittlung: die möglichst anschauliche Darstellung einzelner Arzneimittel anhand von gelungenen Behandlungsfällen.

[457] Vgl. Redaktion der Allgemeinen Homöopathischen Zeitung (1865), S. 136. Der Kronenorden war erst am 18.10.1861 von König Wilhelm I. gestiftet worden. Die vornehmsten preußischen Orden waren der schwarze Adlerorden, der Wilhelmsorden und der rote Adlerorden. Vgl. hierzu Brockhaus' Konversations-Lexikon (1898), Bd. 13, S. 403.

[458] Vgl. Aegidi (1866 a), S. 1-2 sowie Aegidi (1866 b), S. 64. Vgl. dazu Kapitel 2.6.2 S. 142. Im Jahre 1867 findet sich lediglich eine Veröffentlichung Aegidis (vgl. Aegidi [1867], S. 135-136.): die Besprechung der im Jahre zuvor erschienenen Schrift Friedrich Wilhelm Ludwig Salingers (geboren 1805) *Die positive Heilkunde. Der directe und alleinige Weg zur radicalen Heilung der Krankheiten* (Petersburg, 1866). Hierbei beschränkte sich Aegidi auf die Zusammenstellung einiger Gedanken aus der Einleitung dieses Buches, das er für zu wenig beachtet hielt. Salinger halte die practische Medizin für keine Kunst, sie müsse vielmehr zur Wissenschaft erhoben werden. Nun sei die Therapie aber eine aus Pathologie und Arzneimittellehre zusammengesetzte Wissenschaft. Was die Pathologie angehe, glaube Salinger, für „jede specielle Krankheitsgruppe eine realpathologische Diagnose begründet zu haben." In Bezug auf die Arzneimittellehre käme nur die Homöopathie als Weg zur richtigen Anwendung der Arzneimittelwirkungen in Frage. Hahnemann habe mit seiner Lehre das Fundament einer „positiven Heilkunde" gelegt.

[459] Vgl. [Meyer?] (1869), S. 119-120.

„Der Tag, welcher das halbe Jahrhundert seines Wirkens als Doctor promotus abschloß, wurde in selten schöner Feier festlich begangen. Seine Majestät der König und die hohen Staatsbehörden, Magistrat und Stadtverordnete des Wohnorts, die Collegen und insbesondere die Gesinnungsgenossen des Jubilars in Preußen, Sachsen, Österreich, die dankbaren Patienten aus allen Theilen des Vaterlandes, die Freunde und Verehrer von Nah und Fern vereinigten sich in Erweisen der Anerkennung der gesegneten Wirksamkeit. – Schon am Vorabend des Tages langte von Wien die Adresse des Vereins der homöopathischen Ärzte Österreichs für physiologische Arzneiprüfung und von Prag aus dichterischer Feder ein lateinisches Carmen an. – Am Festmorgen weckte den Jubilar in der Frühe ein Ständchen, welches die Freienwalder Liedertafel, den werthen alten Nachbar Dunsing an der Spitze, darbrachte. Briefe, Telegramme und Kränze nahmen bald große Dimensionen an, nicht minder die Schaar der Gratulanten. Der königliche Landrath des Kreises Oberbarnim, Herr Graf von Häseler, überreichte dem Jubilar von Seiten des gnädigen Monarchen die Insignien des rothen Adlerordens dritter Klasse mit der Schleife (welche die Zahl 50 trägt), eine Auszeichnung, die dadurch an Bedeutung gewinnt, daß der Jubilar die sonst dazu erforderliche vierte Klasse des Ordens nicht inne hat.[460] Ebenso überreichte der Vertreter des Königs ein auf die Ordensverleihung bezügliches Glückwunschschreiben der königlichen Regierung zu Potsdam. Der Bürgermeister von Freienwalde a. O., Herr Linsinger, und der Vorsteher der Versammlung der Stadtverordneten, Herr Redlich, überbrachten eine Adresse von Magistrat und Stadtverordneten Freienwalde's, zugleich ein ausgezeichnetes Kunstwerk. Der königliche Kreisphysicus, Herr Sanitätsrath Dr. Tschezke, gratulirte im Namen der Ärzte, von denen ein Paar sehr geschätzter Collegen in Person ihren Glückwunsch abstatteten. Der Handwerkerverein sandte eine Deputation, deren Sprecher in schlichten, doch begeisterten Worten die Heilkraft des Jubilars pries und dabei an einige ihm genau bekannte Wunderkuren in tiefer Bewegung erinnerte. Der bekannte Volksdichter, Drechslermeister Karl Weise, übersandte einen Morgengruß in gewandten, gemüthvollen Versen.[461] Von auswärts erfreute den Jubilar namentlich ein brieflicher Festgruß vom Redacteur dieser Zeitung, ferner eine Adresse des Vereins für Homöopathie in Dresden, welche ihn zum Ehrenmitgliede des Vereins, der bisher noch kein Ehrenmitglied gehabt, ernannte, und ein warmer telegraphischer Glückwunsch des freien Vereins für Homöopathie in Leipzig, dessen langjähriges Ehrenmitglied der Jubilar ist. Während der Festtafel brachte der Bahnzug Herrn Dr. Fischer aus Berlin, der die von kalligraphischer Meisterhand geschriebene, sinnig verfaßte lateinische Adresse des Centralvereins überreichte und noch Zeuge des Trinkspruchs war, welchen der königliche Landrath Graf Häseler mit beredten und herzlich anerkennenden Worten dem Jubilar ausbrachte und in welchen der Kreis der Festgenossen (darunter Dr. Gisevius, der 1819 den Promotionstag Aegidi's mitgefeiert und am 18. November d. J. sein Jubiläum begehen wird) einstimmte. Zugleich mit dem Herrn Dr. Fischer überreichten Adresse des Centralvereins übergaben seine beiden Töchter dem Jubilar einen herrlichen Lorbeerkranz. – Noch der folgende Tag brachte eine Fortsetzung von Liebesgaben und Briefen, u. A. vom Rhein, wo der Jubilar ebenfalls gewirkt.

Die ungemeine Geistesfrische, die auch inmitten der vielen Aufregungen und Anstrengungen des Tags der theure Jubilar bewährte, geben die Hoffnung, daß Gott ihn zum Segen der leidenden Menschheit und seiner Wissenschaft noch manches gesegnete Jahr schenken werde. Auch am Morgen seines Semisäcularfestes hatte er Patienten empfangen und ärztlichen Rath ertheilt, wie in allen Morgenstunden der langen Reihe von Jahren. Mit vollem Recht hat der märkische Volksdichter ihm gestern seinen Dank zugerufen:

‚Für Dich, für Dich, der Hilfe Du so gern
Den Leidenden – ob reich, ob arm – gegeben:
Welch schöner Ruhm schmückt Dein gesegnet Leben!'"[462]

---

[460] Ebenfalls erwähnt wurde diese Ordensverleihung an anderer Stelle. Vgl. Redaktion der Allgemeinen Homöopathischen Zeitung (1869 b), S. 128 sowie Redaktion der Neuen Zeitschrift für Homöopathische Klinik (1869 c), S. 80.

[461] Vgl. dazu Redaktion der Neuen Zeitschrift für Homöopathische Klinik (1869 a), S. 63: „Der märkische Volksdichter, der brave Drechslermeister Karl Weise, der nicht vergessen kann, daß seine an Coxarthrocace in letztem Stadium leidende und von den Allopathen für unheilbar erklärte Tochter die vollständige Wiederherstellung unserm vortrefflichen Verfahren verdankt, widmete einen sinnigen Morgengruß."

[462] Ähnlich, nur kürzer, wurde über das Jubiläum Aegidis auch in der *Neuen Zeitschrift für Homöopathische Klinik* berichtet. Vgl. Redaktion der Neuen Zeitschrift für Homöopathische Klinik (1869 a), S. 63.

Diesem Bericht folgte der Abdruck einer Reihe von Glückwunschadressen. Die erste war ein Glückwunschschreiben des „Vereins der homöopathischen Ärzte Österreichs für physiologische Arzneiprüfung" aus Wien vom 2. April 1869,[463] als nächstes folgte eine „Kalligraphische Adresse des Centralvereins homöopathischer Ärzte Deutschlands",[464] schließlich ein Telegramm des „freien Vereins für Homöopathie in Leipzig".

Schon in der nächsten Nummer der *Allgemeinen Homöopathischen Zeitung* wurde ein Dankschreiben Aegidis an den „Centralverein homöopathischer Ärzte" abgedruckt. Aegidi schrieb dort:[465]

„Hochverehrter Vorstand des Centralvereins homöopathischer Ärzte Deutschlands!
Hochzuverehrende Herren Collegen!
Die kunstreiche Votivtafel, welche Ihre collegialische Theilnahme dem Tage zugeeignet hat, der ein Markstein meines Berufslebens bildet, redet sueto more in der ehrwürdigen Sprache unserer Gelehrtenrepublik. Dem bewegten Gemüth vermag aber nur die Muttersprache den Ausdruck zu leihen, welche die Regungen der Dankbarkeit und Verehrung, sowie die aus beiden Empfindungen sich ergebenden warmen Segenswünsche wiedergibt. Lassen Sie mich daher, hochverehrte Collegen, in gutem Deutsch Ihnen sagen, wie tief ich mich Ihnen zu Dank verpflichtet fühle. Der gestrige Tag war reich an Liebe, reich an Freuden und Ehren. Den Festgruß des Centralvereins zähle ich aber zu den Zeichen liebevollen Antheils, die mich am Innigsten erfreut, am Ehrenvollsten ausgezeichnet haben. In solchen Augenblicken tritt die Vergangenheit vor unsere Seele und es lüftet sich wohl auch leise der Vorhang, welcher die Zukunft verhüllt. Ich blicke zurück auf schwere Mühsal, auf manche Kränkung und Widerwärtigkeit des Lebens, aber mit durchaus versöhntem Herzen; was mein Beruf mir Trübes gebracht, und insbesondere, was der Dienst der Wahrheit mir, als einem Vertreter unserer Homöopathie, an Prüfungen auferlegt, das hat der gestrige schöne Tag ausgeglichen. Ich sehe im Geiste die Collegen nach mir treu dienen, muthig bekennen, Hartes ertragen und dann mit demselben Gleichmuth der Seele überwinden und Gott preisen, von dem alle Kraft zum Guten kommt. Ich sehe im Geiste das, was Wahres und Großes an unserer herrlichen Heilmethode ist, trotz aller Anfechtung durchdringen zum Siege – eine Wohlthat für die leidende Menschheit!
Hochverehrte Collegen! Bewahren Sie mir das freundliche Wohlwollen, das jedes Wort Ihrer Dedication zu erkennen giebt. Knüpfen Sie aber auch an das Gedächtnis meines Namens die Zuversicht, die keinen unter Ihnen je verlassen möge, daß die Homöopathie eine Wahrheit und ein Segen ist, wovon jeder denkende Arzt, welcher sich ernsthaft mit ihr vertraut macht, am Krankenbette mit Dank gegen Gott sich überzeugen kann.
Mit meinem offenen Bekenntnis antworte ich auf Ihren Festgruß, verehrteste Collegen, nach einem halben Jahrhundert ärztlicher Forschung und Erfahrung und im Gefühl der auf solchem Zeugnis eines Veteranen ruhenden Verantwortung.
Von der Absicht, die Nebenmenschen zu täuschen, welche die fanatische Verblendung wissenschaftlicher Gegner denselben einreden möchte, kann unter uns keine Rede sein. Ebenso jedoch ist in meinem Fall die Möglichkeit der Selbsttäuschung ausgeschlossen: Die Thatsache von fünfzig Jahren stellt es umstößlich fest: ich habe Kranke geheilt und bin und bleibe Homöopath. Im Augenblick der äußersten Lebensgefahr von Patienten, die meinem Herzen nahe standen, habe ich die homöopathische Methode unseres Meisters Hahnemann ausgeübt und nie nach einer andern und richtigern, die es etwa geben könnte, Verlangen getragen.
Aber ich hege den einen sehnlichen Wunsch, daß die Homöopathie im Wege der strengen medicinischen Wissenschaft eine theoretische Rechtfertigung erlange, welche ihrer unleugbaren Bewährung in der Praxis vollkommen ebenbürtig sei."[466]

---

[463] Vgl. [Meyer?] (1869), S.120.

[464] Vgl. [Meyer?] (1869), S. 120.

[465] Vgl. Aegidi (1869 b), S. 128.

[466] Auch an den homöopathischen Verein in Dresden sandte Aegidi ein Dankschreiben, das allerdings nicht mehr erhalten ist. Vgl. Redaktion der Neuen Zeitschrift für Homöopathische Klinik (1869 b), S. 71.

In früheren Jahren hatte Aegidi die Bedeutung der Homöopathie mitunter relativiert. Sie war für ihn nicht immer die „allein seeligmachende" Heillehre gewesen.[467] Jetzt im Alter betonte er ausdrücklich, daß er sich in der Tradition der Homöopathie Hahnemanns sah.

Einen Hinweis auf den schlechten Gesundheitszustand Aegidis im Jahr 1873 enthält eine Fußnote der Redaktion der *Allgemeinen Homöopathischen Zeitung* zu einem Beitrag Aegidis.[468] Sie lautet:

> „Nach erhaltener brieflichen Mittheilung ist der hochverehrte Einsender, als Greis von 78 Jahren, Reconvalescent nach einer überstandenen hochgradigen Pyelitis, an welcher er sich selbst glücklich behandelte. Trotz noch bestehender urämischen Intoxication ist dieser liebenswürdige Veteran doch darauf bedacht, sein Scherflein zur praktischen Fortbildung der Homöopathie beizutragen. Wir danken ihm hiermit öffentlich für seinen noch immer regen Eifer und guten Willen, und wünschen von Herzen, daß er noch lange, lange uns und der Homöopathie erhalten bleiben und als lebendes, nachahmungswürdiges Beispiel den jüngeren Collegen voranleuchten und sie zur Thätigkeit aneifern möge!"

Als letztes Schriftstück aus Aegidis Feder existiert ein Brief an Immanuel Hermann Fichte[469] vom 26.4.1874.[470] Dieses Schreiben gibt eine Vorstellung davon, womit sich Aegidi in seiner letzten Zeit beschäftigte. Ihm ist auch zu entnehmen, daß Aegidi etwa bis zum Herbst 1872 ärztlich tätig war. Er schrieb dort:

> „Genehmigen Sie, hochverehrtester Herr, den Ausdruck meines verbindlichen Dankes für das werthvolle Geschenk, womit Sie mich auf das Freudigste überrascht haben: wenn ich Ihnen gestehe, daß, von Platon u Aristoteles bis auf Schopenhauer u Hartmann, abgesehen von der Bewunderung, die ich den philosophischen Heroen zolle, insbesondere dem imposanten Geistesvermächtnis Kants und Ihres ausgezeichneten Vaters, keine Weltanschauung meinen Geist mehr

---

[467] Belegt werden kann dies beispielsweise mit einem Zitat aus einem Brief Aegidis an Gisevius: „Ich, der ich die große Entdeckung Hahnemanns als ein Kleinod schätze und mich rein dünke im Besitze desselben, halte doch, daß die exclusive, reine Homöopathie, die strikte Observanz der sogenannten ‚reinen' Homöopathen eine Albernheit sei. Denn es ist offenbar und erwiesen durch das Experiment: es gibt verschiedentliche Wege zum Heil und man kann mit Recht nicht behaupten, wo wirklich und augenscheinlich Heil gewirkt auf anderem Wege, durch Magnetismus, Gymnastik, Elektrizität, auf psychische Weise, durch Massenmittel, Composita und dergleichen, dies sei nur nach homöopathischem Prinzip möglich geworden. Das ist eine Torheit! Ich heile böse Augenentzündungen durch Zinkwasser, heile Drüsenverhärtungen durch das Nürnberger Pflaster, den Krupp durch Brechweinsteinsolution in ekelerregenden Dosen, den skrofulösen Knochenfraß durch das Wallnußschalendekokt, das panaritium diffusum durch Kampferöl, sekundäre Syphilis per Zittmann (wenn auch in bei weitem kleineren Gaben als die Allopathie vorschreibt) usw. Das alles ist nicht Homöopathie und bewirkt doch sichere Heilungen. Und weil's nicht homöopathisch, sollte es Anstoß erregen? Nein, der Meinung bin ich nicht. Ebenso bewahre ich mir auch die Freiheit in der homöopathischen Dosenskala. Von der Urtinktur bis zu den höchsten Potenzen sind alle Stufen nützlich und brauchbar je nach dem individuellen Falle. Die sogenannte reine Homöopathie, als Exklusivität, ist eine Schwachheit." Vgl. Aegidi (1911), 82-83.

[468] Vgl. Anmerkung der Redaktion der Allgemeinen Homöopathischen Zeitung, in: Aegidi (1873), S. 78.

[469] Immanuel Hermann Fichte (1796–1879) war der Sohn von Johann Gottlieb Fichte. Immanuel Hermann Fichte suchte den idealistischen Monismus mit dem realistischen Individualismus (Hegel und Herbart) zu einem „ethischen Theismus" zu verschmelzen. Vgl. Brockhaus' Konversations-Lexikon (1898), Bd. 6, S. 767.

[470] Vgl. Landesbibliothek Stuttgart: Brief von Karl Julius Aegidi an Immanuel Hermann Fichte vom 26.4.1874. Dieser Brief wurde vom Verfasser dieser Studie transkribiert.

erleuchtet und befriedigt, mein Herz mehr erwärmt u zu geistiger Andacht erhoben hat, als Ihr Genius, so werden Sie den Werth den Ihr Geschenk für mich hat, ermessen. Immer noch erhöht das wiederholte Studium Ihrer Schriften mein geistiges Interesse u seit 1½ durch ein in meinem hohen Alter absolut unheilbares Nierensteinleiden meiner gesegneten ärztlichen Thätigkeit entzogen u an das Krankenlager gefesselt, schöpfe ich in bittern Leidensstunden aus Ihrer Confession u Ihrer herrlichen Schrift über die Seelenfortdauer stets Trost u Frieden.

Mit der Versicherung hoher Veehrung

Dr. Julius Aegidi"

Etwa zwei Wochen später, am 11. Mai 1874, verstarb Aegidi. In der *Allgemeinen Homöopathischen Zeitung* wurde eine kurze „Todesanzeige" gedruckt. Sie lautete folgendermaßen:[471]

„Unser hochgeehrter Veteran Dr. Karl Julius Aegidi, Geheimer Sanitätsrath etc., welcher bis zu seinem letzten Athemzuge die Leistungen der Homöopathie mit ungewöhnlichem Fleiße und Interesse verfolgte und uns auf ausdrücklichen Auftrag seinen letzten Gruß bestellen ließ, ist nach langjährigen, schweren Leiden am 11. d. M. im 80. Lebensjahre, der Urämie, von welcher er vor einiger Zeit die Anzeige machte, erlegen.

Quiescat in pace!!"

Ein ausführlicherer „Nekrolog" wurde in der *Internationalen Homöopathischen Presse* veröffentlicht:[472]

„Der Wirkliche Geheime Sanitätsrath Dr. Julius Aegidi zu Freienwalde a. O. ist im 11. Mai d. J. in fast vollendetem 79. Lebensjahre seinen Leiden erlegen. Die Homöopathie verliert in ihm einen ihrer wärmsten Anhänger. Sein ganzes Leben war dem Wohle der leidenden Menschheit geweiht. In seiner Krankheit noch vergaß er oft der eigenen furchtbaren Schmerzen, um anderen Kranken mit seinem bewährten Rathe Hülfe zu leisten. Die letzten 14 Tage an's Bett gefesselt, vollständig hülflos, ertrug er mit der größten Ergebenheit die entsetzlichsten Qualen, welche ein seit einem Jahre in der Blase befindlicher Stein durch Reizung der Schleimhaut und nachfolgende Vereiterung derselben veranlaßte, bis fast zum letzten Augenblicke bei klarem Bewußtsein.

Seine ärztliche Berufsbahn begann er in den Freiheitskriegen, wurde im Jahre 1819 zum Dr. med. et chir. promovirt und versah mehrere Jahre ein Physicat in Ostpreußen. Durch Hahnemann von einem mehrjährigen Schultergelenkleiden geheilt und zur Homöopathie bekehrt, folgte er einem Rufe als Leibarzt der Prinzessin Friedrich von Preußen nach Düsseldorf und lebte später als praktischer Arzt in Königsberg und Berlin und zog sich endlich seiner angegriffenen Gesundheit wegen nach Freienwalde a. O. zurück, wo er aber auf das Drängen und Bitten der vielen Hilfe suchenden Kranken nachgebend die Praxis wieder aufnahm und die segenreichste Wirksamkeit entfaltete. Durch sein sicheres Urtheil und sein bestimmtes ruhiges Auftreten den Kranken gegenüber hat er sich das Vertrauen und die größte Hochachtung zu erwerben gewußt und genoß bei Allen, die ihm persönlich näher zu treten Gelegenheit hatten, die größte Liebe und höchste Verehrung. Mit den vielen Tausenden, die ihm Leben und Gesundheit verdanken, beweinen seinen Heimgang besonders sein treues Weib, mit der er in 54jähriger glücklicher Ehe gelebt, ein geliebter Sohn, der Legationrath Aegidi, und mehrere Enkelkinder, sowie viele, viele Freunde und Verehrer. Ein edler, stets nach Wahrheit strebender Geist, der in früheren Jahren unsere Literatur durch zahlreiche Beiträge bereicherte, ist uns entzogen, ein glänzender Stern am Himmel der Homöopathie erloschen. Friede seiner Asche."

---

[471] Vgl. Redaktion der Allgemeinen Homöopathischen Zeitung (1874), S. 168.
[472] Vgl. [Gerstel?], S. 368.

2.6.2 Werk

„Homöopathische Skizzen" (1860)[473]

Der Lebensabschnitt, den Aegidi in Bad Freienwalde verbrachte, umfaßt einen Zeitraum von 22 Jahren. In diese Zeit fällt auch, trotz Krankheit und zunehmendem Alter, der Großteil seiner Veröffentlichungen. Es handelt sich dabei um Beiträge in homöopathischen Periodika.

Aus den 50er Jahren finden sich keine homöopathischen Veröffentlichungen Aegidis, die nicht schon in anderem Zusammenhang erwähnt worden wären.[474] Deshalb sei hier gleich auf einen Aufsatz eingegangen, den er im Jahre 1860 publizierte. In der *Allgemeinen Homöopathischen Zeitung* dieses Jahres erschien unter dem Titel „Homöopathische Skizzen" eine wichtige Arbeit Aegidis über verschiedene homöopathische Themen. Zu Beginn des Artikels beschäftigte er sich mit der Frage, wie lange homöopathische Arzneizubereitungen überhaupt wirksam blieben:[475]

„Von gewisser Seite ist den mit homöopathischen Tincturen getränkten Zuckerstreukügelchen aller Werth abgesprochen und die damit geübte Praxis als eine Spielerei lächerlich gemacht worden. Denjenigen homöopathischen Ärzten, welche nur in starken Dosen und vollen Tropfen und dem dadurch zu erreichenden Zweck ihr Genüge finden, ist die folgende Mittheilung nicht gewidmet. Anderen aber, die nicht nur die Unentbehrlichkeit höherer Arzneipotenzen, namentlich bei chronischem Siechthum, kennen und den Vortheil kleiner Arzneigaben (1-2 Hundertheile eines Tropfens) schätzen gelernt, dürfte sie wohl einiges Interesse erwecken.

Es soll hier die Frage aufgeworfen werden: wie lange Zeit behalten armirte und vor äußeren schädlichen Einflüssen möglichst bewahrte Streukügelchen ihr Wirkungsvermögen? Eine ganz entschiedene Antwort läßt sich darüber allerdings nicht geben, es wird aber den Freunden dieser Arzneiform, welche seither in Zweifel waren, ob es nicht rathsam, ja nothwendig sei, ihre Apotheken von Zeit zu Zeit mit frisch getränkten Streukörnchen zu versehen und dadurch in gutem Stande zu erhalten, gewiß lieb sein zu erfahren, daß auch sehr alte und scheinbar ganz unwirksam gewordene Streukügelchen viele Jahre lang ihre pathogenetische Kraft ungeschwächt bewahren.

Dr. Burkhard in Berlin, der auf Verbesserung der homöopathischen Technik und Zubereitung möglichst vollkommener Arzneipräparate unermüdlich Zeit und Kosten verwendet, behauptet sogar, daß je älter, desto wirksamer sich homöopathische Streukügelchen erweisen, und er mag wohl Recht haben."

Aegidi berichtete nun von einer schweren Scharlachepidemie in Königsberg im Jahr 1839, bei der viele Kinder und Erwachsene starben:[476]

„Meine Praxis bot so viele Fälle dar, daß der kurze Wintertag kaum ausreichte, alle diese Patienten zu besuchen und zu bedienen und die meisten anderen mehr oder minder vernachlässigt werden mußten. Am 24. December hatte ich so viele Krankenvisiten zu machen, daß ich vom frühen Morgen ab, nach flüchtig eingenommenem Frühstück, ununterbrochen umherfuhr, mir

---

[473] Vgl. Aegidi (1860 b), S.61-62, 69-70, 76-78, 85-86.
[474] Vgl. Aegidi (1857 a, b) in Kapitel 2.3.3 Exkurs. Der Vollständigkeit wegen sei noch Aegidis einziger Artikel aus dem Jahre 1859 erwähnt. In dem homöopathischen Periodikum *Die Homöopathie, Volksblätter für homöopathisches Heilverfahren* fand sich der Artikel „Eine Belladonna-Intoxication (Vergiftung) auf ungewöhnlichem Wege". Hierin schilderte Aegidi den Fall einer Frau, die durch Kontakt mit einer wäßrigen Lösung der 30. Potenz von Belladonna an ihren rissigen Händen, eine Erkrankung produzierte, die dem Arzneimittelbild von Belladonna völlig entsprach. Vgl. Aegidi (1859), S. 3-4.
[475] Vgl. Aegidi (1860 b), S. 61.
[476] Vgl. Aegidi (1860 b), S. 61.

keine Zeit gönnen durfte, zu Mittag zu speisen, und abends spät, höchst erschöpft in die Gesellschaft eines mir befreundeten Hauses eintrat, welche eben an der Abendtafel versammelt war."

Aegidi beschrieb dann, wie sich bei ihm erste Symptome einer akuten Erkrankung einstellten. Schon am Abend sei eine intensive „Procto-Colitis" entstanden mit Durchfällen von mit Pseudomembranen und Blut gemischten Stühlen, starken Kolikschmerzen, Tenesmen und Neigung zur Ohnmacht. Er berichtete weiter:[477]

„Es erfolgten über Nacht einige fünfzig solcher Dejecta, begleitet von den furchtbarsten Schmerzen. Während der ersten Stunden der Nacht war ich noch im Stande, außerhalb des Bettes das Water-Closet zu benutzen, später hatte die allgemeine Hinfälligkeit so zugenommen, daß es mir zum Aufstehen an Kräften fehlte und ich mich im Bette des Steckbeckens bedienen mußte. Gegen Morgen war ich auch dazu unfähig geworden und ließ unter mir auf stets gewechselten weichen Unterlagen, was von 5 zu 5 Minuten sich entleerte. Es war dies zuletzt nur eine geringe Masse, von der Quantität und dem Aussehen einer zerquetschten Nattkirsche. Der Puls ward immer kleiner, Hände und Füße waren eiskalt geworden und mein Antlitz soll mehr und mehr collabirt erschienen sein. Ein freies Bewußtsein verblieb mir. Welche Mittel ich anwendete, ist mir heute nicht mehr erinnerlich, ich weiß nur, daß sie keine Erleichterung, keine Hilfe schafften. Als der Morgen zu dämmern begann, wurden zwei mir befreundete homöopathische Collegen, die Doctoren Schmidt und Gisevius, berufen. Sie beriethen miteinander und verordneten Mittel, die ebensowenig anschlugen. Gegen Mittag erschienen die Ärzte wieder, waren sehr bald bedenklich, beriethen sich wieder lange und gaben ein neues Mittel, das leider keinen bessern Erfolg hatte. Nach ihrem Fortgange trat keine günstige Veränderung ein, ich ließ muthlos alle Arznei weg binnen mehreren Stunden. Die Anfälle wiederholten sich in stürmischer Weise, das Gefühl der Ohnmacht steigerte sich, ich konnte unmöglich die zum Abend verheißene Rückkehr der Ärzte abwarten, es mußten früher weitere Heilversuche unternommen werden, das rechte specifisch-homöopathische Mittel war noch nicht gefunden. Jetzt mit einem Male trat mir intuitiv Cantharis in Erinnerung, welche Arznei mir seither nicht gegeben worden war und ich bat meine Frau, mir dieselbe zu bringen.[478] Soviel aber auch danach in allen Behältnissen gesucht ward, sie war nicht zu finden und ich war zu schwach, sie zu suchen. Nun besaß ich ein kleines Taschenetui, ein Geschenk Hahnemann's vom Jahre 1831, das 144 Gläschen mit Mohnsamen großen Streukügelchen, Arzneien in 30. Potenz enthielt, und welches ich als ein um so lieberes Andenken an den Meister wohl aufbewahrte, als die darin befindlichen Mittel von ihm selbst bereitet und sogar die auf den kleinen Korken bemerkten Namen mit eigener Hand in zierlichster Schrift verzeichnet waren. Seit Jahren hatte ich aber von diesen Mitteln keinen Gebrauch mehr gemacht, weil ich annahm, daß diese alten Streukügelchen längst unwirksam geworden sein mußten. Jetzt aber fand Periculum in mora statt, das Etui enthielt die sehnsüchtig begehrte Arznei und obschon sofort ein Eilbote zur Apotheke gesandt worden war, das Mittel zu holen, so konnte es ja inzwischen wohl nicht schaden, ein Paar dieser alten Körnchen zu verschlucken. Ich nahm zwei derselben zu einem Theelöffel voll Wasser."

Aegidi erinnerte nun seine Leser daran, wie sie selber vielleicht schon bei Patienten hätten beobachten können, wie der Schmerz bei „neuralgischen Accessen des Trigeminus" oder bei Ischiasbeschwerden mit dem homöopathischen Mittel schnell verschwunden sei. Dann fuhr er mit Begeisterung über die Wirkung der Arznei in seinem Bericht fort:[479]

---

[477] Vgl. Aegidi (1860 b), S. 61-62.
[478] Vgl. z. B. Clarke (1921), Volume 1, S. 383-388; hier finden sich unter anderem folgende Symptome unter Cantharis aufgelistet: „Prostration of strength, proceeding even to paralysis; diarrhoea, with evacuation of trothy matter, or of greenish mucus, with cutting pains after the evacuation and burning pains in the rectum; after stool chilliness and tenesmus; dysenteric diarrhoea, with nocturnal evacuation of whitish mucus, and of solid pieces, like false membranes, with streaks of blood."
[479] Vgl. ebenfalls Aegidi (1860 b), S. 62.

„Eine solche Heilwirkung aber an sich selber empfunden zu haben, in einem Augenblick aus höchster Noth sich errettet und einem himmlischen Gefühle von unnennbarem Wohlsein überlassen zu sehen – gewährt doch noch eine höhere Überraschung, ein Staunen voll tiefer Ehrfurcht vor diesen wunderbaren Kräften, die viele Jahre lang verborgen in einem vertrockneten, scheinbar verdorbenen Zuckerkörnchen ruhen und in geeigneten Verhältnissen aus dem todt scheinenden Keim sich blitzschnell entfalten!

Schon nach einer Minute war aller Schmerz wie fortgezaubert, nur noch eine einzige Ausleerung erfolgte, dann keine mehr, ich verfiel in tiefen erquickenden Schlaf und erwachte nach mehreren Stunden, zwar mit dem Gefühl großer Mattigkeit, doch frei von Schmerz und Unwohlsein. Nach drei Tagen vermochte ich schon wieder meinem Berufe mich zu widmen. Daß ich das aus der Apotheke gebrachte Mittel nicht mehr anzuwenden bedurfte, muß ich schließlich noch erwähnen; die beiden Körnchen des Hahnemann'schen Präparats genügten, das peracute Übel gründlich zu heben."

Ein weiterer Fall, den er referierte, belegte für Aegidi ebenfalls die lange Wirksamkeit homöopathischer Arzneien. Dabei berichtete er von einer Episode mit von Bönninghausen, die einen kleinen Einblick in die Beziehung der beiden Männer in Düsseldorf gewährt:[480]

„Der zweite hierher gehörende Fall dürfte auch in anderer Bezeihung nicht uninteressant sein. Mein hochverehrter alter Freund, C. von Bönninghausen, wird sich vielleicht noch der vor beinahe 30 Jahren zu Düsseldorf miteinander verlebten heiteren Stunden und eines Tages erinnern, wo wir an der Table d'hote des damals Breitenbacher Hofes mit Musterung der Physiognomien, Geberden und dem Verhalten unserer meist uns unbekannten Tischgenossen beschäftigt, aus solchen Beobachtungen die Indication eines homöopathischen Arzneimittels zu finden und den Rückschluß auf ein muthmaßliches Leiden zu ziehen versuchten. Eine mit dem Dampfschiffe eben eingetroffene holländische Familie war unter anderen der Gegenstand unserer Aufmerksamkeit. Der alte dicke Herr trank behaglich ein Schöppchen Wein nach dem anderen, ohne durch diesen reichlichen Genuß irgendeine Veränderung in seinem äußeren Verhalten wahrnehmen zu lassen. Seine hagere Gattin nahm sehr mäßig von ihrem mit Wasser gemischten Wein. ‚Bemerken Sie nur', sagte mein Freund, ‚wie das sehr bleiche Antlitz dieser Dame, nachdem sie kaum die Hälfte des Glases geleert, von einer hohen, bis zur Stirne sich erstreckenden Röthe mehr und mehr eingenommen wird; dieses Symptom indicirt Carbo vegetabilis, das specifische Mittel gegen ihre muthmaßlichen asthmatischen Beschwerden, woran sie, aus ihren kurzen Athemzügen zu schließen, zu leiden scheint. Und betrachten Sie nur, wie der daneben sitzende Knabe nach jedem Schluck des milden Moselweins sich schüttelnd zusammenfährt, als habe er einen bittern Schnaps genommen. Dies Zeichen indicirt Cina[481] – er mag sie wohl nöthig haben.'"

Aegidi beschrieb weiter, wie er Jahre später aufgrund dieses von Bönninghausen erwähnten Symptoms einer bis dahin weitgehend erfolglos behandelten Patientin mit Cina habe helfen können. Diese Arznei habe er aus einem Kästchen entnommen, die Streukügelchen von Starke aus Silberberg enthielten, die 12 Jahre zuvor angeschafft worden seien. Sie hätten trotzdem gut gewirkt. Noch einen dritten Krankheitsfall schilderte Aegidi ausführlich, bei dem die Arznei Sabina aus dem schon erwähnten Etui Hahnemanns geholfen habe. Auf theoretische Überlegungen bezüglich des „Verfallsdatums" von homöopathischen Arzneien ließ sich Aegidi jedoch nicht ein.

In dem nächsten Teil seiner „homöopathischen Skizzen" in der *Allgemeinen Homöopathischen Zeitung* reagierte Aegidi zuerst auf die Kritik von Dr. Genzke (1801–1879) aus Bützow an denjenigen Homöopathen, die sich für die Ver-

---

[480] Vgl. ebenfalls Aegidi (1860 b), S. 69.
[481] Gemeint ist die homöopathische Arznei Cina maritima, der Wurm- oder Zitwersamen. Vgl. [Clarke] (1991), Bd. 3, S. 1306.

ordnung von Hochpotenzen einsetzten. Dieser Dr. Genzke hatte in der *Neuen Zeitschrift für Homöopathische Klinik* unter der Überschrift „Die Schmarotzer in der Homöopathie" gegen den „Hochpotenzenunfug" gewettert.[482] Genzke hatte dort vielen Homöopathen vorgehalten, den „mystischen Unfug" der Verschreibung von Hochpotenzen zu betreiben. Neben den dort Angegriffenen wie Hahnemann, Bönninghausen, Groß und Rummel fand sich auch Aegidi. Aegidi berief sich nun in seiner Entgegnung zur Verteidigung der Hochpotenzen vor allem auf Hahnemann:[483]

„[...] Hahnemann war aber ein bei weitem höheres Verdienst sich zu erwerben allein vorbehalten. Sein genialer Scharfsinn leitete ihn auf eine wichtige Entdeckung, welche die Grenzen des Reichs der imponderabilen Kräfte ins Unermeßliche erweitert und deren Benutzung der Einsicht und dem Willen des Kundigen unterwirft. Durch exacte Beobachtungen und Experimente gelangte er zu der merkwürdigen Thatsache, daß die theilbare rohe Materie bis zu einer Lösung ihrer allerfeinsten Substanz, die längst aufgehört hat, ein Objekt der Sinneswahrnehmung zu sein, noch der Träger von Kräften sei, deren directe Wirkung auf den thierischen Organismus wahrhaft in Staunen versetzt.[484]

Hahnemann lehrte methodisch diese latenten Kräfte wecken und benutzen. Er lehrte, aus dem schnell tödtenden Gift der Schlange, wie aus dem lebensbedrohenden Pflanzensafte, aus dem das organische Gewebe zerstörenden Metall, wie aus dem todten, indifferenten Stein und Staube milde und doch energische Kräfte zum Heil der leidenden Menschen und Thiere gewinnen. Diese Entdeckung zu machen, welche der Homöopathie erst den Stempel der Originalität aufdrückt, sie vor allen anderen Heilmethoden wesentlich auszeichnet und ihren eigentlichen Werth begründet, den Schlüssel zu einem vor seiner Zeit tiefverborgenen, wunderbaren Schatz zu finden, war Hahnemann vorbehalten, sie ist sein größtes, unsterbliches Verdienst; eine großartige Entdeckung, deren Tragweite und lange noch nicht erkannte Wichtigkeit erst in späteren Zeiten genügend wird gewürdigt werden.

Die Hahnemann'schen ‚Dynamisationen' der Arzneistoffe bilden den eigentlichen Kern der Homöopathie, ohne welche ihr Grundsatz: Similia similibus den eigentlichen Schwerpunkt entbehrt. Der rohe Arzneistoff und die ihn als solchen enthaltenden niederen Verdünnungen haben nur eine beschränkte, die hohen Potenzen eine bei weitem ausgedehntere Wirkungssphäre. Dies habe ich, nächst zahlreichen anderen homöopathischen Ärzten, in einer vieljährigen, sehr umfangreichen Praxis, bei welcher ich, in günstigen äußeren Lebensverhältnissen, nicht nöthig hatte, durch unlautere Beweggründe um die Gunst des Publicum zu buhlen, nach Überwindung vielfacher wissenschaftlicher Skrupel, zur Evidenz erfahren.

Die Materialisten in der Homöopathie, befangen und geblendet von ihrer Schulweisheit, mögen die Hand nicht ausstrecken nach dem kostbaren Kern, den Hahnemann ihnen bequem in den Schooß gelegt. Sie begnügen sich mit der äußern Schale, zufrieden mit dem, was diese ihnen abwirft. Gut! Sie dürfen dann aber nicht prätendiren, daß auch andere an dieser Schale haften bleiben sollen.

Den Materialisten in der Homöopathie, die unter der großen Anzahl der auf dem Erdboden zerstreuten homöopathischen Ärzte notorisch nur einen Bruchtheil bilden, darf aber in ihrer Minorität durchaus nicht die Anmaßung eingeräumt werden, für Säulen der Homöopathie zu gelten."

---

[482] Vgl. Genzke (1859), S. 129-133. Johann Carl Ludwig Genzke studierte Menschen- und Tierheilkunde. Er war reger Mitarbeiter an der Zeitschrift *Hygea* von Griesselich, dem er in Schärfe und Klarheit seines Urteils glich. Vgl. Tischner (1939), S. 777.

[483] Vgl. Aegidi (1860 b), S. 86.

[484] In einer Fußnote fügte Aegidi hinzu: „Ich weiß sehr wohl, daß die moderne Naturanschauung Stoff und Kraft als identisch, letztere als Eigenschaft eines Realen betrachtet, bin aber hier bei der dem gewöhnlichen Verständnis geläufigern Vorstellungsweise geblieben, ebenso der jetzt auch in Frage gestellten Atomistik und Molekulartheorie ausgewichen und habe diese Anerkennung nur aus Respect vor gelegentlichen Wortklaubern hinzugefügt."

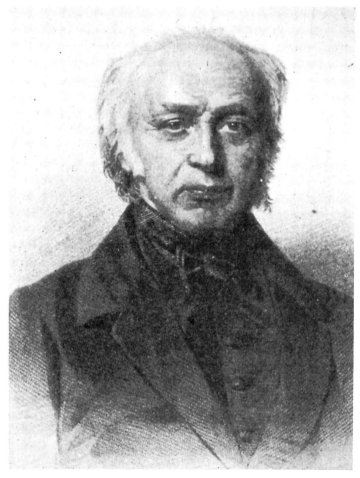

Abb. 7: Clemens von Bönninghausen (Quelle: Bildarchiv des Instituts für Geschichte der Medizin der Robert Bosch Stiftung, Stuttgart)

Der Streit über die Potenzhöhe der homöopathischen Arzneimittel ist bis in die Gegenwart nicht beigelegt. Immer wieder gab und gibt es Auseinandersetzungen zwischen den homöopathischen „Tiefpotenzlern" und „Hochpotenzlern". Auch heute noch gibt es eine Reihe von Homöopathen, die sich schwer tun, Potenzen jenseits der tieferen D-Potenzen (das heißt etwa über D12 hinaus) anzuwenden, während andere in vielen Fällen Einzeldosen von C1000 bis C10000 verordnen.[485]

---

[485] D-Potenzen sind Dezimalpotenzen, C-Potenzen sind Centesimalpotenzen; die Durchmischung mit dem Trägerstoff erfolgt, auf jeder Stufe erneut, bei den D-Potenzen im Verhältnis 1:9, bei den C-Potenzen im Verhältnis 1:99; die Begriffe tiefe, mittlere und hohe Potenzen beschreiben keine genau festgelegten Potenzbereiche; vgl. unter anderem Köhler (1988), Bd. 1, S. 35.

„Urticaria" (1860)[486]

Eine andere interessante Veröffentlichung Aegidis erschien im gleichen Jahr in der *Neuen Zeitschrift für Homöopathische Klinik*. Unter dem Titel „Urticaria" setzte sich Aegidi mit einem von Prof. Hoppe (1811–1891)[487] aus Basel Anfang 1860 veröffentlichten Beitrag über seine Behandlung einer sehr hartnäckigen Urticaria auseinander.[488] Hoppe hatte bei dieser sehr schwierig zu behandelnden Urticaria in den Augen Aegidis homöopathische Prinzipien beobachten können, sich aber geweigert, diese als solche zu akzeptieren. Aegidi berichtete, daß Hoppe und andere allopathische Ärzte den Urticaria-Kranken erfolglos mit vielerlei Arzneien in hohen Dosen innerlich und äußerlich behandelten, bis Hoppe mit Rhus toxicodendron eine Verbesserung erreichte, die aber bei Fort-führen der Therapie wieder zu einer Verschlechterung führte. Aegidi deutete dies so, daß das angewandte Rhus toxicodendron das Simile oder Simillimum für diesen Fall sei, wie Hoppe selber auch schon gemutmaßt habe. Auch die wieder aufgetretene Verschlimmerung entspreche der homöopathischen Erfah-rung, daß der Fortgebrauch der Mittel nach geheiltem Übel dies in schlimmerer Art wieder aufleben lasse. Nachdem der Kranke auch im darauffolgenden Jahr wieder von anderen Ärzten behandelt worden sei, habe ihm Hoppe Teersalbe zur äußeren Anwendung verordnet, die die Urticaria auffallend gut gebessert habe. Hoppe habe auch festgestellt, daß der Teer selber an den gesunden Haut-stellen einen Hautausschlag hervorrief, der dem ursprünglichen des Kranken sehr ähnlich war. Aegidi bemerkte dazu:[489]

„Die Ähnlichkeit war also eine ächt homöopathische. Darauf legt nun zwar Prof. Hoppe keinen Werth, er behauptet, daß der Begriff des Ähnlichen in wissenschaftlicher Hinsicht völlig un-brauchbar sei und der Homöopath in dem Schachte der Wissenschaft nach dem Grunde forschen müsse, aus welchem ihm bisher in der Praxis eine Handhabe geboten war. Damit sagt uns Herr Prof. Hoppe übrigens nichts Neues. Auch wir haben längst erkannt, daß der von Hahnemann aufgestellte Grundsatz: Similia similibus, nicht als der Ausdruck eines stetigen Naturgesetzes gelten könne, sondern nur als eine therapeutische Regel, deren Benutzung uns aber die sichere Aussicht verheißt, auf induktivem Wege zur Entdeckung jenes Naturgesetzes zu gelangen, aus welchem nicht nur sie selber abzuleiten ist, sondern worin auch die seitherigen Ausnahmen von der Hahnemann'schen Regel aufgehen werden. Dann ist auch ausdrücklich zu bemerken, daß die Ähnlichkeit, welche bei dem homöopathischen Verfahren maaßgebend ist, keine solche sei, deren Weite und Dehnbarkeit, wie Hoppe im andern Sinne wieder meint, den Homöopathen zu Nutzen käme; ferner keine, die gleich einer wächsernen Nase sich nach Belieben drehen läßt [...] Die Ähnlichkeit zu homöopathischem Behuf ist eine sehr bestimmte, sie bedingt: 1) eine directe Erregung auf gleichem anatomischen Gebiet, 2) eine qualitativ-gleiche Erregung, aus 3) unter sich ganz verschiedenen Ursachen. Es ließe sich diese Ähnlichkeit füglich durch die Formel ausdrücken: Qualitativ-identische Erregungsresultate auf gleichem anatomischem Gebiete, aber veranlaßt durch differente Factoren."

---

[486] Vgl. Aegidi (1860 d), S. 57-60, 65-68.

[487] Joh. Ignaz Hoppe studierte Philosophie und Medizin in Berlin und wurde 1852 außeror-dentlicher Professor der Logik in Basel. Er arbeitete besonders auf den Grenzgebieten der Physiologie und Psychologie. Die Homöopathie betreffend veröffentlichte er zahlreiche Aufsätze theoretischer, kritischer und klinischer Art. Vgl. Tischner (1939), S. 784.

[488] Dieser Artikel erschien in *Betz Memorabilien*, 5. Jahrgang, Jan. 1860.

[489] Vgl. Aegidi (1860 d), S. 59.

Aegidi warf Hoppe vor, aus Sorge, man könne ihm den Vorwurf machen, mit der Homöopathie zu kokettieren, offensichtliche Tatsachen, die die Homöopathie bestätigten, nicht wahrnehmen zu wollen. So groß sei die „Macht sanctionirter Vorurtheile". Wäre Hoppe mit dem homöopathischen Verfahren vertraut gewesen, hätte er seinen Patienten anstelle mit Teersalbe mit Teer innerlich in homöopathischer Form heilen können. So wie Aegidi einmal eine Patientin mit Teer habe heilen können, nachdem ihm die, dem Teer eigentümliche Eigenschaft, eine Urticaria auslösen zu können, zuvor bei einem anderen Patienten aufgefallen sei. Als Resümee schrieb Aegidi:[490]

„Aus der Hoppe'schen Krankengeschichte ersehen wir aber, wie die Gelehrten der modernen physiologischen Schule – und einer ihrer Würdigsten – im Jahre des Heils 1860 eine chronische Nesselsucht behandeln; ein schwankendes therapeutisches Verfahren, welches einen Maaßstab giebt für ihre Behandlung aller anderer Krankheiten. Der redlich die Wahrheit suchende Verfasser legt in ihr ein freimüthiges Bekenntnis ab von dem gänzlichen Unvermögen der Therapie seiner Schule; einer Schule, die das Prädicat der Rationalität ausschließlich in Anspruch zu nehmen beliebt. Ihr großes Verdienst um die Förderung der Propädeutik der praktischen Medicin anerkennen dankbar auch wir, die wir, zufolge einer fruchtbringenden Arbeitstheilung, unseren Fleiß hauptsächlich einem anderen Felde zuzuwenden uns bestreben, die Wichtigkeit der Forschungen auf jenem Gebiete, die auch uns zu Gute kommen und von uns benutzt werden, aber gebührend zu würdigen wissen. Denn es ist, mit Ausnahme der homöopathischen Routiniers, die bereits oft ausgesprochene Überzeugung aller wissenschaftlich gebildeten homöopathischen Ärzte, daß die Grenzen, innerhalb welcher die Homöopathie von den Lehrsätzen und Systemen der alten Schule abweicht, keineswegs das gesammte Gebiet aller medicinischen Wissenschaften und Beobachtungen umfassen, sondern nur die Therapie und in Betreff dieser eigentlich auch nur diejenigen Lehrsätze, welche sich auf Behandlung und Heilung der Krankheiten durch Arzneien beziehen (Jahr).
So aber müßten auch unsere praktische Leistungen von jener Seite die verdiente Anerkennung finden und der auf einer traurigen Exclusivität beruhende Dünkel, welcher die Wissenschaft einzig um ihretwegen und nicht ihrer wichtigsten Aufgabe, der praktischen Anwendung auf das Heilobjekt wegen gepflegt wissen will, endlich in dem bußfertigen Bewußtsein aufgegeben werden, daß weder allein theoretisches Wissen, noch ein blos expectatives Verfahren, oder gar der Rückfall in die alte irrationelle Empirie die kranke Menschheit von ihren physischen Gebrechen zu befreien im Stande sein kann."

Dieser Text ist recht charakteristisch für Aegidis Position gegenüber den verschiedenen Schulen innerhalb der Medizin. Er war kein Dogmatiker, oft versuchte er ausgleichend zu wirken. Wichtig war ihm aber, daß die Homöopathie als Therapieform anerkannt werde und nicht ein Dasein als Außenseitermethode fristen müsse.

„Psorin, zu wiederholter Prüfung angelegentlich empfohlen" (1860)[491]

Ein anderer wichtiger Beitrag Aegidis mit dem Titel „Psorin, zu wiederholter Prüfung angelegentlich empfohlen" erschien ebenfalls 1860 in der *Allgemeinen Homöopathischen Zeitung*. Hierin äußerte er sich zu homöopathischen Prüfungen von aus dem Tierreich stammenden Substanzen, insbesondere zur Prüfung der Nosode[492] Psorin:[493]

---

[490] Vgl. ebenfalls Aegidi (1860 d), S. 67-68.
[491] Vgl. Aegidi (1860 e), S. 185-187.
[492] Nosoden werden aus Krankheitsprodukten hergestellt; vgl. Köhler (1988), Bd. 1, S. 32.

„Seit Constantin Hering unsern Arzneischatz mit dem von ihm musterhaft geprüften Schlangengift bereicherte,[494] habe ich verschiedene, aus dem Thierreich stammende, pathogenetische Stoffe einer aufmerksamen Prüfung unterworfen. Das Resultat dieser Experimente und Beobachtungen hat mir die Überzeugung gewährt, daß zu den allerwichtigsten und oft unersetzlichen Heilmitteln diejenigen gezählt zu werden verdienen, welche uns das Thierreich darbietet und mit Ausnahme weniger bei weitem noch nicht die Beobachtung in der homöopathischen Praxis gefunden haben, die ihnen gebührt.

Vorzugsweise trägt wohl die Schuld daran die unglückliche Isopathie,[495] deren Fiasco von weiteren Versuchen mit Thierstoffen abschreckte. Nur aus diesem Grunde erregte Herrmann's vor Jahren als Heilmittel empfohlene Fuchsleber einen Sturm von Indignation und den Allopathen war es ein Gaudium, die Homöopathie mit der alten, längst verurtheilten Schmutzapotheke sich prostituiren zu sehen und somit ihren Verfall als sicher betrachten zu dürfen. Die damals gegen Herrmann[496] sich so ungeziemend benahmen, hatten in ihrem Eifer aber total vergessen, daß er kein schlechteres oder unwürdigeres Material empfohlen, als welchem in ihren Pharmakopöen seit lange ein unangefochtenes Besitzrecht eingeräumt und ohne Anstoß zu erregen fortdauernd als Arzneimittel in Anwendung gezogen worden war: – das Fel tauri. Ist denn die Ochsenleber höhern Ranges als die Fuchsleber? Warum soll die Anwendung jener zu Heilversuchen nicht anstößig, dieser aber schimpflich sein?"

Aegidi meinte, gerade die Allopathen bedienten sich Stoffen aus der „Schmutzapotheke". Als Beispiele führte er unter anderem Moschus, Ambra und Castoreum an. Letzteres werde schließlich „aus zwischen dem After und den Schaamtheilen des Bibers liegenden Beuteln" gewonnen. Die Homöopathie verwende diese Arzneien im Gegensatz zur Allopathie immerhin so, daß sie nicht mehr an die ekelerregenden Ausgangsstoffe erinnerten. Aegidi kam dann auf Psorin zu sprechen:[497]

„Zu den wichtigsten pathogenetischen Stoffen dieser Kategorie gehört unstreitig das mit Unrecht für ein Isopathicum gehaltene, fälschlich benannte Psorin – eines der furchtbarsten Thiergifte, von schleichendem Charakter.[498]

Da man aber das Krankheitsprodukt, den Inhalt der Krätzpustel, als einen geeigneten isopathischen Stoff betrachtend, zu Prüfungen an Gesunden benutzte, kam man, wie später gezeigt werden soll, von dem rechten Wege ab; einmal weil man einen unreinen zweifelhaften Stoff in Anwendung zog, dann aber in Folge des Abscheues gegen die Isopathie den Werth des merkwürdigen Mittels in Miscredit brachte und dessen allgemeine Benutzung hinderte.

---

[493] Vgl. Aegidi (1860 e), S. 185.

[494] The first trituration, and first dilution in alcohol, of the snake-poison, Trigonocephalus lachesis, was made by Hering, on July 28th, 1828. The first cases were published in the Archives, in 1835. In 1837 this remedy was introduced into our materia medica." Vgl. Hering (1888), S. 559.

[495] Die Isopathie ist eine Heilweise, bei der Krankheiten mit dem eigenen Krankheitsprodukt in hochverdünnter Form behandelt werden, also Tuberkulose mit Tuberkulin, Syphilis mit Syphilin, Milzbrand mit Anthracin usw. Statt Ähnliches mit Ähnlichem (Similia similibus) wird also Gleiches mit Gleichem (Aequalia aequalibus) behandelt. Der Vater der Isopathie war der Leipziger Tierarzt Johann Joseph Wilhelm Lux (1773–1849). Vgl. Haehl (1922), Bd. 2, S. 302, Tischner (1939), S. 601,789 sowie Kannengießer (1996).

[496] I. F. Hermann war Isopath. Er empfahl beispielsweise Fuchsleber bei Leberkrankheiten in der Form einer Tinktur aus der frischen Leber. Vgl. Tischner (1939), S. 603-604.

[497] Vgl. Aegidi (1860 e), S. 186.

[498] Hahnemann hatte sich deutlich gegen die Isopathie ausgesprochen. In einer Fußnote zu § 56 der 6. Auflage des *Organon* (1921) bemerkte er dazu unter anderem: „Aber mit einem menschlichen Krankheitsstoffe (z.B. einem Psorikum von Menschen-Krätze genommen, gleiche menschliche Krankheit, Menschen-Krätze oder davon entstandene Übel) heilen wollen – das sei fern! Es erfolgt nichts davon als Unheil und Verschlimmerung der Krankheit."

Indem ich aber behaupte, daß das sogenannte Psorin nicht zum isopathischen Material gehöre, sondern – wie das Schlangen-und Bienengift – ein genuines animalisches Gift sei, wird man mir wohl beistimmen, wenn ich es bei seinem eigentlichen Namen nenne: Sarkoptin.[499]

Schon im Jahre 1846 brachten mich Wahle's Prüfung des Acanthiagiftes und die damit vollzogenen merkwürdigen Heilungen auf den Gedanken, die Acarusmilbe selbst, in ipsa figura, zu Prüfungen an Gesunden zu verwenden. Die zu einem solchen Versuch erforderliche Anzahl Milben zu erhaschen, bot sich leider, trotz aller Bemühung, mehrere Jahre lang keine günstige Gelegenheit dar; die interessante Angelegenheit aber mit befreundeten Fachgenossen zu besprechen, hielt ich für nicht rathsam. Unreife Ideen muß man für sich behalten und sie auszuplaudern sich hüten; dadurch wird oftmals im Werden erstickt, was sich später als zweckmäßig bewährt haben würde und der dem scheinbar Paradoxen zugewendete Spott kann leicht entmuthigen, das vorgesteckte Ziel zu verfolgen.

Auch jetzt noch würde ich in dieser Hinsicht Stillschweigen beobachtet haben, wenn ich nicht zur weitern Ausführung des Werks, dessen reeller Werth sich mir durch unzweideutige Thatsachen bereits constatirt hat, der Mithilfe bedürfte.

Erst vor anderthalb Jahren gelang es mir, den Besitz des gewünschten Präparats zu erreichen. Ich bekam eine krätzkranke Familie in Behandlung, welche aus fünf, früher relativ gesunden Individuen im Alter von 44, 37, 19, 17, und 8 Jahren bestand. Man gab mir gern die Erlaubnis, auf und unter den Marken ihrer Epidermis eine Acarusjagd zu betreiben, welche, nicht ohne unsägliche Mühe, mir die Beute von 14 weiblichen und 9 männlichen Milben einbrachte, die sofort in einem mit einer Drachme rectificirten Weingeist gefüllten Fläschchen deponirt wurden. Der Fang geschah nach der Eichstaedt-Hebra'schen Methode, mittelst der erforderlichen Waffen, einer vortrefflichen Loupe, einer feinen Pincette, einem Bistouri und der Loui'schen gebogenen Scheere.

Hier wäre nun der Ort, wie ich vorhin bemerkte, zu zeigen, daß man einen falschen Weg einschlug, wenn man den Inhalt der Krätzpusteln zu Prüfungen an Gesunden benutzte. Küchenmeister[500] sagt: ‚In Bläschen, (d.i. dem vordern oder Kopfende der Gänge) oder gar in wirklichen Pusteln trifft man entweder gar keine Milbe oder nur todte.' Diese Beobachtung habe ich bei meinen Experimenten bestätigt gefunden. Es ist daher evident, daß das seither benutzte Psorin ein höchst zweifelhaftes Präparat sei und so lohnt es sich wohl, die wichtigen Untersuchungen von Neuem wieder aufzunehmen.“

Aegidi gab an, während einem Dreivierteljahr an sich selber sowie an einigen Gesunden und Kranken das „Sarkoptin" geprüft zu haben. Er habe aus der Stammtinktur Potenzen nach der Centesimalskala und nach der Korsakoffschen Methode[501] hergestellt. Diese Medikamente seien aber zwischenzeitlich teilweise verdorben und für eine weitere Prüfung nicht zuverlässig. Er ersuchte seine Kollegen um Hilfe bei der Suche nach geeigneten Krätzmilben und der anschließenden Prüfung. An Hering trat er mit der Bitte heran, seine beabsichtigte Veröffentlichung von Psorin-Prüfungen zu verschieben, bis seine Untersuchung des „Sarkoptins" abgeschlossen sei. Aegidi schrieb weiter:[502]

„Wolf (die Grundvergiftungen der Menschheit etc.) sagt: ‚die erste Vergiftung der menschlichen Natur, von welcher uns die Weltgeschichte erzählt, ist die der Krätze. Ihr Anfang ist nicht nachweisbar, da er älter ist als die uns zugängliche Geschichte. Denn alle unsere ältesten Urkunden

---

[499] Die Krätzemilbe heißt Sarcoptes scabiei; vgl. Mezger (1988), Bd. 2, S. 1184.

[500] Gottlob Friedrich Heinrich Kuechenmeister (1821–1890) war Arzt. Er erwarb sich besondere Verdienste um die Natur- und Entwicklungsgeschichte der Eingeweidewürmer des Menschen. Er beschrieb auch 1853 das Männchen der Krätzmilbe, beteiligte sich an der Trichinenfrage und prüfte die Wirksamkeit der Wurmmittel. Vgl. Gurlt (1962 c), S. 624.

[501] Korsakoff (1789–1853) hat das sogenannte „Einglas-Potenzierungsverfahren" in die Homöopathie eingeführt, das im Gegensatz zu dem von Hahnemann benutzten „Mehrglas-Potenzierungsverfahren" steht. Bei dem letzteren, aufwendigeren Verfahren wird für die Herstellung einer jeden Potenz ein neues Gläschen benutzt. Vgl. Köhler (1988), Bd.1, S. 36-37.

[502] Vgl. ebenfalls Aegidi (1860 e), S. 187.

129

gedenken ihrer als eines schon allgemein verbreiteten Übels. Ebensowenig wie der Anfang, ist auch der Ursprung des Giftes bisher aufzufinden gewesen. Nur als wahrscheinlich dürfte es gelten, anzunehmen, das große und andauernde Unreinlichkeit zusammen mit dem unmäßigen Genusse unverdaulicher oder sonst schädlicher Speisen und unangemessener Getränke eine besondere, nach und nach bis zum Giftigwerden gesteigerte Blutmischung erzeugt und das Product davon sich fortan eigenlebig von Generation zu Generation weiter fortgepflanzt habe.'

Diese erzwungene Hypothese wird wohl als gehaltlos sich erweisen, das Dunkel, welches Anfang und Ursprung der Psora herrscht, wird durch sorgfältige Prüfungen des Acarusgiftes an vielen Gesunden gelichtet werden. Meine seither mit demselben angestellten Experimente und daraus gefolgerten Beobachtungen, machen es wahrscheinlich, daß das Alter der Psora so tief in die Vergangenheit hinabreiche als die Existenz der Krätzmilbe und jene ihren Ursprung einzig und allein der Intoxication des Organismus durch das specifische Gift der letztern verdanke.

Diese Vergiftung besteht, seit Menschen mit diesem gefährlichen Parasiten in Berührung kamen und wird bis zu dessen gänzlicher Ausrottung fortdauern. In frühesten Zeiten, wo unter der Hautdecke der Menschen Legionen dieses Ungeziefers ungestört nisteten und devastirten, reflectirte diese organische Zerstörung in der Form des Aussatzes und erst allmählig, mit besser sich gestaltenden Culturverhältnissen, mit Bändigung der Völker durch Zucht, Sitte und geistige Bildung, durch regern Sinn für Ordnung und Reinlichkeit verminderten sich die Bedingungen der excessiven Fruchtbarkeit und Vermehrung des Schmarotzers, bis zu unseren Tagen, in welchen, aus erklärlichen Gründen, die Anzahl desselben in Vergleich zur Vorzeit auf ein Minimum reducirt ist.

So nahe es hier auch liegt, die Hahnemannsche Psoratheorie zu berühren, so will ich es doch meiden und schließlich nur soviel bemerken, daß hoffentlich möglichst erschöpfende Prüfungen des Sarkoptin, zunächst an Gesunden, dann an Kranken, auch in Bezug auf diesen häkeln [!] Gegenstand Licht verbreiten werden."

Aegidis Vorschläge setzten sich nicht durch, die Nosode trägt weiterhin den Namen Psorin, sie wird auch heute noch aus dem Inhalt von menschlichen Krätzebläschen hergestellt und nicht aus der Milbe selber, wie Aegidi vorschlug.[503]

„Sendschreiben in Betreff des von Grauvogl'schen Werkes: ‚Die Grundgesetze der Physiologie, Pathologie und homöopathischen Therapie'" (1860)[504]

1860 erschien eine weitere wichtige Veröffentlichung Aegidis in der *Allgemeinen Homöopathischen Zeitung* unter dem Titel „Sendschreiben in Betreff des v. Grauvogl'schen Werkes: ‚Die Grundgesetze der Physiologie, Pathologie und homöopathischen Therapie'". Das Werk des homöopathischen Arztes Eduard von Grauvogl war 1860 erschienen. Aegidi sah darin ein „historisches Ereignis".[505]

Das „Sendschreiben" nun wirft ein Schlaglicht auf Aegidis Ansichten über die Theorie und Philosophie der Wissenschaft, es zeigt auch, daß Aegidi den wissenschaftlichen Unterbau der Homöopathie für nicht ausreichend hielt. Er schrieb dazu:[506]

„Ich war noch Schüler jener ehrenwerthen Gelehrten, welche voller Pietät dem Aberglauben einer rein aprioristischen Naturphilosophie anhingen und sich möglichst weit von den Zielen entfernten, die den Naturwissenschaften gesteckt sind. Solchen Wahn zu theilen vermochte die folgende

---

[503] Vgl. Mezger (1988), Bd. 2, S. 1184.
[504] Vgl. Aegidi (1860 f), S. 129-131.
[505] Vgl. Aegidi (1860 c), S. 119.
[506] Vgl. Aegidi (1860 f), S.129-130.

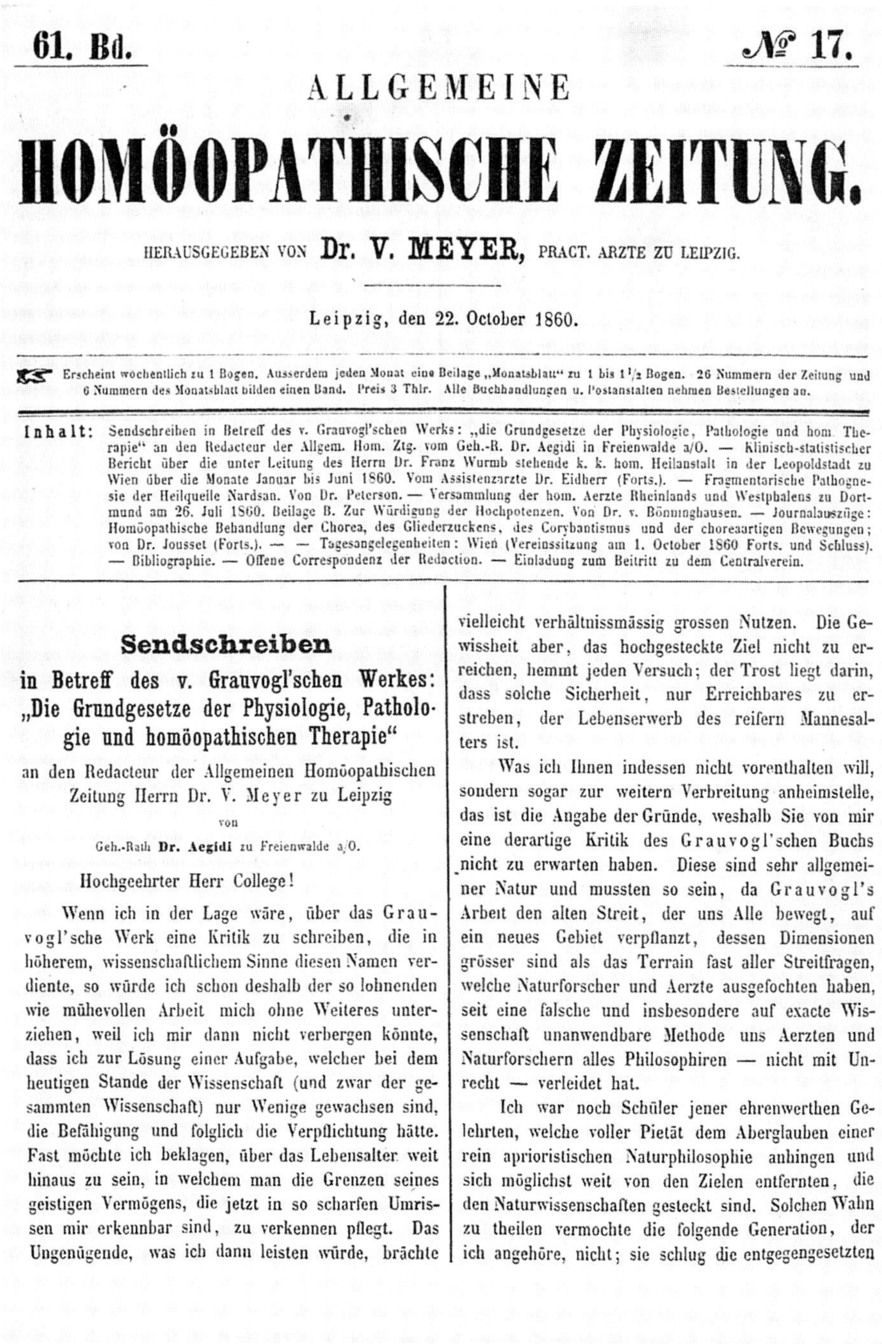

61. Bd. № 17.

ALLGEMEINE

HOMÖOPATHISCHE ZEITUNG.

HERAUSGEGEBEN VON Dr. V. MEYER, PRACT. ARZTE ZU LEIPZIG.

Leipzig, den 22. October 1860.

Erscheint wochentlich zu 1 Bogen. Ausserdem jeden Monat eine Beilage „Monatsblatt" zu 1 bis 1½ Bogen. 26 Nummern der Zeitung und 6 Nummern des Monatsblatt bilden einen Band. Preis 3 Thlr. Alle Buchhandlungen u. Postanstalten nehmen Bestellungen an.

Inhalt: Sendschreiben in Betreff des v. Grauvogl'schen Werks: „die Grundgesetze der Physiologie, Pathologie und hom. Therapie" an den Redacteur der Allgem. Hom. Ztg. vom Geh.-R. Dr. Aegidi in Freienwalde a/O. — Klinisch-statistischer Bericht über die unter Leitung des Herrn Dr. Franz Wurmb stehende k. k. hom. Heilanstalt in der Leopoldstadt zu Wien über die Monate Januar bis Juni 1860. Vom Assistenzarzte Dr. Eidherr (Forts.). — Fragmentarische Pathogenesie der Heilquelle Nardsan. Von Dr. Peterson. — Versammlung der hom. Aerzte Rheinlands und Westphalens zu Dortmund am 26. Juli 1860. Beilage B. Zur Würdigung der Hochpotenzen. Von Dr. v. Bönninghausen. — Journalauszüge: Homöopathische Behandlung der Chorea, des Gliederzuckens, des Corybantismus und der choreaartigen Bewegungen; von Dr. Jousset (Forts.). — — Tagesangelegenheiten: Wien (Vereinssitzung am 1. October 1860 Forts. und Schluss). — Bibliographie. — Offene Correspondenz der Redaction. — Einladung zum Beitritt zu dem Centralverein.

Sendschreiben

in Betreff des v. Grauvogl'schen Werkes: „Die Grundgesetze der Physiologie, Pathologie und homöopathischen Therapie"

an den Redacteur der Allgemeinen Homöopathischen Zeitung Herrn Dr. V. Meyer zu Leipzig

von

Geh.-Rath **Dr. Aegidi** zu Freienwalde a/O.

Hochgeehrter Herr College!

Wenn ich in der Lage wäre, über das Grauvogl'sche Werk eine Kritik zu schreiben, die in höherem, wissenschaftlichem Sinne diesen Namen verdiente, so würde ich schon deshalb der so lohnenden wie mühevollen Arbeit mich ohne Weiteres unterziehen, weil ich mir dann nicht verbergen könnte, dass ich zur Lösung einer Aufgabe, welcher bei dem heutigen Stande der Wissenschaft (und zwar der gesammten Wissenschaft) nur Wenige gewachsen sind, die Befähigung und folglich die Verpflichtung hätte. Fast möchte ich beklagen, über das Lebensalter weit hinaus zu sein, in welchem man die Grenzen seines geistigen Vermögens, die jetzt in so scharfen Umrissen mir erkennbar sind, zu verkennen pflegt. Das Ungenügende, was ich dann leisten würde, brächte vielleicht verhältnissmässig grossen Nutzen. Die Gewissheit aber, das hochgesteckte Ziel nicht zu erreichen, hemmt jeden Versuch; der Trost liegt darin, dass solche Sicherheit, nur Erreichbares zu erstreben, der Lebenserwerb des reifern Mannesalters ist.

Was ich Ihnen indessen nicht vorenthalten will, sondern sogar zur weitern Verbreitung anheimstelle, das ist die Angabe der Gründe, weshalb Sie von mir eine derartige Kritik des Grauvogl'schen Buchs nicht zu erwarten haben. Diese sind sehr allgemeiner Natur und mussten so sein, da Grauvogl's Arbeit den alten Streit, der uns Alle bewegt, auf ein neues Gebiet verpflanzt, dessen Dimensionen grösser sind als das Terrain fast aller Streitfragen, welche Naturforscher und Aerzte ausgefochten haben, seit eine falsche und insbesondere auf exacte Wissenschaft unanwendbare Methode uns Aerzten und Naturforschern alles Philosophiren — nicht mit Unrecht — verleidet hat.

Ich war noch Schüler jener ehrenwerthen Gelehrten, welche voller Pietät dem Aberglauben einer rein aprioristischen Naturphilosophie anhingen und sich möglichst weit von den Zielen entfernten, die den Naturwissenschaften gesteckt sind. Solchen Wahn zu theilen vermochte die folgende Generation, der ich angehöre, nicht; sie schlug die entgegengesetzten

Abb. 8: Die erste Seite von Aegidis Artikel „Sendschreiben in Betreff des v. Grauvogl'schen Werkes: ‚Die Grundgesetze der Physiologie, Pathologie und homöopathischen Therapie'" in der *Allgemeinen Homöopathischen Zeitung* von 1860 (Quelle: Bildarchiv des Instituts für Geschichte der Medizin der Robert Bosch Stiftung, Stuttgart).

Generation, der ich angehöre, nicht; sie schlug die entgegengesetzten Bahnen ein, sie sagte sich auf das Unumwundenste von den Philosophemen ihrer Meister los. Das war ein großer Fortschritt und ich stehe nicht an, selbst die neuen Verirrungen, welche dadurch bedingt waren, für einen Segen zu erklären.

Es begann die unbestrittene Herrschaft des Empirismus, welche bis auf den heutigen Tag fortdauert. Wir verwarfen eine Philosophie, die uns in der That auf Abwege geführt hatte; wir verwarfen gleichzeitig alle Philosophie, wir beschränkten uns auf die Beobachtung von Thatsachen, wir sammelten die gemachten Beobachtungen. Die Folgerungen, welche wir zu ziehen doch nicht umhin konnten, nahmen wir kaum als das, was sie ohne Zweifel waren, kaum als Geistesproducte, als Ergebnisse des Denkens: sie schienen uns vielmehr selbstredende Thatsachen.

Ein ungeheures, kaum absehbares Material hat sich seither aufgehäuft. Die Forschung ist immer mehr auf das Einzelne gerichtet gewesen. Das Experiment ist das non plus ultra unserer gesammten Wissenschaft geworden. Man sieht längst den Wald vor lauter Bäumen, ja die Hand vor den Augen nicht. Auf einen nur einigermaßen freien Überblick verzichteten die freiesten Geister; Versuche, die gemacht wurden, sind kläglich fehlgeschlagen, die Kurzsichtigkeit hat eine Berechtigung erlangt. Die Einheit des wissenschaftlichen Ganzen beruht fast auschließlich auf ehrwürdiger Tradition, unter ihr seufzen die Examinanden, deren Fähigste mit ihrer besten Kraft irgendeiner speciellsten Specialität zugeschworen sind."

Aegidi sah die Erfordernis, sich von dieser Entwicklung zu lösen, ohne zu dem „alten Apriorismus" zurückzukehren. Er führte dazu folgendes aus:[507]

„Aber ein Bruch mit der herrschenden Manier – ein ebenso entschiedener wie unser damaliger mit der Naturphilosophie – ist zur Nothwendigkeit geworden: ein Fortschritt zu einer neuen Methode. Diese bringt es mit sich, daß zwar die werthvollsten Detailforschungen nicht aufhören, daß man aber aufhört, sich mit ihnen zu begnügen. Sie bringt es mit sich, daß der Sinn vom Einzelnen sich wieder auf Allgemeines richtet. Sie hat zur Folge, daß die wissenschaftliche Hauptaufgabe eine zusammenfassende wird. Vor Allem aber weiset sie uns auf Eines hin – darauf nämlich, daß das Experiment nichts ist ohne erhöhte Geistesthätigkeit und daß der Geist des empirischen Forschers, um die einfachste Folgerung aus einer beobachteten Thatsache zu ziehen, vollends um Beobachtungen in ihrem Zusammenhange zu beurtheilen, geschult sein muß zu folgerichtigem Denken. Mit einem Wort: die Methode, welche den Naturwissenschaften Noth thut, führt nicht zurück zu der total überwundenen aprioristischen Naturphilosophie, aber unaufhaltsam vorwärts zu einer neuen, der exacten Wissenschaft angemessenen Philosophie. Kein Menschenalter wird vergangen sein und Niemand wird auf den Namen eines wissenschaftlich gebildeten Arztes, Niemand auf den eines Naturforschers Anspruch machen dürfen, der diese Schule der allerdings erst im Werden begriffenen Philosophie nicht durchgemacht hat. Aber mehr noch: die größten Streitfragen, welche heute ventilirt werden, finden erst dann ihren Austrag; die Berechtigung der Homöopathie wird – innerhalb ihrer wahren Grenzen – nicht früher bewiesen werden können, nicht eher die ihr gebührende allgemeine Anerkennung finden."

Aegidi kam dann auf die philosophischen Grundlagen der Homöopathie Hahnemanns zu sprechen:[508]

„Hahnemann hat Thatsachen wahrgenommen, Beobachtungen gemacht und Folgerungen gezogen, welche die Menschheit ihm ewig danken wird. Sein Genie fand darin aber nicht Befriedigung. Während Alles um ihn herum, früher der aprioristischen Naturphilosophie, später dem Empirismus huldigte, suchte er in edler Unruhe nach einem naturgesetzlichen Princip. Er glaubte, es in dem ‚Similia Similibus' entdeckt zu haben. Sein Bestreben war dem Zeitalter und der Zeitrichtung weit voraus. Gerade das aber war kein Glück für seine Sache. Die Formulirung ist nicht gelungen, das Grundgesetz war nicht gefunden. Die größten Männer sind bedingt durch ihre Zeiten. Hahnemann konnte nicht mehr leisten, als eine Formel aufstellen, die doch wesentlich empirisch und nicht im guten und vollen Sinne empirisch ist, eine Formel für eine bedeutende Reihe von Thatsachen, die richtig beobachtet waren, ohne zur Genüge durchdacht zu sein [...]"

---

[507] Vgl. Aegidi (1860 f), S. 130.
[508] Vgl. Aegidi (1860 f), S. 131.

Für Aegidi stand jedoch fest:[509]

„Aber am Ziele sind wir darum durchaus nicht. Wir wissen Manches, ohne doch von der Wahrheit dessen, was wir wissen, überzeugen zu können, und deshalb ist auch dieses unser Wissen Stückwerk. Wir wissen erst, wenn es gelungen sein wird, ‚die beobachteten Thatsachen nach den bestehenden Naturgesetzen zu erklären und sie denselben unterzuordnen‘. Erst dann ist auch das Princip entdeckt, das Hahnemann anstrebte, als er uns seine Formel gab; es wird als ein Gesetz auftreten, das unwiderruflich ist.“[510]

Aegidi sah in von Grauvogls Werk einen ersten Versuch, die wissenschaftlichen Grundgesetze zu formulieren, die die große Anzahl von Einzelergebnissen wissenschaftlicher Untersuchungen erklären könnten. Vor allem erhoffte er sich, daß von Grauvogl mit diesem Ansatz das bislang noch unbekannte Grundgesetz finden würde, das der homöopathischen Heilregel zugrunde liegt. Von Grauvogl[511] hielt die Psoratheorie Hahnemanns mit ihren drei Miasmen (Psora, Sykosis, Syphilis) für sehr bedeutungsvoll, sie bildete aber in seinen Augen „zu sehr ein Chaos“ und außerdem fehle den Miasmen „jede Bestimmtheit der Formen, welche auf das ihnen zu Grunde liegende Gesetz schließen lassen“.[512] Er glaubte diesem Mangel seinerseits durch die Einführung seiner drei Konstitutionstypen (hydrogenoid, oxygenoid, carbonitrogen) zu entgehen.[513] An dieser Stelle sei kurz erwähnt, daß Aegidi sich nicht nur rezensierend mit von Grauvogl auseinandersetzte, sondern Elemente von dessen Konstitutionstypenlehre in seiner Praxis verwendete. Darauf wird in Kapitel 2.6.2 S. 138 näher eingegangen.

Aegidis „Sendschreiben“ zu von Grauvogls Werk wurde mit Interesse aufgenommen. In der *Allgemeinen Homöopathischen Zeitung* fand sich im Oktober 1860 unter verschiedenen „Notizen“ auch folgende Mitteilung:[514]

„Von dem in No. 17. dieser Zeitung enthaltenen vortrefflichen Sendschreiben Aegidi's haben wir ein Paar Hundert Separatabzüge veranstalten lassen, um unseren Collegen Gelegenheit zu geben, dieses kleine Meisterstück in Inhalt und Form unter den gebildeten allopathischen Ärzten zu verbreiten.“

Über Baumgärtners Buchhandlung in Leipzig konnte man diese Schrift für zweieinhalb Neugroschen[515] erwerben.[516] Damit ist dieser Artikel die einzige separat veröffentlichte Arbeit Aegidis.[517]

---

[509] Ebd.

[510] Dieser Artikel wurde auch an anderer Stelle kurz zusammengefaßt wiedergegeben. Vgl. Redaktion der Neuen Zeitschrift für Homöopathische Klinik (1860 b), S. 183-184.

[511] Seine Hauptwerke sind *Die Grundgesetze der Physiologie, Pathologie und homöopathischen Therapie* (Nürnberg, 1860) und sein *Lehrbuch der Homöopathie* (Nürnberg, 1866); vgl. Tischner (1939), S. 648.

[512] Vgl. Haehl (1922), Bd. 2, S. 171.

[513] Vgl. Haehl (1922), Bd. 2, S.171-172 und Tischner (1939), S. 648.

[514] Vgl. Redaktion der Allgemeinen Homöopathischen Zeitung (1860 b), S. 144.

[515] 1 Taler = 30 Neugroschen; vgl. Kahnt und Knorr (1987), S. 111.

[516] Vgl. Redaktion der Allgemeinen Homöopathischen Zeitung (1860 c), S.144.

[517] Als letzte Arbeit Aegidis aus dem Jahre 1860 seien noch Aegidis „Homöopathische Skizzen“ in der *Prager Medicinischen Monatschrift* erwähnt. In diesen empfal er einige homöopathische Arzneien für bestimmte Indikationen, für die diese bislang nicht so bekannt waren:

„Angina diphtheritica" (1861)[518]

In diesem Artikel des Jahres 1861 befaßte sich Aegidi wieder mit einem prakti-schen Thema. Er schrieb über seine Erfahrungen bei der anfangs allopathischen, später homöopathischen Behandlung der Angina diphtheritica:[519]

„Von Holland her kommt uns die Kunde von einer gegenwärtig dort herrschenden epidemischen schnell tödtenden Angina diphtheritica, die von Californien aus über den Continent Amerika's und den atlantischen Ocean ihren Weg nach Europa genommen und wahrscheinlich über Deutschland nach Osten und Süden fortschreiten wird. Da gilt in dieser Beziehung wohl der Mahnruf, para bellum – bevor der auf uns einstürmende Feind uns unschlüssig findet, bevor das verhängnisvolle: ‚zu spät'! erfolgt."

Aegidi berichtete nun von dem dramatischen Verlauf der Diphtherie bei einem jungen russischen Grafen. Dieser erkrankte vor einigen Jahren auf der Durch-reise in dem Wohnort Aegidis. Der Mann klagte über große Heiserkeit und heftigen Hinterkopfschmerz. Aegidi wurde zu Hilfe gerufen und untersuchte den Kranken. Dazu schrieb er folgendes:[520]

„Zu meinem Erstaunen fand ich die ganze Mundhöhle, die Tonsillen, die Uvula, die innere Fläche der Wangen und Lippen mit einer dicken schmutzigen Pseudomembran überzogen, die hintere Rachenwand mit einem mißfarbigen Brei bedeckt. Ein widerlicher, eigenthümlich brenzlicher Gestank drang mir mit dem Athem des Patienten entgegen. Er fieberte stark, empfand heftigen Durst, das Niederschlucken des Getränkes ging aber wegen arger Schlingbeschwerden höchst mühsam von Statten. Ich verordnete die gegen eine Angina aphtosa gebräuchlichen allopathischen Mittel. – Als ich am Abend desselben Tages den Patienten besuchte, hatte sich die Scene bedeu-tend verändert. Ich fand ihn im somnolenten Zustand mit Typhomanie, ödematösem Gesicht; ein mißfarbiger stinkender Speichel floß aus dem geöfneten Munde, dessen Höhle zu untersuchen unmöglich war. Am nächsten Morgen, dem fünften Tage seiner Erkrankung, war er eine Leiche."

Diesen Patienten konnte Aegidi mit allopathischer Therapie nicht retten. Er schilderte nun den Fall eines Mädchens, das auch mit homöopathischer Behandlung an der Diphtherie starb:[521]

„Den zweiten ähnlichen Fall beobachtete ich mehrere Jahre später bei einem jungen kräftigen Mädchen von 18 Jahren, der Tochter eines wohlhabenden Kaufmanns, das bis dahin, mit Aus-nahme von Drüsenleiden, chronischer Augenliderentzündung, Harthörigkeit und Ohrenfluß – den in diesem Falle unzweifelhaften Folgen der vor drei Jahren unternommenen Revaccination – übrigens sich relativ wohl befunden hatte. Da ich Hausarzt der Eltern der Patientin war, entging mir die Beobachtung des Incubationsstadiums hier nicht. Das sonst rüstige Mädchen fühlte sich seit mehreren Tagen träge, matt, appetitlos. Man schob dieses Unwohlsein auf eine nach einem Tanzvergnügen auf der Heimfahrt in strenger Winternacht erlittenen Erkältung und zog mich erst

---

beispielsweise Digitalis gegen Keuchhusten, Borrago officinalis gegen catarrhalische Heiser-keit und Stimmlosigkeit und schließlich Colocynthis gegen Wechselfieber. Vgl. Aegidi (1860 a), S. 1-2, 19-20. Kurz resümiert wurden diese Hinweise Aegidis auch in der *Allgemeinen Homöopathischen Zeitung*; vgl. Redaktion der Allgemeinen Homöopathischen Zeitung (1860 a), S. 16, 56. Kurze Zusammenfassungen dieser Mitteilungen und der „Hömoopathischen Skizzen" Aegidis in der *Allgemeinen Homöopathischen Zeitung* des gleichen Jahres finden sich in der *Neuen Zeitschrift für Homöopathische Klinik*. Vgl. Redaktion der Neuen Zeitschrift für Homöopathische Klinik (1860 a), S. 15, 32, 55, 64.
[518] Vgl. Aegidi (1861 c), S. 33-35.
[519] Vgl. Aegidi (1861 c), S. 33.
[520] Vgl. Aegidi (1861 c), S. 34.
[521] Vgl. ebenfalls Aegidi (1861 c), S. 34.

zu Rathe, als Patientin über unerträgliche Nacken- und Hinterhauptschmerzen sich beklagte und das Schlingen ihr schwer ward. Die Untersuchung der Mund- und Rachenhöhle ließ eine hyperämisierte gelockerte Schleimhaut mit dunkler Röthe und eine stark mit Schleim bedeckte Zunge wahrnehmen. Von den bedenklichen pseudomembranösen Flecken war nirgends eine Spur vorhanden. Aber schon am nächsten Tage zeigte sich das Exsudat in mäßigem Grade an der innern Fläche der Wangen, Lippen und Tonsillen und am dritten Tage war damit die sammetartig erweichte Schleimhaut der ganzen Mund- und Rachenhöhle bedeckt. Das Fieber, die Schlummersucht mit Irrereden, das Unvermögen zu klarem Bewußtsein zu gelangen, die rapide prostratio virium deuteten einen hochgradigen Typhus an.

Obschon Patientin mit aller mir zu Gebote stehenden Aufmerksamkeit und Umsicht behandelt ward, so versagten doch alle angewandten homöopath. Mittel, Acon., Bell., Merc., Hepar. sulph., Acid. phos., Phosph., Arsen., Carb. veg., den Dienst, und es erfolgte, am fünften Tage der acuten Erkrankung, durch Hirnlähmung der Tod."

Aegidi berichtete dann weiter von einer Diphtherie-Epidemie, die sich 2 Jahre nach diesem Fall an der Ostseeküste ausgebreitet habe. Viele Kinder und auch Erwachsene seien gestorben. Ihm selber sei es glücklicherweise gelungen, das für diese Epidemie passende homöopathische Mittel zu finden. Aegidi beschrieb, wie er auf das richtige Mittel kam:[522]

„Es herrschte gleichzeitig in jener Gegend die epidemische Maul- und Klauenseuche unter dem Rindvieh, wogegen sich Helleborus niger heilsam erwies. Die entfernte Analogie zwischen diesem Übel und der gleichzeitig grassirenden diphtheritischen Angina brachte mich auf den Gedanken, einen Versuch mit dem Helleb. niger anzustellen, und es ergab sich zu meiner Freude, daß dieses Arzneimittel in zweiter und dritter Potenz außerordentlich schnell alle Patienten wieder herstellte, welche zeitig genug davon Gebrauch machten. Auch in später mir zur Behandlung gekommenen sporadischen Fällen dieser Krankheit bewährte sich der Helleborus niger vortrefflich und nur in den letzten Jahren war seine Heilwirkung nicht eine so frappante als ehemals, doch fand ich in Sanguinaria canadensis einen herrlichen Ersatz. Entweder leistete diese alles, was ich wünschte, oder im Wechsel mit jenem. In einem Falle gab Cantharis den Ausschlag.

Es läßt sich nun nicht behaupten, daß die genannten Mittel sich ausschließlich als die concret-specifischen Heilpotenzen auch in der holländischen Epidemie erweisen werden. Eine jede Epidemie hat einen individuellen Charakter, dessen besondere Züge und Eigenthümlichkeiten die Wahl des Heilmittels bedingen [...]"[523]

Aegidi konnte in dieser Diphtherie-Epidemie den „Genius epidemicus" ausmachen und die Kranken entsprechend behandeln. Hiermit folgte er einer Vorstellung Hahnemanns, die dieser Aegidi 1831 am Beispiel von Wechselfieberkranken verdeutlicht hatte.[524]

---

[522] Vgl. ebenfalls Aegidi (1861 c), S. 35.

[523] Dieser Beitrag Aegidis über die Behandlung der Angina diphtherica wurde auch in zwei anderen homöopathischen Periodika kurz erwähnt. Vgl. Redaktion der Neuen Zeitschrift für Homöopathische Klinik (1861 b), S. 80 sowie Redaktion der Allgemeinen Homöopathischen Zeitung (1861 a), S. 88.
Eine weitere Äußerung Aegidis aus dem Jahre 1861 soll nicht unerwähnt bleiben. Er empfahl in der *Allgemeinen Homöopathischen Zeitung* den Gebrauch eines altrömischen Bades; vgl. Aegidi (1861 d), S. 176. Dies ist die einzige bekannte Äußerung Aegidis zu dem günstigen Heileffekt von Bädern. Auch Hahnemann tolerierte die Bäder „von reinem Wasser" teils als „palliative", teils „als homöopathisch dienliche Beihülfs-Mittel". (Vgl. Hahnemann [1921], § 291.)

[524] Vgl. Aegidi (1866 a), S. 1-2. In diesem Artikel berichtete Aegidi, wie er von Hahnemann angeregt wurde, nach dem, dem jeweiligen epidemischen Genius entsprechenden, homöopathischen Arzneimittel zu suchen:

„Hochpotenzen" (1863)[525]

In einem Artikel aus dem Jahre 1862 mit dem Titel „Zur Dosenfrage" bekräftigte Aegidi seine Auffassung, daß sowohl hohe als auch tiefe Potenzen von homöopathischen Arzneien ihre Berechtigung haben. Er betonte dabei ausdrücklich die Wirksamkeit hoher und höchster Potenzen, auch wenn die physikalischen Erklärungen dazu ihn nicht befriedigten.[526] Aegidis Ansicht blieb nicht unwidersprochen. Ein Dr. Schleicher verwarf in der *Neuen Zeitschrift für Homöopathische Klinik* Aegidis Erklärungsversuche zur Wirksamkeit von Hochpotenzen und deutete die von Aegidi angeführten Heilungen mit Hochpotenzen als „Naturheilung". Es gehe seiner Meinung nach lediglich darum, die Wirksamkeit höherer Potenzen „einerseits durch nüchterne Beobachtung am Kranken mit allen nöthigen Cautelen, andererseits durch das physiologische Experiment, vorzugsweise an Thieren" nachzuweisen.[527] Aufgrund dieser Kritik

---

„Als ich im März 1831 dem Ruf als Leibarzt des Prinzen Friedrich von Preußen nach Düsseldorf folgte, machte ich auf dem Wege dahin Hahnemann einen Besuch in Cöthen und verlebte dort ein Paar unvergeßliche Tage.

Hahnemann sagte mir unter Anderm: ‚Sie werden in diesem Jahre gewiß auch am Rhein viele Wechselfieberkranke in Behandlung bekommen, beobachten Sie doch, ob auch dort das hier der gegenwärtigen epidemischen Constitution angemessene Natrium muriaticum sich hilfreich dagegen erweist und schreiben Sie es mir. Den Genius epidemicus berücksichtigend, kommen wir viel schneller und mit minderer Mühe zu unserm Zweck, auch bei acuten Leiden, die in der Regel nur Efflorescenzen der drei chronischen Siechthume sind.'

Ich fand am Rhein Hahnemann's Weisung bestätigt, fast alle Wechselfieberfälle, wobei nicht Nebenbeschwerden die Anwendung anderer Arzneien als Zwischen- und Beihilfsmittel erforderlich machten, heilte Natr. mur. radical.

Es kamen inzwischen aber mehrere Fälle vor, in welchen das Fieber nach Anwendung dieser Arznei zwar sofort ausblieb, doch nur auf kurze Zeit. Es erfolgten Recidive, welche weder Natr. mur. noch andere angemessen scheinende homöopathische Mittel zu beseitigen vermochten und ich mich wider Willen gezwungen sah, Chinin in stärkeren Dosen anzuwenden. Bei einem Patienten schlugen auch diese, von Allopathen ihm früher reichlich verordneten Dosen nicht an und da er der hohen Aristokratie angehörte, die mißtrauisch die ihr fremde homöopathische Behandlung des fürstlichen Leibarztes beobachtete, und mir viel daran gelegen war, den hochgestellten Kranken zu heilen, beklagte ich mich bei Hahnemann über mein Mißgeschick und erbat mir, ihm einen ausführlichen Bericht übersendend, seinen Rath. [In den erhaltenen Resten des Briefwechsels zwischen Hahnemann und Aegidi wird dieser Gegenstand allerdings nicht behandelt.]

Hahnemann antwortete: ‚Aus ihrer exacten Krankheitsschilderung ersehe ich, daß ihr Patient schon im vorigen Jahre am Wechselfieber gelitten und seither sich niemals eines ungetrübten Wohlseins erfreut hat. Sie haben ihn daher mit einem Recidiv des vorjährigen Wechselfiebers bekommen, wogegen sich Natr. mur. nicht hilfreich erweist, wohl aber Carbo vegetabilis, welches der vorjährigen epidemischen Constitution entsprach. Ich glaube, dies wird das rechte Heilmittel sein, rathe Ihnen jedoch, zuvor – wenn Sie es nicht bereits gethan haben – dem Patienten eine Gabe hochpotenzirten Schwefels zu geben und diese 8 Tage lang wirken zu lassen.'

Hahnemann hatte Recht, Carb. veget. 30. in einer einzigen Gabe vertrieb das hartnäckige Wechselfieber, ohne Schwefel, welchen ich schon früher erfolglos gegeben hatte."

[525] Vgl. Aegidi (1863 a), S. 49-50.

[526] Vgl. Aegidi (1862 b), S. 183. So hatte Aegidi hier von Heilungen mit der 1000. Potenz bis zur 2000. Potenz Jenichens berichtet. (Stallmeister Jenichen aus Wismar stellte Arzneien bis zur 16000. Potenz her; vgl. Haehl (1922), Bd. 1, S. 357. Tischner bezweifelte übrigens, daß Jenichen diese hohen Arzneipotenzen lege artis hergestellt hat; vgl. Tischner (1939), S. 585).

[527] Vgl. Schleicher (1863), S. 8.

an seinen Ausführungen äußerte sich nun Aegidi 1863 in der *Allgemeinen Homöopathischen Zeitung* unter dem Titel „Hochpotenzen" erneut zu diesem Thema:[528]

„Herr Dr. v. Grauvogl sprach in der vorjährigen Versammlung des C.-V. homöopathischer Ärzte das Wort aus: ‚Die Wirkung der Hochpotenzen tritt von Tag zu Tag mehr hervor, da muß alle Skepsis nach und nach aufhören.'
Es ist demnach von einem Gelehrten, der es mit der Wissenschaft treu und ernst meint und dessen wissenschaftlichen Forschungen wir bereits hochwichtige Ergebnisse verdanken, wohl zu erwarten, daß er es nicht bei diesem Ausspruch allein bewenden lasse, sondern durch eigene, sorgfältige Experimente sich die Gewißheit von dem Werthe der Hochpotenzen oder deren Unbrauchbarkeit verschaffen werde.
Möchten die Männer ohne ‚Glauben' nur den guten Willen haben, mit Umsicht und Ausdauer diesen Experimenten sich zu unterziehen, so würde ‚die eiserne Logik der Thatsachen' ihr Gewicht auf ihre Skepsis übend, sich sicher zu Gunsten der Hochpotenzen aussprechen. Sie gehen aber nicht an diese ihnen völlig überflüssig scheinende Arbeit, die in jedem Falle ihr Wissen doch bereichern müßte und beharren bei ihrem Zweifel, mit dem Besitz ihres Wissens sich begnügend und nur ‚auf der Hut ihn zu säubern'.
Nach wiederholter Mahnung meines vielerfahrenen alten Freundes v. Bönninghausen entschloß ich mich, im Jahre 1853 mit den Lehrmann'schen Hochpotenzen (200) Versuche in meiner Praxis anzustellen. Ich wandte dieselben, mit genauester Berücksichtigung aller Erfordernisse, zuerst bei chronischen Kranken an und nach Erzielung sehr günstiger Erfolge begann ich auch, acute Kranke damit zu behandeln, und beobachtete selbst in den bedenklichsten und schwierigsten Fällen nicht nur eine entschiedene, sondern oftmals auch eine unerwartet schnelle Heilwirkung. Die vollste Überzeugung von dem Werthe dieser Präparate aber gewann ich durch Prüfung derselben an mir selber während meiner langen und schweren Erkrankung seit zwei Jahren, in welchen sie leisteten, was niedere Verdünnungen und Verreibungen nicht vermochten. Ein ausführlicher Bericht, den ich schon im vorigen Jahre über die Resultate meiner Behandlung mit Lehrmann'schen Hochpotenzen – die Zahl der Patienten beträgt jetzt über 4800 – herauszugeben beabsichtigte, ist leider in Folge meiner Erkrankung nicht zu Stande gekommen, soll aber später erscheinen, wenn bessere Gesundheitsverhältnisse die Ausführung einer so umfangreichen Arbeit mir gestatten sollten."[529]

Aegidi betonte, daß er nicht zu denjenigen gehöre, die sich allein auf Hochpotenzen verließen und alle übrigen Präparate für überflüssig erklärten. Gerade bei Patienten, denen es an „individueller Receptivität" für höhere Potenzen mangele, seien die niedrigen Potenzen sehr wichtig. Aegidi bekräftigte dann seine Auffassung, daß die Wirksamkeit von Hochpotenzen nichts mit Glauben zu tun habe:[530]

„Bei wissenschaftlichen Forschungen hat der Glaube nichts zu schaffen, es bedarf seiner nicht, wo das Wissen eintritt. Der am grauen Staar erblindete Jäger, welcher nach dreimonatlicher Behandlung mit Hochpotenzen mir freudig versicherte, er könne bereits auf dem Anstand den vorüberlaufenden Hasen erkennen, was ihm seit zwei Jahren nicht mehr möglich gewesen, – der eine ihm vor Augen gehaltene Schrift, die er 4 Wochen zuvor noch nicht zu entziffern vermochte, wenn auch mühsam, mir vorliest, trägt wahrlich zur Stärkung meines Glaubens nichts bei, mir wird aber das Wissen durch die Thatsache zu Theil, daß des Kranken Übel sich bessert und welche Ursache dem Heilproceß zu Grunde liegt.
Auch die Hochpotenzen gehören zur Zeit noch zu den Dingen, deren Wirkungsvermögen unsere Schulweisheit nicht ahnt. Aller Hohn und Spott aber thut der Wahrheit nicht Eintrag, die unvertilgbar ist.

---

[528] Vgl. Aegidi (1863 a), S. 49.
[529] Es ist nichts darüber bekannt, daß Aegidi diese Arbeit später tatsächlich ausgeführt hätte.
[530] Vgl. Aegidi (1863 a), S. 50.

Der geehrte Herausgeber der Zeitschrift für homöopathische Klinik beklagt sich,[531] daß die Zahl der für die Homöopathie wirkenden Kräfte in seiner unmittelbaren Nähe sich entschieden vermindert habe, ‚in einer so progressiven Weise, daß die Aussichten für die Zukunft betrübend sein könnten.‘
Woran liegt die Schuld?
Man sehe sich um in der Welt, so wird man finden, daß überall, wo die Homöopathie zahlreiche Heilerfolge aufzuweisen hat, sie auch große Triumphe feiert, die Zahl ihrer Anhänger und Gönner sich mehrt und ihr Feld sich erweitert. Man wird aber auch finden, daß homöopathische Ärzte, die in einem ausgedehnten Wirkungskreise den guten Ruf der Homöopathie durch zahlreiche Heilungen schwerer Gebrechen verbreiten, nicht zu den sogenannten Specifikern gehören, die allein nur mit den ersten drei Verdünnungen und Verreibungen operiren und ihre Patienten damit überbürden. Sapienti sat.“[532]

In der *Neuen Zeitschrift für Homöopathische Klinik* wurde auch dieser Artikel Aegidis kritisch kommentiert. Nachdem Aegidis Beitrag kurz zusammengefaßt worden war, setzte vermutlich Hirschel (1815–1874) hinzu:[533]

„Eines größeren Rufes, geehrter Herr Geheimrath, kann sich die Homöopathie nirgends erfreuen, als gerade bei uns. Das macht noch lange keine hom. Ärzte! Ein gutes Buch hat aber deren gewiß mehr geschafft, als manche Hochpotenzenpraxis, die sie gerade verscheucht.“[534]

„Ein Fall von Diabetes mellitus" (1863)[535]

In einem Artikel aus dem Jahr 1863 „Ein Fall von Diabetes mellitus" kam Aegidi bei der Schilderung einer Krankengeschichte noch einmal auf von Grauvogl zu sprechen. Der Fall war folgender:[536]

„Der Kranke, dessen Leiden ich hier schildere, ist ein ländlicher Grundbesitzer, 43 Jahre alt, verheirathet, Vater zweier gesunder Kinder. Seine Krankheit begann im April 1861 nach Erkältung in Folge Durchnässung des Körpers mit einem rheumatischen Fieber, nach welchem sich zwei Monate später die ersten Zeichen des gegenwärtigen chronischen Leidens einstellten, das sich seither progressiv verschlimmert hat. Er ist 7 Monate lang von vier allopathischen Ärzten mit vielerlei Arzneigemischen und von einem homöopathischen Arzte mit Sulph., Calc., Acidum. phos., Merc. oxyd. rubr., Phosph., Ars., Silic., Magnes. mur. etc. in niederen Potenzen und wiederholten Gaben ohne den allermindesten Heilerfolg behandelt worden.
Im Februar 1862 trat Patient in meine Behandlung [...]“

Im weiteren beschrieb Aegidi ausführlich die Symptomatik des Patienten, unter anderem Abmagerung, Müdigkeit, Blässe, große Mengen zuckerhaltigen Urins, großen Durst und Appetit und eine deprimierte Gemütsverfassung. Anamnestisch fand sich eine Gonorrhoe in seinem 19. Lebensjahr. Später sei erst ein

---

[531] Herausgeber der *Neuen Zeitschrift für Homöopathische Klinik* war Bernhard Hirschel.

[532] Wie schwankend Aegidi allerdings in seiner Einstellung zu Hoch- und Tiefpotenzen war, belegen einige Passagen aus seinen Briefen an Gisevius. An einigen Stellen sprach er über die Vorteile der Hochpotenzen (vgl. Aegidi [1911], S. 153-154), an anderen empfahl er die Anwendung von niedrigen Potenzen (vgl. Aegidi [1911], S. 83).

[533] Vgl. [Hirschel?] (1863), S. 79.

[534] Kurze Zeit darauf erschien der zweite Artikel Aegidis in diesem Jahr. Dieser Beitrag mit dem Titel „Ein Monitum" kann hier nicht ausführlicher besprochen werden. Aegidi kritisierte dort das Vorgehen eines Kollegen, der in einem an sich unkomplizierten Fall häufig die homöopathischen Arzneien gewechselt hatte. Aegidi betonte, wie wichtig es sei, die Arzneien, wie von Hahnemann empfohlen, lange genug wirken zu lassen. Vgl. Aegidi (1863 b), S. 67-68.

[535] Vgl. Aegidi (1863 c), S. 155-157.

[536] Vgl. Aegidi (1863 c), S. 155.

nässender Hautausschlag im Genitalbereich, danach eine Menge kleiner Ver-
härtungen am Skrotum aufgetreten. Durch eine heftige Erkältung habe er sich
2 Jahre später einen „Rheumatismus" zugezogen, der eine Schwäche des Beines
zurückgelassen habe. Aegidi erläuterte dann seine Auffasssung dieses Krankheitsfalles:[537]

„Nach Ermittelung aller dieser Umstände blieb dann wohl kein Zweifel übrig, daß Patient in
hohem Grade der Tripperseuche verfallen sei und mit ihr wohl auch die Zuckerharnruhr in
ursächlichem Connex stehe. Aus diesen Gründen und weil Patient der hydrogenoiden
Körperconstitution theilhaft, nahm ich keinen Anstand, ihm das hier auch nach Symptomen-
ähnlichkeit indicirte Glaubersalz und die Thuja zu verordnen.[538] Durch die mündlich und schriftlich mir wiederholt zu Theil gewordenen Mahnungen meines Freundes Dr. Wolf,[539] die Thuja stets
nur in einer Gabe zu verabreichen und nicht zu wiederholen, scheu gemacht, gab ich auch diesem
Kranken ein für alle Mal ein paar Streukügelchen Thuja 30 und ließ ihn acht Tage nachher die
dritte Centesimalpotenz des Natri sulphurici anwenden, von der er täglich vier Mal 5 Tropfen,
jedes Mal mit einer Obertasse heißen Wassers nehmen sollte.[540]
Ich enthalte mich der ganz überflüssigen Schilderung des Krankheitsverlaufs mit seinem
Wechsel von Befindensäußerungen und bemerke nur, daß der Erfolg dieser Behandlung ein
überraschend günstiger war. Nachdem Patient vier Monate lang ununterbrochen das Glaubersalz
in obiger Weise angewandt hatte, war er von seiner anscheinend hoffnungslosen und gefährlichen
Krankheit vollständig genesen. Es ist darüber mehr als ein Jahr vergangen, der damals auf-
gegebene Mann ist nicht wieder kenntlich, er fühlt sich stark, gesund und arbeitsfähig, er ist
heitern Gemüths, seine Muskulatur ist gekräftigt, er hat an Körperumfang zugenommen, sein
Antlitz drückt Wohlbehagen aus und selbst das lahme Bein incommodirt ihn weniger.
Der geneigte Leser dieser Krankengeschichte wird, wie ich erwarte, mir nicht zumuthen, daß
ich die Thuja und insbesondere das Glaubersalz als ein specifisches Heilmittel überhaupt gegen
Diabetes mellitus empfehle. Keineswegs! Ein jeder einzelne Fall ist ein eigenthümlicher, charak-
teristischer und bedarf seiner Eigenmittel. Dies bestätigte sich mir in Bezug auf diesen Fall
schon in demselben Jahre, wo ein zweiter, an Zuckerharnruhr leidender und von den Allopathen auf-
gegebener Kranke in meine Behandlung kam. Weder Thuja noch Glaubersalz leisteten hier das
Allermindeste. Nach vielen vergeblichen Heilversuchen stellte ich jedoch auch diesen Patienten
vollständig wieder her und zwar durch ein überraschend wirkendes Mittel, das ich indeß nicht
eher bekannt machen darf, bis weitere Versuche mit Anwendung desselben mir eine größere
Gewißheit über dessen Wirkunsvermögen verschafft haben werden."[541]

Aegidi schloß seinen Beitrag mit dem Bekenntnis, daß er viele seiner Patienten
schneller und sicherer behandle, seitdem er von Grauvogls Konstitutionslehre
in seiner Praxis berücksichtige.

Diesem Artikel folgten noch einige andere, die sich ebenfalls mit von
Grauvogls Lehre beschäftigten.[542] In dem ersten bezweifelte Aegidi, daß die
„Tripperseuche" überhaupt vollständig heilbar sei, jedenfalls nicht alleine

---

[537] Vgl. ebenfalls Aegidi (1863 c), S. 156.

[538] Die „Feigwarzen-Krankheit" (Sykosis) ist eines der drei Miasmen in Hahnemanns Miasmenlehre; das Haupt-Antisykotikum Hahnemanns war Thuja. Vgl. Hahnemann (1835), Bd. 1,
S. 103ff. Das Glaubersalz war das Hauptmittel für die hydrogenoide Konstitution nach
von Grauvogl, vgl. Aegidi (1864 a), S. 49-50.

[539] Ob hiermit der Dresdner Arzt Paul Wolf (1795–1857) gemeint ist, ist unklar. Vgl. Tischner
(1939), S. 806.

[540] In einer Fußnote erläuterte Aegidi, daß er beobachtet habe, daß das Glaubersalz, mit heißem
Wasser eingenommen, vorzüglich wirke, wie auch bei den Karlsbader Thermen der Tem-
peraturgrad die Wirkung derselben wesentlich beeinflusse.

[541] Der erstgenannte Fall wurde auch an anderer Stelle erwähnt; vgl. Redaktion der Neuen Zeitschrift für Homöopathische Klinik (1864), S. 16.

[542] Vgl. Aegidi (1863 d), (1864 a), (1864 c).

durch Behandlung mit der Thuja occidentalis.[543] Später erarbeitete er eine Zusammenfassung der Konstitutionstypen von Grauvogls,[544] die er mit Rademachers (1772–1850) Universalmittellehre[545] und Hahnemanns Miasmenlehre verglich.[546] In einigen Punkten ergänzte er die Konstitutionstypenlehre auch.[547]

Zusammenfassend läßt sich sagen, daß Aegidi die von Grauvoglsche Konstitutionstypenlehre vor allem als eine Vereinfachung bei der Auswahl des passenden homöopathischen Arzneimittels schätzte.

---

[543] Vgl. Aegidi (1863 d), S. 193-195. Hier äußerte Aegidi die Vermutung, wie übrigens auch von Bönninghausen (vgl. Bönninghausen [1863], S. 129-131) daß es eine homöopathische Arznei geben müsse, die der Sykose besser entspreche als Thuja. Aegidi wies darauf hin, daß Grauvogl gefordert habe, durch weitere Experimente mit Glaubersalz festzustellen, ob dieses in der Lage sei, die „Tripperseuche" endgültig zu beseitigen.

[544] Vgl. Aegidi (1864 a), S. 49-50.

[545] Johann Gottfried Rademacher veröffentlichte 1843 ein Buch mit dem Titel: *Rechtfertigung der von den Gelehrten mißkanten, verstandesgerechten Erfahrungsheillehre der alten scheidekünstigen Geheimärzte und treue Mitteilung des Ergebnisses einer 25jährigen Erprobung dieser Lehre am Krankenbette.* Dies Buch erreichte innerhalb von 10 Jahren 4 Auflagen. Rademachers Lehre ging davon aus, daß Krankheit ein „besonderes Ergriffensein des Lebens" darstelle, dessen Wesen dem Verstande nicht zugänglich sei. Die übliche Suche nach ihrer Ursache sei meist unnütz, auch wie sich Heilung vollziehe, könne der Arzt nicht wirklich verstehen. Rademacher beschränkte sich darauf, neben seinen Universalmitteln: Salpeter, Kupfer und Eisen Organmittel zu verordnen, die entsprechend der jeweiligen Organbeteiligungen in dem einzelnen Fall ausgewählt wurden. Rademacher soll Hahnemanns Schriften gekannt haben und eventuell von ihm beeinflußt worden sein. Zu den Homöopathen, die sich wiederum gegenüber Rademachers Gedanken öffneten, gehörte neben Rapp (1818–1886) und Schlegel (1852–1934) auch von Grauvogl. Vgl. Tischner (1939), S. 552-557.

[546] Der 1. Typus, der hydrogenoide Krankheitscharakter, zeichne sich durch überflüssigen Wassergehalt aus. Hierzu zählten die Anomalien meist sykotischer Abstammung und solche, die dem kubischen Salpeter von Rademachers Universalmitteln entsprächen. Das Hauptmittel von Grauvogls für diese Konstitution sei das Glaubersalz. Aegidi zitierte aber eine ganze Reihe weiterer Mittel für diesen Krankheitscharakter.
Der carbono-nitrogene Krankheitscharakter sei bestimmt durch gehinderte Aufnahme und Mangel von Ozon und Sauerstoff sowie durch überwiegende Bildung kohlenstoff- und stickstoffhaltiger Substanzen des Organismus. Aegidi gab an, daß hierzu Hahnemanns Psora und Rademachers Kupferkrankheiten gehörten. Neben einer ganzen Anzahl anderer Substanzen sei vor allem Ozon der entsprechende Arzneistoff.
Der dritte Krankheitscharakter, der oxygenoide, sei gekennzeichnet durch die Folgen zu heftigen Einflusses des Sauerstoffs. Er entspreche dem Rademacherschen Universalmittel Eisen. Als Heilmittel kämen vor allem solche „aus der Kohlenreihe" und diejenigen in Betracht, die den Sauerstoffeinfluß verhinderten oder regulirten.
Aegidi ergänzte diese Zusammenfassung mit Listen und einer Rangordnung von homöopathischen Mitteln, die seiner eigenen Erfahrung nach den drei Konstitutionstypen zugeordnet werden könnten. Er schloß seine Ausführungen mit einer Klarstellung: „Daß übrigens bei der Mittelwahl jederzeit im concreten Falle das Ähnlichkeitsgesetz genau beachtet und die reine Arzneimittellehre zu Rathe gezogen werde, versteht sich von selbst. Es werden dann bisweilen wohl auch noch andere Heilmittel sich empfehlen, namentlich von den in neuerer Zeit geprüften."
Vgl. ebenfalls Aegidi (1864 a), S. 49-50.

[547] Vgl. Aegidi (1864 a), S. 49-50 und Aegidi (1864 c), S. 125-126.

„Zuschrift des Geh.-R. Dr. Aegidi in Freienwalde a/O., betreffend ein wichtiges altes, von den Homöopathen seither vernachlässigtes Heilmittel" (1864)[548]

Aegidi hatte 1864 in einem Artikel über eine homöopathische Arznei berichtet – allerdings ohne sie zu benennen –, deren Wirkungsbereich er für sehr umfassend hielt.[549] Kurze Zeit später veröffentlichte er in der *Allgemeinen Homöopathischen Zeitung* einen Beitrag, der sich mit diesem Arzneimittel befaßte. Gemeint war, wie nun deutlich wurde, Kampfer. Aegidi schrieb dort:[550]

„[...] Da jedoch meine fortdauernd sehr leidende Gesundheit mich wohl noch lange hindern dürfte, das reichlich gesammelte Material zu ordnen, so liegt mir doch daran, die Aufmerksamkeit und Thätigkeit recht vieler meiner Collegen diesem wichtigen Heilstoffe zuzuwenden, welcher seither seinem wahren Werthe nach noch nicht gehörig beachtet und gewürdigt worden ist.

So stehe ich denn nicht weiter an, den vernachlässigten alten Bekannten zu nennen, nachdem ich zuvor erklärt, daß mich zu einer ausgedehnten practischen Benutzung die Erörterung der Frage leitete:

Was ist ein homöopathisches Antidot?

Das antidotarische Verhältnis der homöopathischen Arzneien zu einander beruht auf dem Gesetz der Ähnlichkeit. Ein Arzneistoff, dessen physiologische Prüfung seiner pathogenetischen Kräfte eine Reihe von Wechselwirkungen ergeben, welche denen eines anderen, ebenso geprüften Arzneistoffs in Ähnlichkeit dermaßen entsprechen, daß sie vermögend sind, die Wirkungen des letztern wesentlich zu modificiren, zu beschränken, oder wohl ganz aufzuheben, steht in antidotarischem Verhältnis zu ihm. Ist nun ein Arzneistoff mächtig genug, nicht nur gegen einen einzigen andern in dieser Weise (antidotarisch) einzuwirken, sondern gegen mehrere verschiedene, so vermag er solches nur, indem er, seinem Wirkungsvermögen nach, auch diesen mehreren verschiedenen in möglichster Ähnlichkeit entspricht und ein Wirkungsgebiet beherrscht, gleich groß dem der anderen zusammen. Giebt es nun einen Arzneistoff unter den seither geprüften, der für mehr als Zweidrittel aller unserer Arzneimittel als das erste und vorzüglichste Antidot sich bewährt, so ist dies offenbar nur dadurch möglich, daß er allen diesen an Wirkungsumfang gleich ist, oder gar sie bei Weitem übertrifft und den Rang eines wahrhaften Polychrests einnimmt."[551]

Aegidi hob die große Heilkraft des Kampfers hervor und fuhr dann fort:[552]

„Wenn man das bedeutende Material in Betracht zieht, welches die medicinische Litteratur über diesen Arzneistoff von den ältesten Zeiten her bietet; wenn man die ausgebreitete Anwendung dieser von der asklepiadischen Medicin als sacra anchora hochgefeierten Substanz von Seiten der Allopathen und Laien, die sie als Scherwenzel täglich mißbrauchen, wahrnimmt; wenn man endlich die obschon noch dürftigen physiologischen Prüfungen Hahnemann's und seiner Nachfolger mustert und schon aus diesen Fragmenten die Überzeugung gewinnt, daß der Kampher, außer dem palliativen Nutzen, den er beim Beginn der Cholera leistet und seiner antidotarischen Eigenschaft, pathogenetische Kräfte besitzt, die in mannichfachen acuten und chronischen Krankheiten sich verwenden lassen, so ist es unbegreiflich, wie die Homöopathie seiher fast keinen Gebrauch von ihm gemacht hat."

Dies erwägend, entschloß ich mich, nächst der genauern Bekanntschaft mit gesammter, den Kampher betreffenden Litteratur, mit ihm Heilversuche anzustellen. Die Resultate, die ich seither bei den verschiedenartigen Krankheiten, acuten und chronischen, durch seine Anwendung in niederen und höheren Potenzen gewonnen, sind überaus reichhaltig und täglich noch mache ich neue Entdeckungen seiner mächtigen Wirkungsphäre. Man kann mit ihm mehr ausrichten, als mit

---

[548] Vgl. Aegidi (1864 d), S. 111-112.

[549] Vgl. Aegidi (1864 c), S. 125-126.

[550] Vgl. Aegidi (1864 d), S. 111.

[551] Unter „Polychresten" versteht man in der Homöopathie „vielnützige Mittel mit großem Wirkungskreis, z. B. Sulfur"; vgl. Köhler (1988), Bd. 1, S. 105.

[552] Vgl. Aegidi (1864 d), S. 111-112.

allen unseren Polychresten und nur sein entschiedener Feind, die Salpetersäure, rein und mit ihren Basen, verdient neben ihm einen Rang. Zu den letzteren gehören: Argentum nitricum, Kali nitricum, Natr. nitr., Acidum nitricohydrochlorat., Hydrarg. oxydulat. nitricum, Spiritus nitri dulcis (von Hahnemann hochgeschätzt) etc.

Der Hochpotenzen des Kamphers bedarf man aber, schon um damit gegen die durch seinen allopathischen Mißbrauch entstandenen, tief eingewurzelten, chronischen Beschwerden antidotarisch einzuwirken; denn es giebt wenig chronische Kranke, die nicht durch lange fortgesetzte äußerliche Anwendung verschiedener Kampherpräparate ihr Nervensystem afficirt und wohl gar gelähmt haben."

Diese Empfehlung Aegidis fand nicht die Resonanz, die er sich gewünscht hatte. Heute spielt der Kampfer innerhalb des homöopathischen Arzneimittelschatzes eine eher bescheidene Rolle. Weiterhin gilt er aber als ein wichtiges Antidot für andere homöopathische Arzneien.

„Eine Confession" (1866)[553]

In diesem Artikel Aegidis aus dem Jahre 1866, der ebenfalls in der *Allgemeinen Homöopathischen Zeitung* erschien, befaßte er sich mit einem Thema, das zwar in der täglichen Praxis vieler Homöopathen eine Rolle spielte, aber nur selten offen besprochen wurde. Unter dem Titel „Eine Confession" äußerte Aegidi seine Ansicht zur Anwendung von Placebogaben in der homöopathischen Therapie. Er berichtete dazu:[554]

„Als ich einmal mit einem [ehemaligen Patienten] an einem dritten Ort zusammentraf und ihn wohlgemuth und rüstig fand, fragte ich ihn, wie es ihm gehe und was er nach meiner Behandlung unternommen habe.

Er erwiderte, es gehe ihm Gottlob vortrefflich, er fühle sich ganz gesund. Da alle Heilversuche seinen Zustand nur verschlimmerten, habe er, nach der auch von mir fruchtlos unternommenen Kur, aller Arzneien sich erhalten, gegessen und getrunken, was ihm schmecke, geduldig gelitten und seine gute Natur allein walten lassen. Diese habe denn mit der Zeit auch das hartnäckige Leiden überwunden.

Ich wünschte dem Mann dazu Glück.

Es kam mir doch aber sonderbar vor, daß diese ‚gute Natur', die nach früheren allopathischen Kuren stets vergeblich in Anspruch genommen, erst nach der homöopathischen Behandlung auf den klugen Einfall gekommen war, sich selbst zu helfen!

Das kannst Du, dachte ich, künftig zu eigenem Vortheil ausbeuten!"

Aegidi schloß folgendes daraus:[555]

„Wenn es nun mit meinen chronischen Kranken durchaus nicht vorwärts gehen wollte und die indicirten Arzneien stets Verschlimmerung bewirkten, stellte ich den Gebrauch derselben ein und ließ sie ‚Ambrosia' nehmen. Und siehe da! Nach einiger Zeit ward es besser und immer besser und meine Patienten versicherten mir, nun habe ich endlich das rechte Mittel getroffen. Bei vielen bedurfte es keiner weitern Arznei zu ihrer Wiederherstellung.

Da ist es nun offenbar, rufen höhnisch unsere Gegner, daß an dem ‚homöopathischen Plunder' nichts daran ist und alle Heilungen auf diesem Wege nur durch die Naturheilkraft zu Stande kommen. Warum gewinnt aber diese hochgepriesene Naturheilkraft immer erst nach vorheriger Anwendung geeigneter homöopathischer Arzneien die Fähigkeit, die pathologischen Zustände zu beseitigen – niemals ohne den homöopathischen Plunder? Das müßte den Herren Gegnern doch ein Bedenken erregen und sie zum Nachdenken anspornen!"

---

[553] Vgl. Aegidi (1866 b), S. 64.
[554] Ebd.
[555] Vgl. Aegidi (1866 b), S. 64.

Um Fehlinterpretationen zu vermeiden, führte Aegidi dann noch abschließend aus:[556]

„Um nun aber einerseits den Vorwurf des Charlatanismus, der solche Scheinpulverpractik treffen könnte, von vornherein abzuweisen; andrerseits die pedantische Besorgnis derer nicht aufkommen zu lassen, welche fürchten, ein Blick der Profanen in die homöopathische Esoterik könne die Kundschaft schmälern, mache ich darauf aufmerksam, daß nur nach vorheriger Anwendung der dem concreten Fall angemessenen homöopathischen Arzneien ein derartiges exspectatives Verfahren ein rationelles, zur Erreichung des Zwecks nothwendiges ist und die erforderliche Ausdauer des Kranken ermöglicht; da nicht ein Jeder wie jener, seiner guten Natur vertrauen, sondern durch allerlei Quacksalbereien sich um den Heilerfolg bringen würde."

Aegidi setzte somit bei der Behandlung seiner Patienten Placebogaben nur ein, um die seiner Meinung nach eigentlich wirksamen homöopathischen Arzneien ungestört auswirken zu lassen. Dieses Vorgehen ist auch heute noch bei vielen Homöopathen gängige Praxis, ohne daß dies auf Aegidis Ausführungen zurückzuführen wäre.

„Zur breslauer Petition" (1869)[557]

Im Jahr 1869 erschienen drei Beiträge Aegidis.[558] Zwei davon betrafen gesundheitspolitische Gebiete.[559] Nur der erste dieser beiden Texte Aegidis soll hier ausführlicher dargestellt werden. Es handelt sich um eine Stellungnahme zur „breslauer Petition". In ihr hatte eine Reihe von homöopathischen Ärzten in Breslau gefordert, eine Änderung der „Befugnis der approbirten Medicinalpersonen zum Selbstdispensiren" vom 20.6.1843 bei der Regierung zu beantragen. Anstelle der Prüfung von Kenntnissen in Botanik, Chemie und Pharmakologie sollte eine eigenständige homöopathische Prüfung treten. Durch sie sollte homöopathisches Fachwissen überprüft werden.[560] Diese Petition war

---

[556] Ebd.

[557] Vgl. Aegidi (1869 a), S. 7.

[558] Vgl. Aegidi (1869 a), Aegidi (1869 c) und Aegidi (1869 d).

[559] In dem dritten Beitrag unter dem Titel „Kaolin" ging es Aegidi lediglich um eine Richtigstellung (vgl. Aegidi [1869 c], S. 128): „Vor Kurzem war in diesen Blättern des Kaolin als eines neuentdeckten Heilmittels erwähnt worden und in No. 14 dieses Bandes rühmt es Herr Dr. Landesmann gegen Croup (vgl. Landesmann [1869], S. 105-106). Ich bin im Stande, die erste Behauptung zu widerlegen und dem Lobe des Letztern zuzustimmen. Vor vielen Jahren schon war ich der Erste, welcher in einem gedruckten Aufsatz – ob in Stapf's Archiv, ob in der Hygea, oder in der Allg. Hom. Zeitung? ist mir nicht mehr erinnerlich – auf die Porcellanerde (Kaolin) in 6. bis 30. Potenz als ein ausgezeichnetes Heilmittel gegen Croup aufmerksam machte. Man hat bis jetzt davon keine Notiz genommen und es lag mir nicht daran, das treffliche Mittel ferner öffentlich anzupreisen. Nun ist es mir aber lieb, meine gemachten Erfahrungen durch Herrn Dr. Landesmann bestätigt zu finden. Es ist mir seither oftmals Gelegenheit geworden, den Werth des potenzirten Kaolin nicht nur in rebellischem Croup, sondern auch in verschiedenen anderen Krankheitsformen, worüber ich mir eine Mittheilung vorbehalte, schätzen zu lernen. Nur aus oben erwähntem Aufsatz kann mein alter Freund Jahr die in seinem Repertorium kurz angeführte Notiz über Kaolin entnommen haben, da in der gesammten homöopathischen Litteratur sonst nichts darüber vorhanden ist."
Ein entsprechender Artikel Aegidis oder eine entsprechende Notiz in einer der angeführten oder sonstigen homöopathischen Periodica konnte übrigens nicht gefunden werden.

[560] Vgl. Lobethal (1868), S. 142-144.

von vielen anderen homöopathischen Ärzten abgelehnt worden, wie einer Reihe von Stellungnahmen zu diesem Thema in der *Allgemeinen Homöopathischen Zeitung* zu entnehmen ist.[561] Aegidi äußerte sich in der *Allgemeinen Homöopathischen Zeitung* wie folgt zu diesem Thema:[562]

„Hätte Hahnemann seinen atomistischen, aus Mineralien, Pflanzen und Animalien hergestellten Heilstoffen einen eigen erfundenen, etwa der beliebten Mode gemäß, aus der griechischen Sprache abgeleiteten Namen gegeben, so wäre es Niemand eingefallen, dagegen Opposition zu erheben. Unglücklicherweise nannte er sie ‚Arzneien‘ und flugs streckten Medicinalpolizei und Apotheker ihre Hand danach aus, sie als ihr Monopol mit Beschlag zu belegen. Diese eigenthümlichen Präparate sind aber durchaus nicht Arzneien im chemisch-pharmaceutischem Sinne, und daher ebensowenig wie die ärztliche Anwendung der Elektricität, des Magnetismus, des Ozon und Jodosmon usw. der Controle der Apotheker zu unterstellen.

Wenn es gelingt, diesen Widerspruch zur Einsicht und zum klaren Verständnis der betreffenden Staatsbehörde zu bringen, so wird sie sich bewogen finden, das Dispensirexamen fallen zu lassen und die Verabreichung homöopathischer Potenzen allen die Staatsprüfungen bestandenen Ärzten unbeschränkt zu gestatten, welche davon, ausschließlich oder ausnahmsweise, bei ihren Patienten Gebrauch machen wollen.

Dies ist der Grund, warum ich mich der Petition der breslauer Herren Collegen nicht anschließen kann, und hierzu kann mich auch nicht der von San.-R. Stens angeführte Grund für Beibehaltung des Dispensirexamens stimmen, daß sich nämlich der Staat die Gewißheit verschaffen müsse, daß die homöop. Ärzte die Urstoffe in der That kennen, denn ich meine, daß ein jeder Arzt davon wohl schon im Rigorosum Zeugnis abgelegt;[563] und wenn dagegen etwa eingewendet werden sollte, daß die Homöopathie es noch mit anderen Arzneien zu thun habe, die in der Staatsprüfung unerwähnt bleiben, wie z. B. Lachesis, Apis, Murex etc., so kann ich, der ich vor Bicking Mitglied der betreffenden Examinationscommision war,[564] versichern, daß die beiden allopathischen Examinatoren nie davon Erwähnung gethan, weil sie diese Stoffe vielleicht selbst nicht kannten und das Reglement sie auch nicht erwähnt. – Also auch aus diesem Grunde gegenüber bleibt mein Ceterum censeo: Aufhebung des ungehörigen homöopathischen Dispensirexamens.“

Der zweite Beitrag gesundheitspolitischen Inhalts aus dem Jahr 1869 sei nur noch kurz erwähnt.[565] In ihm verwahrte sich Aegidi gegen die Diskriminierung der Homöopathie anläßlich einer Warnung der Potsdamer Regierung, sich bei der Diphtherie nicht homöopathisch behandeln zu lassen. Er formulierte deswegen eine Beschwerdeschrift an den Kultusminister, die er von allen homöopathischen Ärzten des Regierungsbezirkes Potsdam-Berlin unterschreiben ließ. Ob diese Beschwerde tatsächlich Erfolg hatte und die Warnung zurückgenommen wurde, ist nicht bekannt. Diese Stellungnahme zeigt jedenfalls, daß sich Aegidi auch im Alter noch für die Anerkennung und Gleichstellung der Homöopathie mit der Allopathie einsetzte, wie er es auch schon zwei Jahrzehnte zuvor in Berlin getan hatte.[566]

---

[561] Vgl. z.B. Traeger (1869), S. 6-7.

[562] Vgl. Aegidi (1869 a), S. 7.

[563] Aegidi bezieht sich hier auf einen Artikel von Stens (1810–1878) in der *Allgemeinen Homöopathischen Zeitung*. Vgl. Stens (1868), S. 158-159.

[564] Vgl. Redaktion der Allgemeinen Homöopathischen Zeitung (1850), S. 336; der dortigen Notiz zufolge sind allerdings Bicking und Aegidi gleichzeitig zu Mitgliedern der Prüfungskommission ernannt worden.

[565] Vgl. Aegidi (1869 d), S. 191-192.

[566] Vgl. hierzu Aegidi (1849 a), S.163-172.

Diesen Artikeln Aegidis aus dem Jahr 1869 folgte erst im Jahr 1873 unter dem Titel „Variolin" ein weiterer, kurzgehaltener Beitrag, der zugleich Aegidis letzte Veröffentlichung darstellt.[567] Variolin ist die Pockennosode, die aus dem Inhalt einer Pockenblase gewonnen wird.[568] Aegidi riet anläßlich einer Blatternepidemie, diese Arznei prophylaktisch gegen die Pocken einzunehmen. Streng genommen handelt es sich bei diesem Vorschlag um Isopathie. Aegidi schien dies aber keineswegs zu stören und somit ist dieser Beitrag ein letzter Beleg für Aegidis undogmatische Handhabung der Homöopathie.

---

[567] Vgl. Aegidi (1873), S. 78-79.
[568] Vgl. Clarke (1921), Volume 3, S. 1503.

3   Schlußzusammenfassung

Karl Julius Aegidis Vater war Jurist, sein Großvater evangelischer Pfarrer. Er selbst entschied sich für das Medizinstudium, das er in Berlin absolvierte. Schon in seinen ersten Jahren als Distriktarzt in Johannisburg – diese Tätigkeit übte er seit 1819 aus – interessierte er sich für die Lehre Hahnemanns, wagte auch schon erste Behandlungsversuche mit der Homöopathie. Anhänger der Homöopathie wurde er aber erst nach Heilung seiner eigenen schweren Gelenkerkrankung unklarer Genese im Jahr 1823 durch Hahnemann. Anfangs behandelte er seine Patienten sowohl homöopathisch als auch allopathisch, was sich in seinen ersten Veröffentlichungen Ende der zwanziger Jahre nachweisen läßt. Er folgte Hahnemann in dieser Zeit bei neuen Entwicklungen in der homöopathischen Lehre, die viele andere homöopathische Ärzte von Hahnemann entfremdeten. Genannt sei hier vor allem das 1828 von Hahnemann veröffentliche Heilungskonzept der „chronischen Krankheiten". Hierbei formulierte Hahnemann seine Ansicht, daß alle chronischen Krankheiten auf drei Grundformen, die Syphilis, Sykosis und die Psora, zurückzuführen seien, wobei der Großteil der Krankheiten psorischen Ursprungs sei. Nach eigenen Angaben setzte Aegidi schon vor 1831 Antipsorika ein. Auch bei anderen problematischen Neuerungen in Hahnemanns Lehre paßte er sich seinem Förderer an. Hahnemanns Vorgabe, die 30. Centesimalpotenz als Normaldosis zu verwenden (1829), vollzog er ebenso nach wie – anfangs der dreißiger Jahre – Hahnemanns Anweisung, seine Patienten zur Verabfolgung der homöopathischen Arznei nur noch an einem einzigen mohnsamengroßen Streukügelchen des Heilmittels riechen zu lassen. Einschränkend ist dabei zu bemerken, daß Aegidi Hahnemanns Vorschriften zu einer Zeit streng folgte, in der er in hohem Maße von ihm abhängig war und in der er angesichts Hahnemanns Dogmatismus fürchten mußte, seine durch Hahnemann vermittelte Leibarztstelle bei der Prinzessin Luise von Preußen zu verlieren. Diese Stelle trat er 1831 an. Die wenig erfolgreiche Behandlung der Prinzessin empfand Aegidi, obwohl sie größtenteils unter der Leitung Hahnemanns stand, als persönliches Versagen. Er versuchte wohl, diese Scharte auszuwetzen, indem er Hahnemann 1832 die Gründung eines ersten homöopathischen Krankenhauses in Düsselthal meldete. In dem „Gräflich von der Reckeschen Institute verwahrloseter Kinder" wurde zwar überwiegend homöopathisch behandelt, es war allerdings sicher kein homöopathisches Krankenhaus. In der ersten Zeit seiner Leibarzttätigkeit wirkte Aegidi trotz der Bedeutung seines Amtes kleinmütig und ohne großes Selbstvertrauen. Später bezog er dann Positionen, die im Gegensatz zu Hahnemanns Auffassungen standen. Erwähnt seien hier Aegidis ausgleichende Haltung gegenüber den „Leipziger Halbhomöopathen" und seine Gedanken zur Anwendung von „Doppelmitteln". Vorerst vermied Aegidi jedoch den Bruch mit Hahnemann. Dieser trat aber ein, als Aegidi Ende 1834 oder Anfang 1835 – wann genau ist nicht belegt – Kritik an Hahnemann übte, der ihn in Aegidis Augen nicht ausreichend zur Zeit seiner Entlassung aus der Privatarztstelle bei der Prinzessin Luise unterstützt hatte. Der persönliche Kontakt zwischen den beiden Ärzten brach bald darauf ganz ab.

Aegidis 1834 veröffentlichtes „Doppelmittel"-Konzept, Patienten in besonders hartnäckigen Fällen entgegen der sonst üblichen Praxis zwei homöopathische Arzneien gleichzeitig zu verabreichen, hatte überwiegend kritische Aufnahme bei den homöopathischen Ärzten gefunden. Aegidi zog sich daraufhin für einige Jahre weitgehend von der schriftstellerischen Tätigkeit zurück. In seiner Berliner Zeit trat Aegidi vor allem als aktiver Standesvertreter der homöopathischen Ärzteschaft in Erscheinung. Er engagierte sich für die Professionalisierung seines Berufsstandes, besonders in bezug auf die Beibehaltung des Selbstdispensierrechts. Die beiden letzten Jahrzehnte seines Lebens verbrachte er, auch aus gesundheitlichen Gründen, in Bad Freienwalde, wo er bis ins hohe Alter als Arzt praktizierte. Bis zu seinem Tod 1874 wurde sein Befinden zunehmend durch die Folgen einer chronischen Nierenerkrankung beeinträchtigt. Diese Krankheit hinderte ihn aber nicht daran, auch in seiner Bad Freienwalder Zeit eine ganze Reihe von Aufsätzen in homöopathischen Zeitschriften zu veröffentlichen.

Aegidis Werk besteht fast ausschließlich aus Artikeln und Aufsätzen in homöopathischen Periodika. In ihnen setzte er sich mit einer großen Zahl verschiedener homöopathischer Themen auseinander, wie beispielsweise der Gabenwiederholung und der Potenzhöhe homöopathischer Arzneien. Charakteristisch ist hierbei Aegidis Bemühen, die homöopathische „Technik" aufgrund eigener Erfahrungen zu verbessern. Häufig verdeutlichen seine Beiträge zwei Pole in seiner Einstellung zur Homöopathie. Er war einerseits sicherlich ein begeisterter Homöopath, nahm aber auch die Unzulänglichkeiten der neuen Heillehre wahr und stellte diese zur Diskussion. Aegidi vermied extreme Positionen und suchte auszugleichen. So wandte er sich gegen die „Albernheit" der „reinen" Homöopathie, kritisierte aber auch Positionen von homöopathischen Ärzten, die sich seiner Meinung nach zu weit von Hahnemann entfernt hatten. Viele seiner Aufsätze ermöglichen einen Einblick in seine praktische Tätigkeit. Auch hier bewahrte er sich eine gewisse Eigenständigkeit. Er war spätestens seit der Düsseldorfer Zeit kein „reiner" Hahnemannianer und bediente sich in der Therapie Methoden, die Hahnemann vehement abgelehnt hatte oder hätte. So behandelte er zuweilen mit äußerer Applikation von Arzneien, sogar von Kampferöl. In seiner Bad Freienwalder Zeit zog er in theoretischer Hinsicht die Konstitutionslehre Grauvogls der Miasmenlehre Hahnemanns vor.

Zusammenfassend läßt sich sagen, daß Karl Julius Aegidi in der ersten Phase seines homöopathischen Schaffens wohl deutlich abhängig von Hahnemann war, er sich aber in der Folge von dogmatischen Strömungen innerhalb der Homöopathie löste und eigene Kontur gewann. Seine Positionen, erwähnt seien hier sein „Doppelmittel"-Konzept und sein Vorschlag, homöopathische Arzneien in Wasser aufzulösen, die beide zwar nicht von ihm stammten, aber von ihm ins öffentliche Bewußtsein der Homöopathen gebracht wurden, hatten aber nicht die Strahlkraft und Bedeutung, daß nachfolgende Generationen von Homöopathen von ihnen wesentlich beeinflußt worden wären.

4 Textanhang:
Edition von Briefen Aegidis

Die vorliegenden 14 Briefe Aegidis an Hahnemann und der Brief Aegidis an die Prinzessin Luise von Preußen entstanden im Zeitraum vom 14.2.1831 bis zum 31.10.1834. Die erhaltenen Briefe Aegidis an Hahnemann stellen nur einen Teil des von Aegidi an Hahnemann Geschriebenen dar. In Hahnemanns Briefen an Aegidi werden einige Schreiben erwähnt, die nicht mehr auffindbar waren. Die hier edierten Briefe stammen aus dem Archiv des Institutes für Geschichte der Medizin der Robert Bosch Stiftung in Stuttgart (IGM, Stuttgart). Sie wurden bislang lediglich auszugsweise in Richard Haehls *Samuel Hahnemann. Sein Leben und Schaffen*[1] zitiert.

Die Originale in der zierlichen Handschrift Aegidis enthalten häufiger handschriftliche Vermerke Hahnemanns, die, soweit entzifferbar, in die Transkription übernommen wurden.

Bei der Transkription wurden folgende Regeln beachtet:[2]

1. Der Buchstabenbestand der Textvorlage wird grundsätzlich unverändert wiedergegeben; dies gilt auch für den Fall des Auftretens extremer Varianten bei der Schreibung des gleichen Wortes sowie Eigennamen.[3]

2. Die Orthographie wird unverändert beibehalten. Nur bei offenkundigen Schreibfehlern, die mißverständlich sein können, werden fehlende, überflüssige oder falsche Buchstaben beziehungsweise Satzzeichen ergänzt, gestrichen oder ersetzt.

3. Die Interpunktion wird nicht unbedingt nach heutigen grammatikalischen Gesichtspunkten vereinheitlicht, sondern vorsichtig modernisiert; Einfügungen sind mit eckigen Klammern [ ] gekennzeichnet.

4. Graphische Zeichen des Schreibers werden, wenn nicht anders angegeben, beibehalten.
   Mißverständliche Fälle werden jeweils in einer Anmerkung geklärt. <u>Unterstreichungen</u> werden dem Original gleich wiedergegeben. Ein einfaches überstrichenes m oder n wird ohne besondere Kennzeichnung als doppeltes mm oder nn transkribiert. Der doppelte Bindestrich wird durch den einfachen ersetzt.

---

[1] Vgl. Haehl (1922), Bd. 1 und 2.

[2] Die Punkte 1-12 entsprechen einem Entwurf für Transkriptionsrichtlinien des IGM Stuttgart aus dem Jahre 1989. Die weiteren Punkte kennzeichnen darüber hinausgehende Regeln.

[3] In diesem Zusammenhang soll das in Aegidis Briefen häufig verwendete Kürzel „pp" erwähnt werden. Hierbei handelt es sich wahrscheinlich um „perge, perge", eine Ligatur für „usw." Diese Information verdanke ich einem freundlichen Hinweis von Arnold Michalowski, Stuttgart. Eine weitere mögliche Interpretation des Kürzels „pp" ist: „Praemissis praemittendis", d. h. mit Vorausschickung des Vorauszuschickenden, also mit Weglassung aller Kurialien, Titel und dergleichen. Vgl. Brockhaus' Konversations-Lexikon (1898), Bd. 13, S. 359.

5. Erläuterungen des Bearbeiters werden in doppelte runde Klammern (( )) gesetzt.

6. Ergänzungen des Bearbeiters werden durch eckige Klammern [ ] eingeschlossen. Drei Punkte in eckigen Klammern [...] bezeichnen Auslassungen durch den Bearbeiter.

7. Eine Einfügung des Schreibers über der Zeile wird durch nach außen geneigte Schrägstriche \ / eingeschlossen.

8. Eine Einfügung des Schreibers unter der Zeile wird durch nach innen geneigte Schrägstriche / \ eingeschlossen.

9. Eine vom Schreiber getilgte Stelle wird durch zwei Schrägkreuze xx gekennzeichnet. Nicht gekennzeichnet werden getilgte Buchstaben innerhalb eines Wortes.

10. Eine unleserliche Stelle wird durch zwei Kreuze, die drei Punkte einschließen +...+, angezeigt. Die unleserliche Stelle kann ein oder mehrere Zeichen enthalten.

11. Anstelle des Bruchstriches steht bei Zahlenbrüchen der Schrägstrich /.

12. Der doppelte Schrägstrich // kennzeichnet den Seitenwechsel im Original.

13. Hinter dem den Seitenwechsel kennzeichnenden doppelten Schrägstrich werden die entsprechenden Seiten des Originalbriefes in einer runden Klammer mit einfachem Schrägstrich angegeben, z.B. // (1/2). Der Seitenwechsel befindet sich hinter dem letzten vollständigen Wort der entsprechenden Seite.

14. Die handschriftlichen Vermerke Hahnemanns werden an den Stellen, an denen sie sich im Originaltext befinden, mit kleinen Sternen gekennzeichnet, der erste mit einem Stern *, der zweite mit zwei Sternen ** usw. Sie werden nach dem eigentlichen Brieftext als Anmerkung angeführt.

15. Randbemerkungen Aegidis werden entsprechend mit Kreuzen versehen, die erste mit einem +, die zweite mit zwei ++ usw.

16. Eine Anmerkung, deren Herkunft nicht eindeutig ist, wird mit einem kleinen Rechteck versehen □.

4.1 Vierzehn Briefe an Hahnemann

4.1.1 Karl Julius Aegidi: Brief an Samuel Hahnemann vom 14.2.1831 (IGM Stuttgart, A 14):

*

Berlin den 14 Febr 1831

Mein hochgeehrtester Gönner

Wie Ihnen mein letzter Brief mitgetheilt, begab ich mich den 8ten d.M. mit der Schnellpost hieher, wo selbst ich Sonntag den 13ten (gestern) anlangte. Ihr unterdes hier eingegangenes Schreiben an mich hatte man mir nach Tilsit zugeschikt und kenne ich daher den Inhalt desselben leider nicht. Heute Morgen machte ich dem Herrn v. Wiebel Visite, wurde zwar recht freundlich empfangen, hörte aber zu meiner größten Bestürzung, daß es unmöglich sey, mich als Regimentsarzt in Düsseldorf anzustellen, die Stelle auch bereits vergeben sey. Es finde einmal eine bestimte Reihenfolge für die zu solchen Stellen berufenen statt, die beim besten Willen nicht umgangen oder überschritten werden könnte. Ich äußerte, daß ich auf das mir mitgetheilte Schreiben der Prinzessin mich, mit voller Zuversicht auf den günstigen Erfolg, aus meinem ganzen bisherigen Verhältniß gerissen habe, meine Praxis jezt in anderen Händen und ich bei gegenwärtigem Ausgange der Sache in größter Verlegenheit sey. Man äußerte (Generalstabsarzt Büttner, die Generalärzte Schulz u Lohmeyer waren zugegen) allgemeines Bedauern den Wünschen // (1/2) des Prinzen nicht nachkommen zu können. Ueber die Homöopathie ward viel gesprochen u alle diese Herren schienen gar nicht dagegen bei allen vernahm ich aber gar keine Bekanntschaft mit derselben. Ich sprach zu ihrem Lobe über anderthalb Stunden unter gespannter Aufmerksamkeit und sichtbarer Theilnahme meiner Zuhörer und /p\ v Wiebel fragte mich sogar um meine Ansicht in Betreff der Wahl eines homöopath. Mittels gegen einen Krankheitsumstand des Königes.

Was ist nun zu beginnen? Wie schmerzhaft mir es \wäre/ xx, das so schön geträumte Verhältniß bei der verehrungswürdigen Prinzessin aufgeben zu müssen, kann ich Ihnen nicht schildern. Auf der anderen Seite bin ich wahrlich in nicht geringer Verlegenheit, denn es vereinigten sich, ohne mein Zuthun, alle Umstände bei meinem Abschiede von Tilsit, mein ganzes practisches Verhältnis dort aufzulösen. Ich hatte mich vorbereitet, sogleich von hier nach Düsseldorf zu gehen. Was geben Sie nun für einen Rath? Wäre es wirklich nicht möglich, daß der Prinz mich aus eigenen Mitteln besolden könnte, mit einem Gehalte, das mich nothdürftig vor Nehrungssorgen schützte, und mich in den Stand setzte, die mir anvertraute ehrenvolle Stelle mit Würde behaupten zu können? Mein ganzes Streben sey dann dahin gerichtet, die // (2/3) Zufriedenheit meiner hohen Gönner zu erhalten. Haben Sie die Güte dieserhalb noch einmal nach

Düsseldorf zu schreiben. Bis zur Rükkehr der Antwort bleibe ich bestimt hier und wohne <u>Friedrichstraße N. 150 2 Treppen hoch</u>. – Ihren mir nach Tilsit nachgeschickten Brief werde ich wohl künftigen Freitag hier haben. Recht sehr bedauere ich, daß ich der Gegenstand Ihrer fortdauernden Bemühung bin, indeß als brauchbares Werkzeug für die gute Sache verdiene ich eine kleine Berüksichtigung und mein Dank für Sie wird nie verlöschen. Bin ich so glüklich nach Düsseldorf abgehen zu dürfen, so sehen Sie mich demnächst in Cöthen.

Es ist die ausgezeichneteste Hochachtung, mit der ich stets bin

Ihr

Sie innig verehrender

J.Aegidi

* Vermerk Hahnemanns: Aegidi 6 Mai eingeklebt

4.1.2 Karl Julius Aegidi: Brief an Samuel Hahnemann vom 5.4.1831 (IGM Stuttgart, A 17):

*
**

Mein hochverehrtester Gönner.

Seit dem 1sten April bin ich hier. Ich mußte mich erst mit meinem Verhältniß näher bekannt machen, bevor ich an Sie schreiben konnte. Vergessen Sie meinen kindischen Spleen, der mich in Cöthen plagte. Das Petroleum versagte seine Wirkung nicht, schon in Halle fühlte ich mich wie neugeboren und jetzt bin ich geistig und körperlich genesen. Die Prinzessin und der Prinz empfingen mich sehr gnädig. ich erhielt gestern die Urkunde des Regierungspräsidenten zur freien Bereitung u Aus[g]abe der homöopath. Arzneien aus der Prinzessin Händen und kann nun wirken. Ich werde alle meine Kräfte aufbiethen, Ihrer unvergleichlichen Lehre Ausbreitung u Freunde zu erwerben, wozu ich durch jahrelangen Fleiß u gründliches Studium befähigt zu sein glaube. ich fühle mich schon jezt in meinem Verhältniße sehr glüklich und werde nie vergessen, welchen Dank ich Ihnen schuldig bin. Die Prinzessin hat eine kleine eiternde Hautwunde am linken Fuße unterhalb des Knies. Da die trokene Charpie sehr reizt, so habe ich xx die Stelle mit einer Salbe aus ungesalzener // (1/2) frischer Butter u etwas wenigem Wachs, (sehr dünn auf Charpie gestrichen) verbinden müssen, was hoffentlich ganz indifferent, der Wirkung des von Ihnen verordneten Mittel keinen Eintrag thun wird.

Der Prinz fragte mich viel über die Homöopathie, ich kann natürlich nur zu ihrem Lobe sprechen.
Hochachtungsvoll empfehle ich mich Ihnen und den werthen Ihrigen als

Ihr

Düsseldorf den 5 April 1831.   sehr ergebener Freund u Dien[er]
                                               J. Aegidi

Die durchl. Prinzessin hat mir eine Empfehlung an Sie aufgetragen.

* Vermerk Hahnemanns: 17 [Ap]ril ihm geschrieben was ich der Prinzeß \heute/ gegeben

**Vermerk Hahnemanns: Aegidi

4.1.3 Karl Julius Aegidi: Brief an Samuel Hahnemann vom 19.4.1831 (IGM Stuttgart, A 20):

Hochgeehrtester Herr Hofrath

*

**

Die Prinzessin kündigte mir vor ein paar Tagen an, sie wünsche in Ueber-einstimmung mit dem Prinzen es, daß ich die von Ihnen soweit geleitete Cur nunmehr fortführen solle und habe ihren Wunsch Ihnen bereits mitgetheilt, mit dem Ersuchen, in schwierigen Fällen Ihren einsichtsvollen Rath ihr ferner zukommen zu lassen, worum ich denn auch von ganzem Herzen bitte. Es wäre mir nun wohl sehr wichtig, die von Beginn der Cur an gebrauchten antipsorica zu kennen, damit ich in der Folge keinen Fehlgriff begehe. Der Leidenszustand der Prinzessin hat sich seit dem 5¹. d.M von Tage zu Tage so auffallend ver-schlimmert, daß sie und ihre Umgebungen versichern, derselbe sey nur vor acht Jahren so übel gewesen. Alle damals so lästigen Symptome hätten sich wieder eingestellt. In den ersten Tagen that ich garnichts, hoffend, das Befinden würde sich wieder ändern. Da dies aber nicht der Fall war, so forderte mich die große Angegriffenheit und Gereiztheit des ganzen Nervensystems, sowie die Ueberempfindlichkeit aller Sinnesorgane auf, die nux vomica als Riechmittel zu verordnen. Nach einigen Tagen sah ich mich genöthigt, die pulsatilla in gleicher Anwendungsart zu reichen, aber alles dies hatte keinen gewünschten Erfolg. Die meisten gegenwärtigen Symptome finden sich in treffender Ähnlichkeit un-ter zincum, namentlich die Symptome 2. 9. 10. 13. 60. 76. 83. 106. 143. 144. 183. 187. 200. 207. 212. 213. 214. 218. 220. 398. 446. 447. 448. 463. 464. 544. 545. 661. 665. 667. 687. 692. 693. 719. 722. 726. 727. 728. 731. 732. Ich wäre also wohl versucht den Zink anzuwenden, besonders fordert mich der täglich eintretende Lachkrampf dazu auf. ich habe zwei Mädchen mit fürchterlichen Lachkrämpfen u ähnlichen doch bei weitem erheblicheren Zufällen gründlich geheilt, wobei Zink das Hauptmittel war. Hier darf ich der großen Angegrif-fenheit wegen die Arznei indeß nur als Riechmittel zu verordnen wagen. – Es ist mir sehr unangenehm, daß gerade bei meinem ersten Auftreten hier, der Leidenszustand der Prinzessin so tumultuarisch sich gestaltet. Bei solchem Sturm // (1/2) pflegen, meinen Erfahrungen zu Folge, die antipsorica nicht gerade günstig einzuwirken und immer habe ich in solchen Fällen mich genöthigt gesehen, aus dem Vorrathe der anderen homöopath. Mittel zu wählen. Nach Aussage hier, soll ein ähnliches Stadium vor acht Jahren recht lange in unzubeseitigender Heftigkeit angehalten haben. Nun Gott wird helfen! –

Ich habe bereits einige andere Kranke in Behandlung genommen. Der homöopathische Arzt hat leider hier aber eine schwierige Aufgabe zu lösen. Kein chronischer Kranke, der nicht mehrfach bereits Aachen, Spaa, Wiesbaden, Ems, Schwalbach, Pyrmont +...+ ((ein Wort oder Zeichen unleserlich)) gebraucht. Die Vornehmen reisen alljährlich in die Bäder u selbst die Gesunden brauchen sie in diätetischer Beziehung u als prophylactica und die geringeren wollen von der Homöopathie nicht viel wissen; es giebt hier 25 allöopathische Ärzte. So viel leuchtet mir bereits ein, daß ich hier schwerlich mit dem Segens-reichen Erfolge werde zu wirken im Stande sein, dessen ich mich in Ostpreussen u Pohlen erfreuen konnte. Die Zeit wird hierüber Aufschluß geben. Ich bitte Sie um Ihr ferneres gütiges Wohlwollen, immerdar bleibend

Ihr

Düsseldorf den 19. April 1831

Sie innigstverehrender
Aegidi

□

* Vermerk Hahnemanns: 24 April ihm alle gebrauchten Mittel angegeben und zu Sep. gerathen ihres Jugend +...+ ((ein Wort unleserlich)) wegen

**Vermerk Hahnemann: den 17 April

□ Vermerk unbekannter Herkunft: 3.

4.1.4 Karl Julius Aegidi: Brief an Samuel Hahnemann vom 10.9.1831 (IGM Stuttgart, A 22; auszugsweise abgedruckt in Haehl [1922], Bd. 2, S. 218):

*

Mein sehr verehrter Herr Hofrath.

**

In der Voraussetzung es werde Ihnen nicht unangenehm sein, von Zeit zu Zeit über unsere liebe Prinzessin, die Ihrer stets in hoher Achtung und mit Gefühlen des Dankes gedenkt und mir nun recht freundliche Empfehlung an Sie aufgetragen hat, etwas zu erfahren, ergreife ich die Feder, Ihnen gleichzeitig über mein seitheriges Wirken einiges mitzutheilen.Wiewohl ich leider bei der verehrten Prinzessin, trotz aller Mühe mit keinem ausgezeichnetem Erfolge habe wirken können, indem ihr Leidenszustand sich seit dem Mai d. J. ziemlich gleich geblieben ist und noch immer die alten eingewurzelten Symptome, Neigung zu Lach- u Weinkrampf, Abspannung und Mattigkeit, Gefühl von Zusammenziehung im Magen p.p. abwechselnd auftreten, obschon seit der Zeit kein Paroxismus (wie im April) sich eingestellt hat, so hat sie dennoch den Muth u die Geduld nicht verlohren u mir ihr Vertrauen nicht entzogen. Im Gegentheil bin ich so glüklich, stets mehr Beweise Ihrer Gnade zu erhalten + ((hier ist die Randbemerkung Aegidis von der gleichen Seite einzusetzen s.u.)) u im Besitze ihres vollen Vertrauens zu sein, wodurch meine hiesige Stellung an Festigkeit bedeutend gewonnen hat. Ihrem lezten Ausspruch zufolge, daß die gegenwärtigen Krankheitsäußerungen bei der Prinzessin wohl schwerlich Psora-Symptome seyen, habe ich für einige Zeit den Gebrauch der Antipsorica ganz bei Seite gesezt u ihr aus dem Vorrathe der übrigen homöopathischen Arzneien die mir am passendsten scheinenden gereicht, unter welchen sich stets die ignatia am ersprieslichsten zeigt. Die hohen Herrschaften brachten ein paar Monate auf ihrer im Rheingau höchst romantisch gelegenen Burg Rheinstein zu. Dieser ländliche Aufenthalt, das tägliche Bergsteigen und die vielen // (1/2) Fußpromenaden trugen außerordentlich dazu bei, das körperliche- u Gemüthsbefinden der Prinzessin vortheilhaft zu ändern, und während dieser ganzen Zeit befand sie sich ziemlich wohl. Auch ist es mir gelungen den Prinzen für die Homöopathie so geneigt zu machen, daß auch Er gegenwärtig mein Patient geworden. Er hatte vor zwei Jahren von einem Pferde einen Schlag an die Stirne erhalten. In Folge dieses Unfalles bildete sich ein Leiden aus, welches zu heben den Allöopathen nicht gelang u auch, als der Prinz sich ihrer Behandlung entzog und lange garnichts mehr brauchte, durch Hülfe der Naturkraft nicht beseitigt werden konnte. Er klagte nach wie vor über Kopfweh, welches periodisch erschien und über copiösen, oft übelriechenden Ausfluß aus der Nase pp. Die ersten Mittel, welche ich ihm gereicht, haben schon recht vortheilhaft gewirkt, u ist der Hoffnung Raum zu geben, es werde sich auf diesem Wege eine gründliche Heilung erzielen lassen. Nun wünschte der Prinz selbst, ich möchte auch seinen ältesten Sohn, den Prinzen Alexander, einen Knaben von 11 Jahren, der von seiner frühesten Kindheit an, mit nervösen Zufällen behaftet, aus den Händen der Allöopathen nicht herausgekommen, in Behandlung nehmen. Es war dies lange der Wunsch der Prinzessin, aber so sehr sind auch solche hohe Herrschaften von dem Willen ihrer Umgebung u den Ansichten derselben abhängig (man sollte es kaum glauben, wenn man sich davon nicht täglich überzeugen müßte) daß diese hohe Dame bisher stets Anstand nahm, darin ihrer besseren Ueberzeugung zu folgen, u allem Widerstande ungeachtet ihren Willen durchzusetzen. Daß ich \durch/ mein festes Auftreten, durch offene u furchtlose Darlegung der Wahrheit dazu allein beigetragen, hat mir allerdings von vielen Seiten her Misfallen zugezogen. Doch // (2/3) kümmere ich mich darum nicht u gehe ruhig den geraden Weg fort, von dem mich abzuleiten, nichts im Stande ist, am wenigsten der ohnmächtige Einfluß der Geistesarmen u Befangenen. Ich fühle wohl, daß hier in jeder Hinsicht Sicherheit \im/ Handeln u politischen Benehmen erforderlich ist, um mit Ehren durchzukommen u ich muß Gott danken, daß ich beides mir durch eine vorhergegangene lange Erfahrung habe erwerben können u mich auf dem glatten Boden behaupten kann[.]

Wir sind wieder, bei der drohenden Gefahr, welche uns die böse Cholera bringt, recht reichlich von Ihnen beschenkt worden. Möchten doch die Regierungen einsehen, wie sehr Sie Ihnen verpflichtet sind! Ihr neuestes Werkchen: die Allöopathie pp habe ich mit großem Vergnügen gelesen. Es sind +...+ ((ein Wort unleserlich)) Raquetten, die nicht ohne Wirkung bleiben werden.

Bei meiner Reise in die Heimath im Monate Mai, war ich auch in Pohlen u habe mehrere Cholerakranke gesehen. Nur bei einigen war mir vergönnt Heilversuche anzustellen, die mit Arsenic, Kupfer \nicotiana/ u Coffea X.° über alle Erwartung gelangen. Daß der Campher allen diesen Mitteln vorzuziehen sey, leuchtet ein. Wir wollen's hier ruhig erwarten.

Meine Privatpraxis ist hier noch ziemlich unbedeutend, doch behandle ich einige Kranke mit höchst eingewurzelten Beschwerden, zu deren Hartnäckigkeit die Allöopathie das ihrige beigetragen.

In Neuwied habe ich in der dortigen Brüdergemeinde sehr viele Freunde u Eingeweihte unserer Lehre gefunden und den Wünschen gemäß viele Kranke in Behandlung genommen.

Der Himmel schenke mir bei meinen Unternehmungen den Segen, dessen ich in Tilsit in so großem Maaße theilhaftig war. Noch stets ist man dort allgemein betrübt über mein[en] Abgang u viele meiner Freunde wenden sich jezt noch schriftlich hieher, mit der Bitte um Rath u Beistand.

Der Himmel halte Sie stets wohl. Verehrung u Dank beseeligen mein Herz immerdar für Sie. Um Ihr ferneres gütiges Wohlwollen bittet

Ihr
treu ergebenster

Düsseldorf d.10 Septbe 1831   Aegidi // (3/4)

P S.

Sollte ich dereinst so glüklich sein ein paar Zeilen Ihrer Hand zu erhalten, so bitte ich über meine Addresse eine zweite an das königl. hochlöbl. Hofmarschallamt Sr königl. Hoheit des Prinzen Friedrich zu machen in welchem Falle ich unter dem Rubro -<u>Prinzliche Angelegenheiten</u>" den Brief portofrei erhalte.

Auf eine bedeutende Privatpraxis werde ich – wie es scheint – hier nie rechnen dürfen, und schwerlich je im Stande sein, die über baare 1000 rk betragenden Unkosten, welche mir meine Reise, der Transport meiner Sachen u Veräußerung meines Eigenthums in Tilsit verursacht hat, wieder zu erübrigen, da mein Gehalt kaum hinreicht, meine Subsistenz in dem sehr theuren Düsseldorf zu bestreiten. –

Herr Regierungsrath v Bönninghausen war einige Tage hier u ich habe in seiner Gesellschaft sehr genußreiche Stunden verlebt. Was wir in einer gemüthlichen Stunde einst xx besprochen, werden Sie in der preußischen Staatszeitung (mit dem Orte Mettmann unterzeichnet) u gleichfalls in dem Westfälischen Anzeiger, wohl zu Gesicht bekommen. –

+ Randbemerkung von Seite 1: Daß sie mir zu meinem Gehalte noch 200 rc zugelegt, werden Sie durch Freund Stapf bereits erfahren haben.

* Vermerk Hahnemanns: den 28 Aegidi beantwortet und ihm gesagt, er habe mit Unrecht die Pr. für +...+ ((ein Wort unleserlich)) angesehen auch hätte er den Prinzen erst bekehren sollen ehe er ihn behandelte

**Vermerk Hahnemanns: gegen Wein und Lachkrampf Riechen an ph. bell und plat vorgeschlagen

4.1.5 Karl Julius Aegidi: Brief an Samuel Hahnemann vom 21.9.1831 (IGM Stuttgart, A 23; auszugsweise abgedruckt in Haehl [1922], Bd. 2, S. 218-219):

*

Düsseldorf den 21 Septbr 1831.

Hochgeehrtester Herr Hofrath

Der Abgang des beiliegenden Briefes hatte sich bis jezt verzögert, was mir nun recht lieb ist. Wie Sie aus dem vorherigen ersehen, hat sich der Gesundheits-zustand der Prinzessin seit dem Frühjahre nicht gebessert, ja auch mehrere Krankheitssymptome, welche seit einem Jahre nicht mehr zum Vorschein kamen, sind wieder aufgetreten. Vorgestern trat spät abends ein arger Paroxis-mus ein, heftiges Zusammenschnüren im Magen, starker Lachkrampf mit so argem Druk in der Brust u Kehle, daß die Prinzessin zu erstiken glaubte. Wenn sie nun selbst auch, diese Zufälle aus früherer Erfahrung kennend, nicht besorgt für die Zukunft ist, so muß es am Ende den steten Einflüsterungen ihrer Umge-bung doch gelingen sie besorgt zu machen und ihr in Betreff der homöo-pathischen Behandlung Bedenklichkeiten zu // (1/2) erregen, denn mir ist es zu wohl bekant, welchen Anstoß meine Anstellung u mein Verhältniß hier erregt in der ganzen Umgebung der hohen Herrschaften, welche den allöopathischen Arzt des Prinzen vorzüglich protegiret u alles aufbietet, ihn in seiner Stellung befestigt zu erhalten.

Ich glaube, daß man nichts geringeres beabsichtigt, als die Prinzessin wieder in die Hände der Allöopathen zu bringen, wozu man indeß der Zeit bedarf, da man bei der Charakterfestigkeit der Prinzessin nicht mit der Thür ins Haus fallen darf. Gehen doch die Rüksichten, welche selbst hohe Herrschaften gegen ihre Diener nehmen müssen, so weit, daß der Prinz es mir anempfahl, seine homöopathische Behandlung ganz geheim zu betreiben, damit Dr. Nieland (ein gewöhnlicher Routinier unter den Allöopathen) davon nichts erfahre?! Wollen sie doch lieber den Prinzen Alexander der Behandlung des Dr. Prieger zu Kreutznach übergeben, der gegen diese dynamische Verstimmung des Nerven-systems die Application der // (2/3) Moxa auf das zarte Rükgrad des eilfjährigen Knaben, von 8 zu 8 Tagen – und (wie er wörtlich schreibt) wenn dieser Versuch (!!) keinen Erfolg haben sollte sogar die Trepanation (!!!) in Vorschlag gebracht hat, als ihn einer umsichtigen homöopathischen Behandlung anzuvertrauen, bei welcher kein Nachtheil zu fürchten, man aber auf guten Erfolg rechnen dürfe, blos aus dem Grunde, weil der Herr Gouverneur des Prinzen von der Homöopa-thie gar nichts hält, und es nicht will. Ich würde es jedoch bei Gott nicht verant-worten, wenn ich nicht alles anwendete, es zu hintertreiben[.]

In Betreff der Prinzessin habe ich daher Sie recht sehr bitten wollen, mit Bezug-
nahme meiner Mittheilung über ihren Krankheitszustand (von der sie unterrichtet ist u es auch wünscht, daß ich von Zeit zu Zeit Ihnen darüber berichte) einige
Worte an Sie zu richten u ihr vorzüglich Ausdauer u Beharrlichkeit zu empfehlen, und sie mit Hoffnung auf einen dereinstigen guten Erfolg zu vertrösten,
welches von besserer Wirkung sein müßte, als alle Bemühungen der Feinde der
Wahrheit, da Sie Ihnen unbegrenzte Hochachtung schenkt.

Ich sprach mich gestern gegen die Prinzessin ganz offen (aus) // (3/4) aus und
warnte sie, den Einflüsterungen der Uebel[wol]lenden nicht Gehör zu geben,
weil es offenbar m[it ern]stem Nachtheil für ihr künftiges Gesundheitswohl
verknüpft sei, wenn sie je diesen Weg verlassen sollte. Sie versicherte mich, sie
sey fest u würde nie wankelmüthig werden. Da ich täglich ein bis zweimal, u oft
xx ein paar Stunden bei der Prinzessin verweile, diese verehrungswürdige
Dame sich oft vertrauensvoll über, das ärztliche Forum überschreitende Gegenstände gegen mich ausspricht, so kann ich mir wohl denken, daß dadurch der
Neid meiner Widersacher rege wird, u sie alles aufbieten [mö]chten, mich auf
eine gute Manier los zu werden. Es gehört daher ein besonderes savoir faire und
schlaue Vorsicht dazu, sich zu behaupten, welches mit um so größerer Anstren-
gung geschehen muß, als, abgesehen von meinen persönlichen Rüksichten,
alles aufgeboten werden muß, die Homöopathie nicht compromittiren zu lassen.

Haben Sie die Güte, diese vertrauliche Mittheilung nach Durchlesung zu
vernichten, damit der Zufall sie dereinst vieleicht nicht in unrechte Hände
bringe.

> Mit inniger Hochachtung
> der Ihrige
> Aegidi

+ Randbemerkung Aegidis auf der ersten Seite des Originalbriefes:
Haben Sie mir vieleicht in Betreff der weiteren Behandlung der Prinzessin
etwas mitzutheilen, so würde ich es mit großem Dank entgegen nehmen.

* Vermerk Hahnemanns: den 28 Aegidi beantwortet

4.1.6 Karl Julius Aegidi: Brief an Samuel Hahnemann vom 1.10.1831 (IGM Stuttgart, A 25; auszugsweise abgedruckt in Haehl [1922], Bd. 2, S. 219):

*

Düsseldorf 1 October 1831

Hochverehrtester Herr Hofrath

Zaghaftigkeit ist meinem Character ursprünglich nie eigen gewesen, das habe ich in vielen Situationen meines Lebens bewiesen, wenn es galt, die Wahrheit gegen böse Gesellen der Finsterniß zu vertheidigen und alle Hindernisse zu besiegen, die mir Neid und Bosheit in den Weg legten. Wenn ich es einst unter Ihren Augen war, so war dies verzeihlich, denn es entsprang diese Zaghaftigkeit theils aus der Besorgnis, ich möchte vieleicht den Anforderungen, die man an mir machen würde, nicht gewachsen sein, xx \theils/ aus dem Mistrauen gegen die Großen der Erde, die, wie die Erfahrung so oft gelehrt, den Niederen leicht nur so lange berüksichtigen, als sie noch Nutzen von ihm zu ziehen belieben, im anderen Falle sich weiter um sein Fortkommen nicht kümmern. Diese Besorgnis war meinen individuellen Verhältnissen gemäß, mir zu verzeihen. Als ich mich nur erst in allem hier orientirt hatte, war meine, aus beiden Gründen entsprungene Zaghaftigkeit völlig verschwunden. ich bedarf dieserhalb daher Ihriges gütigen Rathes nicht u danke für das freundliche Anerbieten bestens.

Schmerzlich ists mir aber, von Ihnen mich getadelt zu sehen. Da ich nicht glaube, den Tadel verdient zu haben, so muß ich mich beeilen, Ihnen die nöthige Aufklärung zu geben. Daß meine Zeit hier so ganz nutzlos für die verehrliche Prinzessin verflossen sey, wie Sie meinen, glaube ich // (1/2) denn doch nicht, eben sowenig, als d[a]ß mein Misverstehen Ihrer Worte, der Prinzessin Nachtheil gebracht haben köne. Ich bin unglücklich gewesen von Ihnen ganz misverstanden zu sein, oder habe ich mich nicht richtig ausgedrükt? Sie glauben verstanden zu haben, die Prinzessin hätte seit Anfang des Frühjahrs kein Antipsoricum erhalten. Zur Berichtigung diene, daß die hohe Dame die von Ihnen zulezt gereichte Sepia X° am 10. May d.J. eingenommen hat. Um diese Zeit reisete ich nach Litthauen u kam den 7. July wieder. Den 15ten July (9 Wochen nach Einnahme der Sepia) erhielt die Prinzessin, nach genauer Berüksichtigung ihres Krankheitszustandes Kali X°. Den 5^{t}. Septemb. reichte ich cocc. Dann ignatia, dann ambra, dann bryonia; – Den 3ten Octbr (noch vor Ankunft Ihres Briefes) nitri acidum X als Riechmittel. Mithin wäre nur die Zeit vom 5^{t}. Septbr. bis 3^{t}. Octbr nutzlos verstrichen. –

Was das Verhältnis zum Prinzen betrifft, so glaube ich mich auch gerade nicht compromittirt zu haben. Das Organon hat der Prinz gelesen u daß er der

Homöopathie Achtung und Vertrauen schenkt, geht daraus hervor, daß er sich meiner Behandlung anvertraut hat u sich gern den nöthigen Einschränkungen fügt. Daß er's wünschte, sein allöopath. Arzt, mit dem ich übrigens in gar keine Berührung komme, möchte es nicht erfahren, zeigt von seiner großen Herzensgüte, Niemanden eine Kränkung widerfahren zu lassen, und gestatteten es die Verhältnisse nicht, solchem Wunsche // (2/3) ungeziemend zu begegnen. Den Prinzen Alexander habe ich noch nicht in die Cur genommen. In einem dem Vater übergebenen Gutachten habe ich meine Ansicht über das Leiden seines Sohnes mitgetheilt u feierlich gegen das beabsichtige barbarische Verfahren protestiert ohne alle Umschweife. Was nun beschlossen werden soll weiß ich. Mit der Thür ins Haus zu fallen, ist hier nicht räthlich u verdirbt die gute Sache nur. Uebrigens kennt man meine Grundsätze, welche zu behaupten u zu verfechten es mir nicht an Ernst u Muth fehlt. –

Der Herr Kreisphysicus, der hinter meinem Rüken gegen mich operirt, verlangte die Ansicht der Urkunde über das Selbstausgeben der homöopathischen Arzneien, mit der Erklärung, die Regierung läugne, mir eine solche Berechtigung ertheilt zu haben. Ich sandte ihm eine Abschrift des Originals zu. Er fand darin nur die Erlaubniß ausgedrükt, der Prinzessin meine Arzneien geben zu dürfen u Niemand anderem. Als Hausarzt des H. Oberpräsidenten (dem Verfasser jener Urkunde) will er diesen hierüber befragt u derselbe auch bestätigt haben, es bezöge sich nur auf die Person der Prinzessin, da eine ausgedehntere Vollmacht zu ertheilen, nur der obersten Medizinalbehörde zukäme. Der Kreisphysicus reisete mittlerweile nach Berlin ab, in Angelegenheit der Cholera auf mehrere Wochen u so beruht nun die Sache auf sich. Sicher wird er dort Gelegenheit nehmen bei der obersten Medizinalbehörde sich Verhaltungsregeln zu erbitten und sehe ich daher für die // (3/4) Zukunft bedeutenden Collisionen entgegen, deren Schlichtung wohl in dem guten Willen, nicht aber in der Macht des Prinzen liegen [dürf]te.

Man hat für den Fall des Ausbruchs der Cholera den Stadt[bezirk] unter 17 Revier Gesundheits Comissionen vertheilt u zu jeder einen Arzt berufen. Man hat mich zum Beitritt aufgefordert u. ich denselben mit höherer Genehmigung angenommen, falls man sich verpflichte der Ausübung meiner Grundsätze kein Hinderniß in den Weg legen zu wollen.

Den herzlichen Dank für den mir in Betreff der Prinzessin ertheilten Rath; sowie für die mir gütigst übersandten Kupferkügelchen. Mit voriger Post habe ich dergleichen nebst Anweisung nach Amsterdam schiken müßen. –

Unlängst war der regierende Herzog von Sachsen Meiningen, von der Krönung aus London kommend, hier unpäßlich u verlangte homöopathische Hülfe von mir, die ihm auch gereicht ward. –
Anbei erhalten Sie den gn. Aufsatz. –

Meine Arzneien habe ich von Schmidt in Königsberg erhalten, dieser bekam sie Mai 1830 von Gross u überließ sie mir wie er sie erhalten, alle noch in Pulverform. Soll ich sämtliche bis X potenziren?

Die Prinzessin, der ich, was Sie wünschten, mittheilte, hat mir nun freundliche Empfehlung an Sie aufgetragen. Weiß ich nur, daß es Ihnen nicht unangenehm ist, sollen Sie bald wieder Nachricht [em]pfangen von

Ihrem Sie innigst verehrenden

J.Aegidi // (4/5)

P. S. 16/10 31.

Der Abgang dieses Briefes wurde verzögert durch meine achtägige schm[erz-haf]te Krankheit. Ich habe 3mal in meinem Leben an Nierenstein gelitten, [das] lezte mal vor 5 Jahren. Ich glaubte mich jezt befreit davon. +...+ ((ein Wort unleserlich)) kams. Der Durchbruch des Steins durch den Harnleiter zur Blase war mit heftigen Unterleibskrämpfen u Schmerzen während 3 Stunden ver-bunden. Kein Mittel schaffte Erleichterung. Merkwürdig wars, daß währenddes xx der Geruchsinn dergestalt erhöht war, daß nicht nur die fernsten Gerüche wahrgenommen wurden, sondern auch Gegenstände einen specifischen Geruch verbreiteten, die sonst bei verminderter Thätigkeit der Geruchsnerven ganz geruchslos erscheinen. Ein jedes Gläschen mit Arzneikügelchen gefüllt ver-breitete, wenn es fern von der Nase geöffnet ward sogleich einen specifischen penetranten Geruch. Streuküchelchen mit der 21 st Verd. Asae (vor 1 1/2 Jah-ren) befeuchtet, rochen wie ein frisches Stük gumi asae foet. Valeriana X. wie frischgepülverte Wurzel. Auch Lycopod X Calcarea X etc hatten einen eigenthümlichen Geruch, besonders Sepia X einen höchst penetra[nten] +...+ ((1/2 Zeile beschädigt und unleserlich)) da ich [Linde]rung vergebens erwar[tete] +...+ ((2/3 Zeile beschädigt und unleserlich)) // (5/6) zu experi-mentiren. Nachdem der Stein \in/ der Blase war, hörten Schmerz und +...+ ((ein Wort unleserlich)) auf u auch jene Receptivitaet für Gerüche war verschwun-den. Der +...+ ((ein Wort unleserlich)) des Leidens, der Durchgang des Steins durch die Harnröhre, ist bei mir +...+ ((ein Wort unleserlich)) wichtigste, weil mir seit Wiederherstellung von meiner großen Krankheit eine Strictur der Harnröhre zurükgeblieben ist, die dem Durchgang des Steines große Schwierig-keiten entgegenstellt. Auch diesmal trat vollkommene Harnverhaltung ein, Blasenkrämpfe etc u nachdem alle Mittel vergeblich waren Luft zu schaffen, mußte der Blasenstich gemacht werden, wodurch man dem Harn freien Abweg verschaffte. Nach heftigen Krämpfen u Blutungen aus der Harnröhre wand sich der Stein (wie ein Senfsaamenkorn groß) endlich durch. Es trat eine heftige Ent-zündung der Theile hinzu, die ich durch cantharid. X ((über dem X befindet sich im Original ein waagerechter Strich, darüber das Zeichen „°“; dies bedeutet wahrscheinlich: ein Globulus von der C 30. Vgl. Michalowski (1990), S. 198.)) in einigen Tagen beseitigte. Jezt will ich antipsorica zu brauchen anfangen, um jene Disposition zur Steinerzeugung in der rechten Niere zu tilgen u gleichzeitig auf die Verengerung wohlthätig einzuwirken. Mit Lycopod. möchte wohl am besten der Anfang zu machen sein. Jezt bin ich soweit hergestellt, daß ich wieder ausgehe. Von allen Seiten habe ich viel Theilnahme erfahren. Es ist dies die zweite harte Prüfung, die +...+ ((1/2 Zeile beschädigt und unleserlich)) ward meine Frau +...+ ((1/2 Zeile beschädigt und unleserlich)) homöopath. Mittel +...+ ((1/2 Zeile beschädigt und unleserlich) anfänglich einen Allöopathen in +...+ ((1/2 Zeile beschädigt und unleserlich)) nach zu rechter Zeit.

* Vermerk Hahnemanns: den 6 beantwortet Aegidi und ihm mein Buch von Berger zugeschikt

4.1.7 Karl Julius Aegidi: Brief an Samuel Hahnemann vom 30.11.1831 (IGM Stuttgart, A 27; auszugsweise abgedruckt in Haehl [1922], Bd. 2, S. 218, 219-220):

*

Düsseldorf den 30. Novbr 1831.

[Verehrte]ster Herr Hofrath

Mit besonderem Vergnügen ergreife ich diesmal die Feder, weil ich Ihnen nur erfreuliches zu melden habe. Vor allem danke ich Ihnen für Ihr freundliches Briefchen und für die gedrukte Beilage, die nun aus einer Hand in die andere geht und überall mit großem Interesse gelesen wird. Die Cholera fördert die Liebe zur Homöopathie ungemein. Die meisten der hiesigen Vornehmen haben Verwandte in Wien oder Frauen daher, stehen daher mit Wien in genauem Verkehr und in Kentnis gesetzt von den überraschenden Resultaten welche die Homöopathik in der Cholera dort geleistet, hat man sich allgemein hier für diese Behandlungsweise in jener Krankheit erklärt u von allen Seiten habe ich Aufforderungen erhalten zum Beistande, sofern die Seuche bis hieher vordringen sollte. Auch in jeder Beziehung ist man hier auf die Homöopathik aufmerksam u namentlich interessiren sich die höheren Stände u alle Gebildeteren außerordentlich dafür, seit ein paar Heilungen von mir großes Aufsehen machten. Besonders giebt gegenwärtig die Behandlung des Directors der hiesigen Kunstacademie des berühmten Wilhelm Schadow, der seit einigen 20 Jahren an einem hartnäckigen Unterleibs Uebel verzweiflungsvoll gelitten u vergebens dagegen // (1/2) viele Gesundbrunnen, Bäder [und auch] ((vgl. Haehl (1922), Bd. 2, S. 219)) mehrere Jahre das ihm als heilsam [geschilderte Klima] ((vgl. Haehl (1922), Bd.2, S.219)) Italiens xx benutzt hatte, Stoff zu vielem Gespräch über diese hochwichtige Angelegenheit. Schadow litt neben seinen vielfachen Beschwerden, die er mit großer Geduld zu tragen schon gewohnt war seit dem Sommer dieses Jahres an einer amblyopia amaurotica, die unaufhaltsam in den schwarzen Staar überzugehen drohte u den armen Leidenden in einen Zustand von höchstem Trübsinn versezte. Es traten bedeutende Nervenzufälle hinzu, die nächstens dem Leben ein Ende zu machen drohten. Allgemein interessirte man sich für diesen Mann. Man rieth zu einem Versuch mit der Homöopathie, besonders drang dieserhalb der Prinz sehr in Schadow, der jedoch auf das Urtheil seines Arztes, die ganze Homöop. sey eine Chimaire, lange sich nicht dazu verstehen wollte u endlich nur mit Widerwillen seinen Freunden folgte, die \selbst/ aus keiner Ueberzeugung von dem Werthe dieser Heilmethode sich dafür erklärten, sondern weil sie auf einen solchen Versuch neugierig waren. – Noch nie in meinem Leben habe ich je bei einem Kranken eclatantere Erfolge von der Homöopathie gesehen. Die fürchterlichsten Obstructionen, die trozz drastischer Pillen u Crotonöl in den ungeheuersten Gaben selbst palliativ nicht zu mildern waren, wichen einer einzigen Gabe nux schon vollständig u das darauf gereichte Lycopodium brachte in der einzigen Gabe (am 19ᵗ. d M. gereicht) bis jezt täglich 3 sehr reichliche Stühle, die // (2/3) Maßen entlehren, als ob Kämpfische Klystiere gebraucht würden, unter ungemeiner Erleichterung u Hebung der Kräfte. Dabei haben sich die Augen schon soweit gebessert, daß der Patient wieder auf der Academie corrigirt, er ist wieder lebensfroh, heiter, u natürlich nun ein treuer Verehrer der Homöopathie. Ich hoffe ihn in einigen Monaten ganz vollständig hergestellt zu haben. Dieser Mann wird der Homöopathie sehr nützlich werden, denn er ist nicht nur in Berlin allgemein gekant u geliebt, sondern die ganze königl. Familie interessirt sich auch besonders für ihn. Neulich, als bei Gelegenheit des Geburtstages unserer prinzlichen Herrschaften die Familie des Prinzen Wilhelm, Bruders des Königs hier anwesend war, ließ die Prinzessin Wilhelm sogleich Schadow kommen. Dieser war gerade zu der Zeit in dem beklagenswerthesten Zustand, er hatte sein Testament gemacht u glaubte sterben zu müßen. Die Prinzessin tröstete ihn, worauf er bitterlich weinte. Nachher erkundigte sich die Prinzessin nach seinen Gesundheits Umständen, ich kannte diese damals noch nicht u konnte darüber auch keine Auskunft geben. Jezt fühlt er sich schon höchst glüklich u hat mir versprochen, sobald er gesund sey, wolle er nach Cöthen reisen, um Sie in Lebensgröße zu malen u in <u>diesem</u> Bilde solle ihn wohl Niemand übertreffen. Sein \ehemaliger/ Arzt ist über diesen schnellen Vorgang ganz verdutzt, diese Leute sind nun aber einmal nicht zu bekehren. Einer der hiesigen Ärzte war von früher her ein sehr guter Freund von mir. Zu der ersten Zeit, als ich noch keine homöopath. Cur vollzogen hatte, war er immer sehr freundlich u besuchte mich oft, sobald aber nur von einigen überraschenden Heilungen auf // (3/4) homöop.Wege vollzogen die Rede war, +...+ ((ein Teil der Zeile beschädigt und unleserlich)) wurde von Tage zu Tage unfreundlicher. Während meiner +...+ ((ein Teil der Zeile beschädigt und unleserlich)) schikte die Hofmarschallin Gräfin Haack zu mir mit der Bitte, ich möchte doch Arznei schiken, ihr Friseur habe eben einen Blutsturz bekommen. Nach umständlicher Erkundigung schikte ich ein Pulver. Mittlerweile waren aber zwei Ärzte hinzugekommen (der eine der des Prinzen) welche sogleich den Mann zur Ader ließen u ihm nitrum verschrieben. Mein Pulver wurde als ein wichtiger Fund eingestekt, man ging damit nach der Apotheke, ließ es sorgfältig untersuchen u fand, daß dasselbe nichts anderes als Milchzuker enthielt. Welche neue Entdekung! o, die Narren! wie kindisch triumphirten sie! Mir erzählte diese Geschichte unter vielem Lachen der Prinz, dem ich nun auseinander sezte, wie dumm diese rite promovirten Doctoren seyen, wie wenig sie von der Homöopathie verständen, wenn sie in einem solchen Pulver (wie die Kinder, welche den Schatten an der Wand fangen wollen) Arznei \nach ihren Begriffen/ zu finden glaubten u wie wenig daher [ihr] Urtheil gelten könne; wie leichtgläubig aber das Pub[licum] sey, wenn es sich von solchen Gesellen etwas weiß machen lasse. Als die Cur mit dem guten Hoffriseur (der wohl daran wird glauben müssen) eine gar böse Wendung nahm, da wünschte es die Prinzessin, ich möchte mich seiner annehmen, ich lehnte es aber fest ab.

Nächst Schadow habe ich 83 Kranke, theils von bedeutenden Leiden hergestellt, theils daran noch in Behandlung. Eine Baronesse von Loë litt in Folge zweier fausses couches u heftiger Metrorrhagie an totaler Lähmung beider unterer Extremitäten. Sie ward in 5 Wochen vollständig geheilt nach Hause entlassen. Ihnen alle glüklichen Heilungen aufzuzählen würde zu weitläuftig sein; es ist ja Ihnen und uns Homöopathen, Ihren dankbaren Schülern, nichts unerhörtes. Sollte // (4/5) ich so glüklich sein u eine gewisse Baronesse von Toll aus Amsterdam vollständig herstellen zu können, so würde dieses Ereigniß sowohl für die Sache der Wahrheit als auch für mich von großem Vortheil sein. Die Kranke leidet seit 6 Jahren an völliger Blindheit, suppressio mensuum u den schreklichsten Kopf- (Gehirn) Krämpfen, die die Kranke ohne Unterlaß foltern u ihre Intelligenz völlig zerrüttet haben. Sie ist von den ersten Ärzten Hollands u von den berühmtesten Deutschlands, worunter v. Walter, Nasse, Kreissig etc ohne Erfolg behandelt worden. Alle erklären, es seien unheilbare Desorganisationen vorhanden. Es ist alles erschöpft, was die vielgeschäftige Allöopathie vorzuschlagen wuste. Gleich nach den ersten hom. Gaben erschien die Menstruation u fließt zum dritten Male schon ganz regelmäßig, die Kopfkrämpfe haben fast ganz nachgelassen u das psychische Verhältniß ist wie vor 6 Jahren normal. Dennoch bleibt noch viel zu wünschen. Die Familie der Kranken ist außer sich vor Freude u jedermann staunt darüber. Nasse in Bonn, dem der Baron den Hergang der Sache mitgetheilt, hat sich in einem Antwortschreiben sehr günstig ausgesprochen, er freue sich über die Fortschritte der Kranken ungemein, rathe Beharrlichkeit an, da er sich selbst überzeugt, daß die Homöopathie bedenkliche Leiden heilen könne u erwarte nur von diesem Verfahren für die Kranke Heil u Seegen. Ferner habe ich in dem Gräflich v Dohnaschen Hause eine Schwägerin des pp Harless zu Bonn, welche an tic douleureux leidet in Behandlung. Harless selbst hat vergebens lange Zeit curirt. Auch sie macht Fortschritte u Harless freut sich selbst darüber recht sehr. Es kann nicht fehlen, auch diese Herren müssen sich endlich ergeben!

Soviel von meiner Privatpraxis mit dem Bemerken, daß ich trozz vieler Beschäftigung seither (mit Ausnahme zweier mir vom Herzoge von Sachsen Meiningen gegebenen Friedrichsdors) noch keinen Groschen eingenommen habe. Von selbst // (5/6) denkt hier Niemand an Bezahlung, wie es in meinen früheren Verhältnissen stets der Fall war, u das liquidiren verstehe ich gar nicht. Ich glaube daher auch, ich werde hier zu nichts kommen. Was kann man denn wohl fordern?

Mit homöopath. Arzneien bin ich nun vollständig versehen. Vor kurzem erhielt ich von Herrn Lappe in einem Kästchen sämtliche X Verdünnungen in Streuküchelchen, 132 Gläschen. Außerdem habe ich ein vollständiges Sortiment von Gross.

Ich hatte in meinen früheren Briefen Ihnen immer vergessen zu schreiben, daß ich mit Tinct. onisci afelli X ((Vielleicht meint Aegidi Oniscus asellus; über dem X befindet sich im Original ein waagerechter Strich, darüber die Zeichen „°°“; dies bedeutet wahrscheinlich: zwei Globuli von C 30. Vgl. Michalowski (1990), S. 198.)) eine bedeutende nervöse Augenschwäche, die in vollkommene Lahmung überzugehen drohte gründlich geheilt habe. Ich ließ auch täglich frühmorgens damit das äußere Auge einmal bestreichen, welches besonders gut that. Es wäre zu wünschen, daß dieses kräftige Mittel bald an gesunden Menschen versucht würde.

Mit unserer verehrten Prinzessin ist es beim Alten. Noch immer von Zeit zu Zeit Lach u Weinkrampf u die alten Beschwerden. Ich verfahre jezt Ihrer Anordnung gemäß, phosphor, bellad. u platin. Sie hat mir eine recht freundliche Empfehlung an Sie aufgetragen. Sie will nur von der Homöopathie etwas wissen! Ihr Schriftchen: die Allöopathie pp hat der Prinz gelesen. Ich ließ mir 30 Exemplare kommen u habe sie an meine Bekante vertheilt u versendet – bis nach Litthauen. Auch habe ich mir noch ein paar Exemplare vom Organon verschrieben, weil gar zu viel Nachfrage danach ist.

Daß unser liebe[r] Stapf Medizinalrath geworden, freut mich. Möchten doch mehrere unserer Freunde (von denen es mehrere verdienen) auf solche Weise von den Großen der Erde ausgezeichnet werden. In den Augen des Publicums thut dieses zur Förderung der guten Sache viel.

Schweikerts Zeitung halte ich, wie überhaupt alles was auf Homöopathie // (6/7) Bezug hat. Den Anzeiger der Deutschen ließt man hier nicht. Es wäre gut, wenn alles über Homöopathie darin befindliche in die Schweikertsche Zeitschrift aufgenommen würde, die denn doch in den Händen aller Freunde der reformirten Heillehre sich befindet. Von Weit aus Wien circuliren hier viele briefliche Mittheilungen.

Wohl uns! Der vollständige Sieg ist nicht mehr fern, die alte Macht weicht, der Strahl der Wahrheit dringt unaufhaltsam durch!

Der Himmel schütze Sie Verehrtester u erhalte Sie uns. Alles was Sie mir sagen, nehme ich mit dankbarem, kindlichem Herzen auf; schenken Sie auch ferner mir Ihr gütiges Vertrauen. Nächstens schreibe ich wieder. Mit inniger Hochachtung bleibe ich stets

Ihr
Sie verehrender
J. Aegidi

Abschrift des Befugnisscheines

Der unterzeichnete Regierungs Präsident ertheilt hiermit zur Legitimation gegen Jedermann dem practischen Arzte u Operateur Herrn Dr. med. Aegidi, welcher als für die preußischen Staaten zur Praxis befugt sich ausgewiesen hat u jezt von Ihro Königl. Hoheit der Frau Prinzessin Friedrich von Preußen bei Höchstdenenselben als homöopathischer Arzt angestellt worden ist, die Befugniß, als solcher die von ihm anzuwendenden Arzneien selbst anzufertigen u zu verabreichen[.]

Düsseldorf den 2ᵗ April 1831.
(L S.)
gez: Der Regierungs Präsident
v. Pestel.

+ Randbemerkung ((Seite 1)): Der Prinz hat mich zum Arzt seiner beiden Söhne ernannt; somit habe ich nun die ganze Fa[milie.]

* Vermerk Hahnemanns: [Aegidi] beantwortet +...+ ((ein Wort unleserlich)) 1 Anhang und 2 Heilungen und Verhütungen von Schmit und 1 Brief drin an Bönninghausen soll ihm Anhang und 1 Heilung von Schmit mitschiken 12 Dec.

4.1.8 Karl Julius Aegidi: Brief an Samuel Hahnemann vom 29.12.1831 (IGM Stuttgart, A 31; auszugsweise gedruckt in Haehl [1922], Bd. 2, S. 220):

*

Düsseldorf den 29 Dezember 18[31] ((Datum unvollständig, vgl. Haehl (1922), Bd. 2, S. 220))

□

Mein innig verehrter Gönner!

Schon in meinen früheren Briefen erwähnte ich, daß es mit dem Befinden unserer Prinzessi[n] beim Alten sey und daß von Zeit zu Zeit immer wieder die alten hartnäkigen Symptome von Druk, auf der Brust, auf dem Magen, in der linken Seite, im Unterleibe, auf der Harnblase, im Kreutze, auf dem Kopfe, auf der Gemüthsstimmung, abwechselnd u <u>keins</u> von den <u>anderen</u>, wenn <u>eines</u> quälet, auftreten. Gänzlich frei von <u>einer</u> dieser Beschwerden ist die Prinzessin <u>nie</u> u si[eht] man's ihr gleich nicht an, klagt sie doch beständig. Ihre Umgebung merkts nicht, sie bleibt, ihr gegenüber, sich stets gleich, erscheint zu den gewöhnlichen Stunden, fährt ins Theater und in Gesellschaften, tanzt, ohne ermüdet zu werden und befindet sich gerade zur Carnevals Zeit am wohlsten. Alle Mensche[n,] die ihr näher stehen, behaupten, sie genieße der vollkommensten Gesundhei[t,] dem ist jedoch nicht also. Außer den oben angeführten Symptomen, von denen <u>täglich ein anderes</u> auftritt, sind noch folgende zu bemerken: Lach- und Weinkrampf, allgemeine Mattigkeit u Abspannung, u besonders in den Füßen, ohnmachtartige Anfälle, es wird ihr übel, sie sieht blaß, grünlich aus, es wird ihr schwindlich, die Gedanken wollen ihr vergehen, doch kom[mt] es zur völligen Bewußtlosigkeit nicht, ebensowenig zum Erbrechen, in 5, 10 Minuten ist's vorüber, rascher noch beim Anwehen der frischen Luft nach geöffnetem Fenster; Zeit des Anfalls gewöhnlich Morgens nach dem Frühstük, oder \seltener/ um 5 Uhr - 6 - nach der Tafel, oder Abends 9, 10 Uhr. Ferner Incontinenz des Harns (seit der Geburt des Prinzen Georg, \seit/ 5 Jahren, auch schon während der damaligen Schwangerschaft). Die Menstruation trat son[st] regelmäßig ein. Den 10 ten November zeigte sie sich auf ein paar Stunden und blieb dann aus. Es erfolgten sogleich drei bis vier Tage lang stark[e] Lach-krämpfe // (1/2), \Schmerz im Unterleibe/ große Mattigkeit u Abspannung, so daß das Gehen unmöglich ward, u sehr deprimirte Gemüthsstimmung mit Redseeligkeit. Den 10ᵗ. December zeigte sich die Periode wieder, diesmal einen Tag. Die Prinzessin befand sich darauf wieder unwohl, die Stimmung verlezt, Schmerz im Unterleibe, doch kam der Lachkrampf nicht zum völligen

Ausbruch. Ich ließ an platina X riechen u nach 2 Tagen ging Prinzessin wieder aus. – Die Stuhlausleerung erfolgt täglich regelmäßig. \Apetit, bald Widerwillen gegen Speise, besonders Fleisch, bald Heishunger,/ ++ Anbei erhalten Sie ein Verzeichniß der seither in Anwendung gezogenen Mittel. Auf meine Bitte schrieb die Prinzessin an Sie, sie theilte mir jezt Ihre Antwort mit, die sie sehr erhoben und getröstet hatte. Tröstlicher Zuspruch thut ungemein wohlthätige Wirkung. Die Prinzessin ist überhaupt sehr geduldig, mit großer Ergebung sich in alles fügend, u selten nur – auf 1, 2 Stunden verzagt u der Zukunft wegen besorgt. Doch unausgesezt verleztes Gemeingefühl. Täglich gehe ich um 9 Uhr Morgens hin u höre immer dieselben Klagen, dieselben Worte. Von meiner Seite dieselbe Antwort, dieselben Trostsprüche. Oft werde ich, tritt irgend im Laufe des Tages ein anderes, jener bekannten häufig sich wiederholenden Symptome auf, gerufen, vieleicht Abends noch einmal, obgleich die Prinzessin weiß, daß ich nichts neues verordne, u die Fortnahme der Pulver empfehle; dann spricht sie oft 1, 2 Stunden hintereinander, über den Krankheitszustand; allgemeine Reflexionen über verschiedene, besonders religiöse Gegenstände usw. u ich gehe, wie ich gekommen. Nur bei großer Muthlosigkeit reiche ich 1, 2 Extrapulver (Palliativpulver genannt). Da ich jezt nach Ihrem Rath nur Riechmittel angewandt, so sind die Pülverchen unnummerirt, wovon die Prinzessin, täglich oder einen um den anderen Tag, eines nimmt. Sie ist übrigens (trozz mancher böser Einflüsterungen, xx woran es nicht fehlt!) eine feste Homöopathin u will von der Allöopathie nie mehr etwas hören. Ich habe Ihnen alles umständlich mit allem Willen schildern wollen, damit Sie hiernach // (2/3) Ihr Urteil einrichten können. Meine Lage ist auf diese Weise sehr gedrük[t,] doch möchte ich gerne alles dulden, wenns mit der guten Prinzessin nur besser gehen wollte. Sie leidet aber seit ihrem 13ᵗ. Jahre an allen diesen, festgewurzelten Symptomen! Ein Glük für mich ists, daß es mit fast allen meinen Kranken hier u in der Gegend, wovon die meisten an höchst veralteten, höchst gefährlichen Beschwerden leiden, zum Erstaunen glüklich geht; sonst würde mir über kurz oder lang doch wohl der Vorwurf: ich verstände nichts zu leisten[.] Doch muß ich bekennen, daß die verehrte Prinzessin mir stets Beweise Ihres [Wohl]wollens schenkt u mir die seitherige \scheinbare/ Unzulänglichkeit der Behandlung nicht [im] mindesten fühlen läßt. Ich würde jenen Vorwurf auch nur von der, ande[re] Grundsätze hegenden Umgebung zu erwarten haben. Mehr hierüber münd[lich,] wenn, im Falle die Prinzessin künft. Sommer (wie wahrscheinlich) nach Ballenstädt reiset, ich Sie besuche. –

Ihr Schriftchen: Allöopathie p. befindet sich in der Prinzessin u des Prinzen Händen. Gegenwärtig ist sein Stiefbruder hier, der Prinz Solms, der eine Gräfin Kinsky aus Wien zur Gemahlin hat. Das Haus seiner Schwiegereltern ist homöopath. gesinnt, er selbst wurde von einer gefährlichen Augenentzündung durch Phosphor von Marenzeller glüklich geheilt, u ist nun ein großer Verehrer der Homöopathik. Seine Gemahlin, ein Bild der strotzenden Gesundheit, jung, schön, leidet während ihrer gegenwärtig ersten Gravidität an Blutcongestionen, wogegen die Allöopathiker wohl unfehlbar schon ihrem Vampyrismus freie

Zügel gelassen u dadurch den Zerstörungskeim unfehlbar in diesem trefflichen Organismus gelegt haben würden, wären sie consultirt worden. Das Riechen an Aconit X. beseitigte sogleich alle Zufälle von Blutandrang.

Die Sache der Wahrheit macht hier am Rhein mehr u mehr Fortschritte. Selbst seither heftige Gegner interessiren sich dafür, lesen u da kann es denn nicht fehlen, daß sie eifrige Freunde der Homöopathik werden.Thatsachen thu[n] aber die Hauptsache. Ich laß es an Fleiß u Mühe nicht fehlen. Es wird Ihnen vieleicht nicht unangenehm sein, die Worte eines wakeren u gediegenen Mannes // (3/4), des Majors u Directors der Divisionsschule u Examinations Com. von Hülfen, der im Juli noch in Wiesbaden eine Brunnenkur brauchte, u darauf elender ward, als er je gewesen, zu vernehmen, womit er der Wahrheit das schuldige Bekentniß ablegt. Er hat diese Worte an eine Verwandte von Einfluß xx \zu/ Mainz in einem Briefe gerichtet u mir den anbeierfolgenden Auszug desselben, eigenhändig geschrieben überschikt. Ferner erhalten Sie in originali das Schreiben des Baron v. Lotzburg, dem ich gewillfahret. Gelegentlich senden Sie mir lezteres gütigst zurück, ersteres brauche ich nicht mehr.

Ihr werther Brief hat mich sehr erfreut, sogleich sendete ich die Einlage an Freund Bönninghausen ab. Bis jezt hat man, von Berlin aus, meine Dispensirfreiheit nicht angegriffen; möglich, daß man's aus Rüksicht gegen die Prinzessin auch nicht thut. Habe ich erst eine Menge Thatsachen hier unter den Augen des Prinzen[,] der selbst an sich großen Heilerfolg wahrnimmt, gesammelt, dann will ich diese Resultate in einer Eingabe, unterstützt vom Prinzen, dem Könige selbst vorlegen, welches seinen Zwek nicht verfehlen wird. Schadows Stimme, der zu Berlin einen ungemein großen Anhang hat, wird viel nützen. Es geht mit seinem Befinden täglich besser.

Schreiben Sie an unseren lieben Stapf, so grüßen Sie ihn herzlich von mir. Erst jezt bin ich in den Besitz meiner so lang entbehrten Effecten gekommen u mache mich nun in meinen Mußestunden daran, das fürs Archiv bestimmte zu ordnen u aus meinen Journalen herauszuschreiben. Nächstens überschike ich Stapf das lang Versprochene!

Meine Frau, die Sie verehrt, empfiehlt sich Ihnen bestens. Möge der gütige Himmel Sie u die werthen Ihrigen gesund erhalten u Sie noch recht oft das neue Jahr in Heiterkeit u Frieden begrüßen lassen; von Herzen wünscht dies

Ihr
Sie treu verehrender
Aegidi

PS. Eine Baronesse v Hedenau aus Wien nebst Familie ist für den Winter hier in Düsseldorf. Die alte Dame ist eine enthusiastische Homöopathin, hat sämtliche Werke, eine Apotheke und im Sommer, wo sie sich auf dem Lande bei Bonn aufhielt dort manche glükliche Heilung vollzogen.[Sie] litt an bedenklichen Zufällen, nahm dies u jenes Mittel[,] konnte sich aber nicht helfen u es ward immer sch[limmer]. Da schrieb sie an mich, ich verordnete ihr an phosphor zu riechen u nach 10 Tagen war sie vollkommen von [ihrem] seit 4 Monaten in stetem Fortschreiten begriffenen Uebel befreit.

+ Randbemerkung ((Seite 1)):
Ebenfalls hält sich für den Winter hier Graf Luckner nebst Familie auf, der große Güter bei Königsberg in Pr. hat u dahin Febr. wieder zurük kehrt. Er ist von mir behandelt worden u hat die Homöopathik so lieb gewonnen, daß er sie nun unter meiner Anleitung studirt, um sie dort zu verbreiten. Es ist ein Mann von großer Intelligenz.

++ Randbemerkung ((Seite 2)): <u>bisweilen</u> bitterer Geschmak [a]ußer den Mahl-[z]eiten, <u>selten</u> [Gi]lbe der Haut [u] des Augen[w]eißes.

+++ Randbemerkung ((Seite 4)): Seit meinem Hiersein sind incl. der jezt in der Cur befindlichen Patienten, 92 von mir behandelt worden, meist alle aus den höheren Ständen.

* Vermerk Hahnemanns: den 3 Jan Aegidi beantwortet und Bild mit einem Buche von Schmit und ein Päckchen an Bönninghausen mit ((ein Wort unleserlich)) Bildern und Schmits Buche

☐ Vermerk unklarer Herkunft: 10 Jenn eingeklebt.

4.1.9 Karl Julius Aegidi: Brief an Samuel Hahnemann vom 19.1.1832 (IGM Stuttgart, A 32; auszugsweise gedruckt in Haehl (1922), Bd. 2, S. 220):

*   Düsseldorf den 19. Januar 32

Hochverehrtester Gönner!   **

Im Auftrage der Prinzessin, die sich gegenwärtig so schwach fühlt, daß sie nicht selbst schreiben kann, übersende ich Ihnen die Fortsetzung ihres Journals, woraus Sie speziell ihre Befindensveränderungen entnehmen werden. Sie hat nun zum zweitenmal auf ammon. gerochen, indeß scheint dies Mittel nicht den geringsten Erfolg gehabt zu haben – (wie auch bereits vor zwei Jahren). Das vorgeschlagene Auflegen der Hand will sich nun die Prinzessin gefallen lassen u soll es demnächst auch angewendet werden, nur sind jezt die Schmerzen so flüchtig, wechseln von einem Orte zum anderen so rasch, daß man nicht weiß, wo man eigentlich die Hand hinlegen soll. Den Mesmerismus noch allgemeiner anzuwenden würde hier rathsamer sein. Ich möchte Ihnen daher vorschlagen:
1, täglich morgens 9 Uhr der Prinzessin ein paar mesmerische Striche von der Scheitel bis zur Zehe zu appliciren, u mit den Händen in der Gegend // (1/2) der Herzgrube einige Secunden zu verweilen.
2, der Prinzessin täglich \abends/ ein Glas magnetisirtes Wasser trinken zu lassen.
xx \neben/ welchem Verfahren die geeigneten hom. Mittel ungehindert wirken würden.

ich habe der Prinzessin diese Vorschläge nicht mitgetheilt, weil ich weiß, daß sie nur das zuläßt, was Sie aus eigenem Antriebe verordnet haben. Sind Sie nun mit mir einverstanden, so bitte ich im nächsten Briefe an die Prinzessin ihr solches anzurathen. Die Dringlichkeit der Zufälle, besonders aber die täglich sich mehr zeigende Armuth an Lebenskräften möchte es aber erheischen, daß Ihr Rath so rasch als möglich einträfe. Haben Sie daher die Güte mit umgehender Post, wenn auch nur mit wenigen Worten zu antworten.

Ihr liebes Briefchen habe ich mit aller Andacht gelesen u beherzigt u versichere Sie, daß alles was Sie mir sagen u worüber Sie mich belehren, mir werth u heilig ist.

Ich habe neulich wieder große Geschäfte gemacht, die nicht wenig beitragen werden der Homöopathie hier neue Anerkennung zu verschaffen. Auf dem Gute seines Schwagers des Baron von Loë unweit der holländischen Grenze // (2/3) befand sich zum Besuch der Baron von Schell aus Mähren, der bekante Briefsteller des Schreibens über die Cholera. – Es brach dort auf dem Gute ein bösartiges nervöses Fieber aus, das epidemischen Character annahm u viele Menschen heimsuchte. Zwei Kinder des Baron Schell erkrankten daran auch. Er, zu keiner anderen Behandlungsweise Vertrauen hegend als zur Homöop.

fertigte, als das Leiden sich bedenklich zeigte, sogleich eine Estafette an mich ab. Ich kam hin u fand außer den beiden Kindern des p v Schell noch krank: zwei Kinder des Schloßbesitzers Baron v Loë, die Gouvernante u einige Dienstbothen, von denen die eine im Sterben lag u auch nach 2 Tagen vollendete. Mit Ausnahme der von Schellchen Kinder wurden alle übrigen Patienten allöopath. behandelt. Als man aber sahe welchen raschen glüklichen Erfolg das homöop. Verfahren bei den Schellschen Kindern hatte, wurde ich gebeten die \Cur der/ Gouvernante, welche sich in großer Lebensgefahr befand u vom Arzte aufgegeben war auch zu übernehmen. Ich thats u nach 3 Stunden fing die Besserung an. Da bekam ich nun alle Patienten in Behandlung u sie sind sämtlich glüklich genesen. Auch hier mußte ich streng individualisiren. Bei allen entsprach zuerst die ipecacuanha, die in 4 Gaben X^o alle 4 Stunden gereicht fast Wunder that. Dann aber mußte ich einem Nux. X^o, dem anderen arsen. X^o, dem dritten phosphor X^o, dem vierten acid. nitri X^o, dem 5ten rhus X^o, dem sechsten bryonia X^o, dem 7ten belladonn. X^o reichen. Auch // (3/4) mehrere chronische Kranke fand ich dort mit erheblichen Uebeln. – Die Kinder des Baron v Schell, welche gleich von Haus aus homöop. behandelt wurden, hatten eigenlich gar kein stadium reconvalescentiae zu bestehen sondern traten nach gehobener Krankheit in die volle Gesundheit ein, die anderen bedurften längerer Zeit, ehe sie vollständig wohl sich fühlten.

Jezt nach 4 Wochen erkrankte die Gattin des +...+ ((ein Wort unleserlich)) Baron v Loë selbst an diesem Fieber. Ich muß[te] sogleich mit Extrapost hin, blieb 4 Tage dort u habe sie vorgestern außer Gefahr verlasse[n.] Mit ihr waren noch mehrere Leute im [Schloß] ((vgl. Haehl (1922), Bd.2, S. 220)) erkrankt, deren Behandlung ich gleichzeitig übernahm. Das Vertrauen zur Homöopathie nach diesen Begebenheiten ist dort so groß, daß selbst die gemeinen Leute die Augenzeuge davon waren nichts mehr von allöop. Behandlung wissen wollen. – Ich bitte Sie aber, von dem eben mitgetheilten nichts öffentlich bekant machen zu lassen, weil Baron v Loë es nicht wünscht.

Er möchte nun gern einen jungen unverheiratheten Arzt engagiren, dem er auße[r] Wohnung u freier Station auf dem Schlosse noch ein ansehnliches Honorar geben möchte, aber wo einen hernehmen?
Zu Barmen ist Dr. Heidrich ein reiner tüchtiger Homöopath.

> Leben Sie wohl! Mit inniger Hoc[hachtung]
> bin ich stets Ihr treuergebenster
> Aegidi

P.S. Der Prinz befindet sich wohler u geht seiner völligen Genesung entgegen.

+ Randbemerkung ((Seite 1)): Auch der Prinz läßt Sie bitten, das ihm mitgetheilte Gutachten ja nicht irgendwo druken zu lassen[.]

* Vermerk Hahnemanns: Aegidi 3 März beantwortet

** Vermerk Hahnemanns ((unleserlich.))

4.1.10 Karl Julius Aegidi: Brief an Samuel Hahnemann vom 3.10.1832 (IGM Stuttgart, A 35):

*

Ballenstedt d 3. Octbr 32.

Mein Hochverehrtester Freund u Gönner!   –

Als ich gestern von Bernburg hier ankam, machte ich sogleich der Prinzessin meine Aufwartung. Sie gab mir beim Weggehen ein von ihr an mich geschriebenes Briefchen, welches ich, im Vertrauen auf Ihre Verschwiegenheit, abschriftlich Ihnen anbei übersende. Ich kann daraus noch nicht recht klug werden. Sie ist ungnädig über meine Abreise, obgleich sie die Nothwendigkeit daran einsah, als ich ihr vorstellte, ich hätte um Ihretwillen mehrere Einrichtungen \zu der großen Reise/ noch zu treffen u die Zeit wäre gar zu kurz. Man kann doch zu solch einer großen Reise nicht ganz unvorbereitet, wie der Soldat zum Marsche schreiten, solch' eine lange Abwesenheit würde eine Vorbereitung von mehreren Wochen nöthig machen. Mein Engagement bei der Prinzessin war von der Art stipulirt, daß mir eine unbeschränkte Praxis nebenbei gestattet ward, denn von den 800 rc. kann man in Düsseldorf nicht leben. Will die Prinzessin, daß ich ein Jahr mit ihr abwesend bin, so versteht es sich von selbst, daß ich mich auf keine anderweite Praxis einlassen <u>kann</u>, dann aber möge sie mich so besolden, daß ich für jenen Verlust entschädigt werde. Nun aber habe ich auch Verpflichtungen gegen viele Kranke, die ich doch nicht, so kurz angebunden, im Stiche lassen kann. Die Prinzessin meint zwar, es wäre ausbedungen, sie auf Reisen stets zu begleiten. Von der anderen Seite aber ging ich einzig u allein auf die Anstellung nur ein, wenn man mir die Freiheit sicheren wolle, meine homöopath. Mittel selbst bereiten und <u>an Jedermann</u> ausgeben zu dürfen. Das ist nicht gehalten worden. Es ist mir streng von der Regierung verboten bei Strafe, keinem Menschen ein homöop. Pulver mehr zu reichen, auch darf ich die Mittel nicht aus <u>einer</u> Apotheke, sondern soll sie (wenn die Herren Apotheker so gnädig sind, sie mir zu verabfolgen) aus <u>allen</u> Apotheken verschreiben // (1/2), damit kein Apotheker vor dem anderen einen Vorzug genieße. So sehr ich auch den Prinzen bat, mich dagegen in Schutz zu nehmen, so ist es doch nicht geschehen. Ich darf nach diesem, streng genommen, also keinen Kranken weiter behandeln, meine ganze Praxis hat ein Ende, wer entschädigt mich also für solchen Verlust? Ich soll meine Verpflichtungen halten, während die ihrigen so ohne weiteres aufgehoben werden? Die durchlauchtige Prinzessin findet es höchst Unrecht, daß ich meine Patienten Monate lang ohne ärztlichen Rath lasse (wer ist denn Schuld daß solches geschieht?!) u für keinen Stellvertreter (!) sorge. Nun? wo denn einen hernehmen, womit ihn besolden u entschädigen? ich soll ihm wohl die Hälfte meiner 800 rc geben, damit nicht <u>einer</u>, sondern <u>zwei</u>

verhungern? Ich soll bei der Regierung darauf antragen? <u>Der Prinz</u> vermag mich nicht bei der Regierung in Schutz zu nehmen, wie soll <u>ich</u> es für einen Stellvertreter im Stande sein? Die Prinzessin hat mich an Sie gewiesen, Sie würden mir einen nachweisen. Nun, wenn Sie nur auch so gütig sein wollen, mir nachzuweisen, wovon der Mann leben soll; denn von einer freien Praxis in Düsseldorf kann zur Zeit noch kein Homöopath subsistiren, solange noch die zahllosen Allöopathen kein Mittel unversucht lassen, ihn beim Publicum verdächtig zu machen, was besonders in katholischen Ländern gar gut gelingt. Will also die durchlauchtige Prinzessin, daß ich einzig nur ihrem Winke folge, dann mag sie auch so gnädig sein, mir eine so unabhängige Subsistenz zu gewähren, daß ich keinen anderen Menschen brauche. So lange das aber nicht der Fall ist, darf sie nicht ungnädig sein, wenn ich mich bemühe, für meinen Lebensunterhalt auf alle mögliche Weise Sorge zu tragen. – Ich darf natürlich, der Respect erfordert es, alles das, was ich Ihnen jezt frei vom Herzen weg mitgetheilt habe, der Prinzessin nicht äussern, muß es geduldig verschluken u mich in Gottes Willen fügen, denn // (2/3) aus meinen früheren, weit besseren Verhältnissen herausgerissen, was sollt ich beginnen u wohin mich wenden, wenn die Prinzessin mir den Diens[t] aufsagte? – Sie Verehrtester sind daher der Einzige dem ich mich offen vertrauen, dem ich klagen darf. Sie haben überdem das unbedingte Vertrauen bei der Prinzessin, Sie sind allein im Stande, ihr etwas frei zu sagen u darum bitte ich Sie, mein väterlicher Freund, meine Gerechtsame in Schutz zu nehmen, <u>ohne ihr aber merken zu lassen</u>, daß ich dieserhalb an Sie schr[ieb.]

Heute habe ich an Dr. Pupke nach Olezko geschrieben u ihm wegen Mühlhausen Mittheilung gemacht. Er wird sich nun wohl demnächst an Sie wenden.

Empfehlen Sie mich den verehrten Ihrigen u genehmigen Sie die Versicherung meiner unwandelbaren Hochachtung, mit der ich stets bin

Ihr

dankschuldigster

Aegidi

Ich habe der Prinzessin eröffnet, daß ich nicht nach Düsseldorf reisen u hier bleiben würde, dann aber wäre ich nicht im Stande, wenn sie nach Italien ginge, sogleich mitzureisen. Sie würde mir alsdann erlauben müssen, später nachzukommen, denn ich hätte doch nothwendig mehrere Einrichtungen zu der Reise zu treffen. Sie will nun aber lieber, daß ich jezt nach Düsseldorf gehe, um später sogleich die Reise mitmachen zu können. Daher reise ich morgen d. 4ᵗ. October von hier ab. – Nochmals bitte ich Sie sehr, von dem jezt Ihnen mitgetheilten keinen mir etwa nachtheilig werdenden Gebrauch zu machen. // (3/4)

Abschrift ((des Schreibens der Prinzessin))

Diesen vergangenen Sommer, als Sie über 2 Monate Urlaub von mir erhalten hatten, wegen dem Ordnen Ihrer Geschäfte in Königsberg erzählte Gräfin Schulenburg mir, sie habe einen Brief von Gräfin Schladen erhalten, welcher Ihr[er] Frau auftrug, mir sagen zu lassen, ob ich Ihnen nicht wieder Urlaub geben wollte, nachdem Sie von Preussen zurükgekehrt wären, sie sei noch betrübt durch den erlittenen Verlust u Ihre Kranken in Düsseldorf verlangten Ihre Rükkehr. Meine Antwort durch Gräfin Schulenburg an Gräfin Schladen für Ihre Frau lautete, es würde von Umständen abhängen, ob es geschehen könne oder nicht. – Hätten Sie jezt nicht zum zweitenmale Urlaub begehrt, so hätte ich dies mit Schweigen übergangen, <u>wünsche jedoch in Zukunft, daß es mir allein überlassen bleibe, zu bestimmen, wann u ob ich Ihnen Urlaub ertheilen kann.</u> Der Herzog war verwundert, daß Sie jezt nach Düsseldorf zurükkehren, doch sagte ich ihm, sobald Ihre dortigen Patienten es erforderten, ich es um dieser willen für jezt erlaubte, obgleich es unter die schriftlichen Bedingungen mit einverstanden ist, daß Sie mich auf Reisen begleiten, so gestatte ich, da Sie noch keinen homöopathischen Stellvertreter haben, dies als Ausnahme für den gegenwärtigen Augenblik. Der Hofrath Hahnemann findet es selbst für die Folge nothwendig, daß Sie bei der Regierung in Düsseldorf bald auswirken, daß Sie einen homöopathischen Arzt als Gehülfe erhalten. Der Hofrath Hahnemann kennt einen dazu passenden, welchen er Ihnen empfehlen würde. – Schon vergangenen Winter machte der Prinz und ich Ihnen diesen Vorschlag, doch gingen Sie damals nicht // (4/5) darauf ein, welches doch zum Besten der Personen wäre, die Sie in Düsseldorf behandelten und welche diesen Sommer monatelang ohne homöopathischen Rath waren. Da es doch möglich noch ist, daß ich im November eine Reise nach Italien oder der Schweiz unternehmen werde, bei welcher Sie mich begleiten würden und ich vor dem Frühjahre nicht nach Düsseldorf zurükkehrte, so wäre es auf jeden Fall gut, wenn Sie Ihre Einrichtungen so treffen, daß Ihre Kranke nicht ohne die nöthige Hülfe bleiben, xx indem ich dieses nicht veranlassen möchte.
Indem ich Sie meiner Hochachtung versichere pp.

* Vermerk Hahnemanns: 5 oct. Aegidi zu seinen Gunsten an die Prinzeß geschrieben warum nach Düsseldorf kein homöopathischer zweiter Arzt kommen könne

4.1.11 Karl Julius Aegidi:
Brief an Samuel Hahnemann vom 29.11.1832
(IGM Stuttgart, A 40; auszugsweise gedruckt
in Haehl [1922], Bd. 2, S. 220):

*

Mein hochverehrter Freund u Gönner.   –

**

Unsere werthe Prinzessin ist recht munter hier wieder angelangt, ich habe mich über ihr gutes Aussehen recht sehr gefreut. Sie hat nun mit dem S. beendigt u wird Ihrer Vorschrift gemäß pausiren. Aus ihren Tagblättern werden Sie, was ihr Befinden betrifft, das Nähere ersehen. Geht es so gut fort, so ist viel zu hoffen. Der Prinz leidet noch immer, doch haben sich Symptome eingestellt, die offenbar von Einwirkung des Schwefels herrrühren zb. Tagesschläfrigkeit, Schwindel beim Drehen des Körpers nach der linken Seite, Kopfbefangenheit, Summen im Kopfe, Stechen in der linken Bauchseite usw. Er hat Ihrer Anordnung gemäß zum lezten Male an △/fr ((im Original stehen das Dreieck und die Buchstaben übereinander; die Bedeutung ist unbekannt.)) gerochen u habe ich ihm nun einige Mz Pulver gegeben, weil nach diesen Erscheinungen wohl rathsam sein möchte zu expectiren. Sollte binnen 14 Tagen das Ueberflüssige von Schwefel nicht verflogen sein, so werde ich einmal an merc. metall. riechen lassen.

Ganz ausgezeichnet gut gehts mit fast allen meinen Patienten, mehrere glänzende Erfolge haben einige große Gegner der Homöopathik unter den Laien bewogen zur besseren Heillehre überzugehen. In dem Gräflich von der Reckeschen Institute verwahrloseter Kinder zu Düsselthal (1/4 Meile von hier) habe ich eine förmliche homöopathische Heilanstalt eingerichtet (die erste öffentliche in Deutschland). Die wakere Gräfin von der Recke unterstüzt mich einsichtsvoll, mit großer Genauigkeit führt sie die Krankenjournale u dispensirt die von mir verordneten Arzneien, aus einer von Lappe angekauften vollständigen Officin. Die // (1/2) Heilerfolge in dieser Anstalt sind höchst bewundernswü[rdig.] Nach einiger Zeit werde ich darüber etwas öffentlich mit[theilen.]Vor kurzem besuchte mich ein beliebter Arzt aus Elberfe[ld, der] jezt fleißig die Homöopathik studirt u nächstens mit [der] Ausübung derselben öffentlich auftreten wird. Er erb[at sich] von mir nähere Anweisung zur Praxis, die ihm gern e[rtheilt] wurde. – Bönninghausen will nunmehr auch die and[eren] Arzneimittel in gleicher Weise, als die antipsorischen [bear]-beiten.

Binnen 14 Tagen schreibe ich wieder. Der Himmel erhalte S[ie] frisch u stark u mir Ihre väterliche Freundschaft. Empfehlen Sie mich den lieben Ihrigen bestens. Stets Ihr Sie innig verehrende[r]

J. Aegi[di]

Düsseldorf d. 29. Nov. 1832.

* Vermerk Hahnemanns: 16 Dez Aegidi beantwortet und geschrieben er soll den Prinz [Mercur]
((im Original wurde das Apothekerzeichen für Merkur verwendet)) riechen lassen und dann sep. auch bis +...+ ((vermutlich ein Wort unleserlich))

**Vermerk Hahnemanns: der Prinzessin soll er ehestens ph. riechen lassen gegen den Dru[kschmerz] im Hinterkopfe oder auch kali oder natrum

4.1.12 a) Karl Julius Aegidi:
Brief an Samuel Hahnemann vom 18.12.1832
(IGM Stuttgart, A 43):

*

Hochgeehrtester Freund u Gönner.

Im Auftrage unseres Prinzen übersende ich Ihnen einen Brief des General-stabsarzt v[.] Wiebel an denselben. Sie wissen, daß des Prinzen Division von Düsseldorf aufgebrochen ist u die Grenze besezt hält. Unter den gegenwärtigen Krankheitsverhältnissen (der Prinz hatte überdem das Unglük hier beim Auf-steigen auf einem Pferde einen Fall zu thun, u sich die linke Hand arg zu ver-stauchen) wünschte er, in Düsseldorf zurükbleiben zu können u beurlaubte sich zu Crefeld bei dem commandirenden General, dem er seine gegenwärtigen Krankheitsbeschwerden mittheilte. Der General war darauf sehr besorgt u bat den Prinzen, alles mögliche anzuwenden, um einer etwaigen Gefahr zu entge-hen, führte ihm mehrere bedenklich abgelaufene Fälle an u rieth ihm, sofort mit dem Generalarzt Dr. Francke Rüksprache zu nehmen. Dieser stellte dem Prin-zen die mögliche Gefahr vor u meinte, es müßten durchaus öftere Applicationen von Blutigeln, Blasenpflastern u innerlich Mercurialia bis zum Speichelfluß angewendet werden. Der Prinz aber erwiederte hierauf, er hätte sich mit vollem Vertrauen der homöopathischen Behandlung ergeben u wolle auch dabei bleiben. Kaum war der Prinz aber von Crefeld fort, so entstand dort vielfache Rüksprache über den Fall. Der Generalarzt Franke stellte dem commandirenden General vor, daß wenn der Prinz in den Händen der Homöopathen verbliebe, die größte Gefahr obschwebe. Hierauf schrieb dieser an den Fürsten Wittgen-stein, jener an den Generalstabsarzt v[.] Wiebel, um die Sache geflissentlich vor den König zu bringen. Natürlich ist dabei hauptsächlich abgesehen, der Homöo-pathie den Gnadenstoß zu versetzen u ihr wohl xx das // (1/2) Garaus zu machen, wozu dieser Fall die günstigste Gelegenheit darbietet. Allgemein sprechen hier unsere Feinde ganz laut, es wäre unverantwortlich, daß der Prinz ein Opfer des krassesten Charlatanismus würde u man müßte alles aufbiethen, ihn von seinem Wahne zu befreien, endlich wäre es aber einmal Zeit, der Nichtsthuerei der Homöopathen ein Ziel zu setzen. Trotz der mannigfachen Bestürmungen bleibt aber der Prinz standhaft, es geht überdem mit seinem Befinden etwas besser, u er wünscht nur, daß der König nicht auf ihn eindringe, sich den Alloopathen ergeben zu müssen. Er hat mir daher aufgetragen, Sie zu bitten, \Ihre Ansicht u/ ein begründetes Gutachten über diesen Fall mit vorzüg-licher Berüksichtigung der alloopath. Methode in ähnlichen Fällen aufzusetzen und ihm zuzusenden, damit er dasselbe dem Könige einreichen u ihn bitten könne, es zu verstatten, daß er auf dem, bisher mit Nutzen u fortschreitender Besserung betretenen Wege auch bis zur völligen Genesung bleiben dürfe.

Der Prinz ist sonst ** wohl, er schläft gut, ißt mit Apetit, hat täglich offenen Leib, ist heiter gestimt. Nur beim Umdrehen des Körpers nach der rechten u linken Seite, sowie beim Niederbüken bekomt er Schwindel, bisweilen hat er Kopfweh – Kopfbefangenheit – seit dem Falle auch immer ein steifes u schmerzhaftes Genik, bisweilen Flimmern vor dem rechten Auge u das Gedächtniß scheint etwas an Stärke verlohren zu haben. Namen bekanter Personen werden ihm oft nicht sogleich erinnerlich, er verspricht sich wohl auch, jedoch nur höchst selten, insofern er einen Namen verwechselt, weiß es aber u verbessert sich sogleich. Auch beim Lesen spricht er bisweilen ein anderes Wort aus, als gerade im Buche steht. Zum *** // (2/3) Frösteln von jeher geneigt, liebt er jezt mehr als früher die sehr warmen Zimmer, ((Diese und die folgenden Unterstreichungen einiger Symptome des Prinzen scheinen nicht von Aegidi zu stammen, sondern von Hahnemann, vermutlich dienten sie diesem für die Wahl des nächsten Arzneimittels.)) wodurch wieder Congestion nach dem Kopfe erregt wird. Sehr leicht erkältet er sich u wird von Catharr befallen. Vor acht Tagen erkältete er sich auf einer Spazierfahrt (+...+ ((ein Wort unleserlich)) vom Fahren bekomt er Kopfschmerz – eine eigenthümliche schmerzhafte Erschütterung im Kopf) bekam heftige rheumatische Schmerzen in den Armen, dem Genike, starkes Zahnweh mit Anschwellung des Gaumens u der Bake.

Nach dem von Ihnen dem Prinzen in Ballenstedt verordneten sulph. habe ich nur zweimal an merc. von 8 zu 8 Tagen riechen lassen. Ich würde ihm rhus verordnen, wenn ich nicht erst Ihre Ansicht abwarten wollte, der ich nun mit Sehnsucht entgegen sehe. Man muß nun alles aufbieten, den Prinzen so rasch u gründlich als möglich wieder herzustellen, damit man uns kein Verbrechen aufbürde, was sehr leicht geschehen kann, wenn er der verderblichen Alloo-pathie zum Opfer würde. –

Die Prinzessin leidet seit einiger Zeit, wie Sie aus den Berichten ersehen haben werden wieder an allen alten Zufällen, die wieder mit bedeutender Stärke in dem bekanten Cyclus auftreten. xx Ich habe nun seither nichts selbst gegeben u werde es auch nicht thun, bevor Sie es wünschen. Alle Erscheinungen indiciren xx die Anwendung des Mesmerismus, u ich bin fest überzeugt, daß die homöopath. Behandlung ohne seine Zuziehung ganz erfolglos bleiben wird. Die Prinzessin scheint jezt nicht mehr wie früher solche große Apprehension da-gegen zu haben u hat neulich geäußert, sie würde sich auch diesem Verfahren unterwerfen, wenn Sie es ausdrüklich wünschen u für gut halten sollten. Ich dächte Sie bereiteten sie darauf vor, ich glaube fest, sie würde außerordent-lichen Erfolg davon haben. Es könnte ja ohne alles // (3/4) Aufsehen zu erregen veranstaltet werden. Ich behandelte eine Dame, die ohne dieses Verfahren gewiß rettungslos verlohren gewesen sein würde. Die homöop. Mittel bewirk-ten keine Aenderung des Zustandes. Ich magnetisirte mit dem ausgezeich-netesten Erfolge u zwar par Distance unter Entwickelung der auffallendtsten Erscheinungen. Sollte der Pr. die nähere Berührung unleidlich sein, so könnte mans ebenso versuchen.

Dr. Pupke hat an mich geschrieben u mir angezeigt, daß er sich an Sie gewendet habe. Wie ist es damit geblieben? Ich interesssire mich sehr für diesen braven Mann, u wünschte ihn wohl den unangenehmen Verhältnißen, in denen er jezt sich befindet, enthoben zu sehen.

Der Himmel erhalte Sie froh u gesund. Den werthen Ihrigen mich bestens empfehlend bin ich stets

Ihr
treuergebener

Düsseldorf den 18 Dezember 1832.   Aegidi

* Vermerk Hahnemanns: 24 Dez Aegidi wegen der Prinzessin geantwortet
26 [Dez] das Gutachten für den Prinz

**Vermerk ((wahrscheinlich)) Hahnemanns: \jezt schon in Uebungen/ ((es ist nicht ganz klar, ob diese Einfügung von Hahnemann oder Aegidi stammt, eher von Hahnemann))

*** Vermerk Hahnemanns: Schwindel beim Bücken anac
wenn sie den Kopf ausrichtet oder bewegt +...+ ((ein Wort unleserlich)) als ginge alles mit ihr herum arn.

b) Abschrift eines Schreibens von Generalstabs-arzt von Wiebel an Prinz Friedrich von Preußen vom 12.12.1832 (IGM, A 41):

<u>Abschrift.</u>

Aus einem Schreiben des General Arztes Dr. Francke vom 7ᵗ. Armeecorps vom 3ᵗ. d. M. habe ich mit besonderem Bedauern entnommen, wie E. königl. Hoheit nach einem vor einiger Zeit erlittenen Sturze mit dem Pferde noch jezt an vor-übergehenden Anfällen von Schwindel leiden, die zwar nicht bedeutend, jedoch als Folge einer Erschütterung des Kopfes von der Art sind, daß sie in ärztlicher Hinsicht jede mögliche Aufmerksamkeit verdienen. Sr Majestät, der König, welchem ich von dem wesentlichen Inhalt des Schreibens des Dr. Francke allerunterthänigst Mittheilung zu machen, mich verpflichtet hielt, waren schon seit mehreren Tagen von E. königl. Hoheit selbst, von dem Höchstdieselben betroffenen Unfall unterrichtet u trugen mir auf, meine etwaigen Bedenklich-keiten über diese Schwindelanfälle dem Dr. Francke zu äussern u die größte Aufmerksamkeit auf den Krankheitszustand anzuempfehlen. Dies ist unterm 9ᵗ. d M. geschehen u ich würde mich hierzu auch schon selbst verpflichtet gehalten haben, da E. K. H. sich zur Beseitigung der obwaltenden Beschwerden homöopathischer Mittel zu bedienen geneigt gefunden haben. Heute haben des Königs Maj. in Folge eines an den Fürsten von Wittgenstein Durchl. gerichteten Schreibens des commandirenden Generals Herrn v Müthling Excellenz sich nochmals bewogen gefunden, mir zu befehlen, E. K. H. Höchstselbst meine Meinung über die auch in dem Schreiben des commandirenden Generals angeführten Krankheitserscheinungen zu Füßen zu legen. Es verdienen, wie ich schon anzuführen mir erlaubt habe, diese einige Zeit nach dem Sturze noch immer wiederkehrenden Anfälle von Schwindel die größte Aufmerksamkeit: denn eben so gut, als sie möglicher Weise, <u>ohne jede ärztliche Behandlung</u> allmählich weichen können, ist es auch durch die Erfahrung dargethan, daß dergleichen nach Erschütterungen des Kopfes und des Hirns zurükbleibenden Zufälle mehrere Wochen hindurch geringfügig scheinen, dennoch aber auf einem tiefbegründeten Leiden des Hirns beruhen u schnell lebensgefährlich gesteigert werden können. Wenngleich ich der homöopath. Curmethode in langwierigen in ihren Folgen nicht lebensgefährlichen körperlichen Leiden, unter besonderem von einem Kranken dafür gefaßten xx Vertrauen <u>hin u wieder</u> einen Platz einräumen will, so // (1/2) erscheint mir selbiges doch zu indifferent, als daß von derselben in einem in sein[en] Folgen so wichtigen Falle, wo es darauf ankomt, lebensgefährliche und leicht tödtlich werdende organische Veränderungen abzuwenden im mindesten etwas zu erwarten wäre, wenigstens hat sich solches in mehrfachen Versuchen erwiesen. ich halte daher die Behand-lung bei E. K. H. zu gewagt u wenn ich schon den p Dr. Franke in meinem Schreiben vom 9ᵗ. d M. ersucht habe mit E. K. H. höchster Erlaubnis auch ferner Gelegenheit zu nehmen, Höchstdieselben besuchen zu dürfen u bei etwaiger Fortdauer der zeitherigen Krankheitserscheinungen die Gefahr und die dringende Nothwendigkeit einer anderen durch die Erfahrung als angemessen anerkanten örtlichen und allgemeinen Behandlung vorzustellen, auch im nöthig erachteten Falle eine Konsultation mit einigen Regimentsärzten Höchstihrer Division oder mit dem Professor Dr Wutzer in Bonn in Vorschlag zu bringen; so wollen Höchstdieselben zu Gnaden halten, wenn ich nach dem Willen Sr. Maj. des Königs dies unterthänigst zu wiederholen und zugleich hinzuzufügen mir erlaube, daß es Sr. Maj. nach allerhöchstdero eigenen Worten zur Beruhigung gereichen wird, wenn E. K. H. meinen Rath gnädigst anzunehmen geruhen wollen.

Verzeihen E. K. H. die im Drange meines Herzens u aus Besorgniß für Ihr Wohl geführte offene Sprache u genehmigen Höchstdieselben schließlich die Ausdrüke meiner unbegrenzten Ehrfurcht.

Berlin den 12. December 1832

gez: v Wiebel

4.1.13 Karl Julius Aegidi: Brief an Samuel Hahnemann vom 6.8.1834 (IGM Stuttgart, A 61; auszugsweise gedruckt in Haehl [1922], Bd. 2, S. 492):

Hochgeehrtester Freund u Gönner!

＊

Sie haben mich durch gütige Mittheilung der mir von Seiten des Herzogs von Bernburg bevorstehenden Auszeichnung sehr überrascht, denn ich weiß davon noch kein Jota u möchte es bezweifeln, hätte ich es nicht aus Ihrer Feder. Der Herzog bezeigte sich bei seinem lezten Aufenthalte hier sehr gnädig gegen mich, ich mußte ihn auf allen Excursionen begleiten u war während meines ganzen Verweilens auf der Burg Rheinstein stets in seiner Nähe.

Was Sie mir sonst noch schreiben u aus gewiegter Erfahrung anrathen, will ich beherzigen u möglichst zu befolgen suchen, glaube aber kaum, daß hier davon Anwendung gemacht werden könne, denn unempfänglicher für die Großartigkeit der neuen Lehre habe ich noch kein Publicum gesehen. Wie gerne wäre ich zum 10ᵗ. Aug. in Ihrer Mitte! Doch das kann nun einmal nicht sein; dagegen aber freue ich mich später, Sie bewillkommen zu können, da wir Anfangs September wohl schon von hier nach Bernburg abreisen werden. Da gedenke ich denn mündlich mit Ihnen manches zu verhandeln.

Von Jahr werden Sie gehört haben, daß ich mit meiner Seherin zu Nürnberg noch immer in schriftlichem Verkehr stehe. Zwar ist sie unfähig zu schreiben, doch erhalte ich ein ziemlich // (1/2) vollständiges Tagebuch des Vorgefallenen von Zeit zu Zeit durch einen jungen Maler, einen gesetzten, ehrlichen, sehr wahrheitsliebenden Mann, der sich stets in ihrer Nähe befindet. Die lezten, mir nur gestern mitgetheilten Blätter enthalten viel interessantes, wovon einiges zu hören, Ihnen nicht unangenehm sein möchte.

Die Reizbarkeit dieses Mädchens für arzneiliche Einflüße ist außerordentlich groß, davon einige Beispiele: Eines Tages beklagte sie sich über einen Schmerz auf einem Punkte der Zunge u als ihr Bruder, den sie bat nachzusehen, was da wäre, mit dem Auge nichts abnormes entdeken konnte, berührte er die Stelle mit seinem Finger, gewahrte jedoch auch auf diese Weise nichts. Von dem Augenblik aber an, empfand die Kranke Geschmak von Schwefel, fing an zu spuken u bekam Speichelfluß, der einige Tage anhielt. Am anderen Tage erst äußerte sie gegen ihren Bruder ihre Beschwerde u erfuhr, daß er gestern einige Streukügelchen der höchsten Schwefelpotenzirung eingenommen // (2/3) habe.

Ein Kaufmann aus Berlin besuchte sie. Nach einigen Tagen, während welchen dieser Mann öfter die Hand des Mädchens berührt u in seinen Händen gehalten hatte, fing sie [an] zu spuken u bekam einen anhaltenden, starken

Speichelfluß, ganz ähnlich dem von Queksilber, so daß sie am ersten Tage schon ein ganz großes Beken diken, zähen Speichels entleerte. Sie schob es sogleich auf die Einwirkung jenes Mannes, der nachsinnend bekannte, man habe ihn vor 15 Jahren einer Queksilberkur unterworfen, wo selbst der Apotheker über die verschriebenen ungeheuren Dosen seine Verwunderung zu erkennen gab. Er fühle, sagte dieser Kaufmann, das Gift noch in in seinem Blute. Da er überdem chronisch sich war, so verordnete ihm das Mädchen, als er nach Berlin zurükreisete einige Gaben hochpotenzirten arum maculatum, die ihn in wenig Wochen ziemlich hergestellt haben sollen. Komt Freund Stüler zum 10ᵗ. Aug. nach Köthen, so würde derselbe über diesen Fall Ihnen nähere Auskunft geben können.

Noch merkwürdiger ist die Einwirkung des Creosots // (3/4) auf dieses Mädchens. Jener junge Maler nemlich hatte eines Tages, als er sie besuchte in seiner Tasche ein Gläschen, worin die 3ᵗ. Potenz: von Creosot befindlich. Von dem Momente an, als er sich der Kranken näherte, wa[rd] sie, den feindlichen Einfluß nicht mehr abwehren kö[nnend] xx mit fürchterlicher Gewalt xx afficirt. D[iese] nebenbei mitgetheilten Symptome, von ihr selbst während ihres Leidens angegeben, machen einen guten Anfang zur Ausprüfung dieses wichtigen Arzneisto[ff]s. Wollen Sie diese merkwürdigen Dinge den Freunden mittheilen, so thun Sie es; nur bitte ich ja keine öffentliche Bekantmachung derselben zu veranlassen, weil mir sonst unfehlbar alle weiteren Mittheilungen von dort versagt werden möchten, was ich um keinen Preis wünschte.

    Leben Sie recht wohl! Stets Ihr treu ergebener
Aegidi

Düsseldorf den 6 August 1834.

P.S.
Jezt eben erhalte ich von Herrn v Lasperg die Mittheilung der mir vom Herzoge gewordenen Gnade. Ich bitte Sie ergebenst, beikommendes Brieflein nach Bernburg abgehen zu lassen. – // (4/5)

Einwirkung des Erosols
3ᵗᵉ Potenz:

Mit W - S (desjenigen der die Arznei in der Tasche trug) Nahen, das Gefühl einer schweren drükenden Atmosphäre.

Geruch in der Nase wie beim Eintritt in ein Schulzimmer, in welchem über hundert Kinder mit Catarrh beladen sind.

Andringen glühender Hitze durch den ganzen Körper, besonders in Kopf u Händen, hielt man leztere in einer gewissen Entfernung vors Gesicht, so fühlte man den brennenden Hauch.

Große Bewegung im Blute, als ob es in's Kochen überginge, ebenso in allen Speicheldrüsen.

Starker Auswurf eines zähen, diken Schleimes, der sich nur mühsam ablösete.

Kopfschmerz; die Augenhölen wie ausgebrannt.

Schwere Gemüthsstimmung, Drang zum weinen.

Schwerer Athem, so daß ich öfter zu erstiken fürchtete.

Aufschwellen des ganzen Gesichts, besonders des Mundes u der Drüsen am Halse.

2ᵗ Tag

Morgens früh etwas Blutspuken, jedoch unbedeutend. –

Reiz zum Husten, der Hals schmerzhaft, heiser, wie ausgebrannt – Drüsenknoten am Halse, zunehmendes Anlaufen der Drüsen bis auf die Brust zu. – Brustschmerzen mit geringem Stechen – große Schmerzen im Unterleibe, als ob sich Geschwüre bilden wollten, wodurch mir das Aufsitzen im Bette sehr erschwert, später ganz unmöglich wurde. – Starker Speichelfluß – Ausschlag über der Oberlippe – schmerzliches Gefühl an den Nägeln, immer verzehrender Hitze u dabei oft das Ueberlaufen eines kalten Schauers. – gänzliche Ermattung, Zittern der Kniee, mühsames Sprechen – Schmerzen in der Zunge – Ekel vor aller Nahrung, nur mit großer Ueberwindung vermochte ich meine Tasse Cacaothea hinunterzubringen. – Großer Durst u doch dabei <u>Scheu</u> vor // (5 / 6) Wasser.

am 4[.] Tage

stärkerer Kopfschmerz, fortwährend reichlicher Speichelfluß, de[r sich] besonders <u>bei Annäherung mehrerer Menschen</u> vermehrte.

Bängliches Athmen, Puls wie Achteltakt –

am 5.ᵗ Tage

Verminderung des Auswurfs, Erweichung der Drüsenknoten, stärkere Brustschmerzen, Uebelkeit, Aufsteigen der Galle, Fieber.

am 6.ᵗ Tage

mehr Husten, die übrigen Symptome gemindert

am 7.ᵗ Tage

morgens wieder zäherer Auswurf u stärkerer Speichelfluß; Andrang des Bluts auf das Herz. – Leibschmerz, Reiz zum Erbrechen, große Erschöpfung.

Meinen Bedünken nach kann die gänzliche Wirkungsdauer dieses arzneilichen Einflußes unter 3 Wochen nicht beendigt sein.

* Vermerk Hahnemanns: 21 Aug beantwortet Aegidi.

Anmerkung:
Auf der 5. Seite diese Briefes befindet sich eine jetzt nicht mehr lesbare Rand-bemerkung Aegidis.

4.1.14 Karl Julius Aegidi:
Brief an Samuel Hahnemann, undatiert
(IGM Stuttgart, A 9):

☐

Mein hochgeehrtester Freund und Gönner

Im Auftrage der Prinzessin melde ich Ihnen, daß Ihre königl. Hoheit erst Sonnabend Nachmittag bei Ihnen eintreffen wird. Sie will nur die Frau Oberhofmeisterin Gräfin von Schulenburg mitnehmen (die unter uns gesagt, keine Gönnerin der Homöopathie ist, weil sie wahrscheinlich eine durch unsere Gegner erzeugte, verkehrte Ansicht von der Sache hat. Ich wünschte daher, daß der Eindruk, den sie von Ihnen mitnehme, ein recht wohlthätiger sein möge.) Ob ich die Prinzessin begleiten werde, weiß ich noch nicht, wie mir es scheint, will sie lieber allein hin. Sie wird Sie gewiß fragen, ob ich Sie mit allem bekant gemacht habe! was ja auch durch die schriftlichen Mittheilungen, sowie durch das Ihnen gestern mündlich überlieferte der Fall ist. Noch habe ich gestern, etwas mit Ihnen zu verhandeln vergessen. Die Prinzessin sagte mir nemlich einen mehrwöchentlichen Urlaub zu, um meine in großer Confusion liegenden finanziellen Angelegenheiten in Preußen reguliren zu können, wenn Sie ihren Zustand nicht so bedenklich (!!) finden sollten, daß ich mich auf eine kurze Zeit entfernen könnte. Zumal jezt in Ihrer Nähe und unter Ihrer unmittelbaren Behandlung wäre der beste Zeitpunct meine Abwesenheit zu entschuldigen. Sollte also darauf die Rede kommen, so bitte ich Ihr Urtheil demgemäß zu geben.

Gestern bei meiner Nachhausekunft fand ich einen Brief vom Regierungs[-] u Schulrath Ulrich aus Berlin. Zuvor muß ich bemerken, daß dieser Mann durch seine ausgebreiteten Kentnisse und seinen Scharfsinn die Aufmerksamkeit unseres Ministeriums u besonders des Minister Altenstein, dessen Liebling er ist, auf sich zog. Man schikte ihn einige Jahre auf Reisen, dann ward er in Düsseldorf als Regierungs Schulrath // (1/2) angestellt, man ließ aber auch hier ihn nicht, sondern berief ih[n] nach Berlin, wo er entweder als GeheimRath ins Ministerium +...+ ((Briefseitenrand beschädigt)) oder bei der neu zu gründenden polytechnischen Schule eine +...+ ((Briefseitenrand beschädigt)) bedeutende Rolle spielen wird. Ich lernte ihn in Düsseldorf [kennen] und unsere beiden Familien befreundeten sich bald aufs herzlichste[.] Er kannte die Homöopathie nur dem Namen nach u war, den [Grund]sätzen unseres Ministeriums folgend, ihr entgegen. Nun hör[te] er in Düsseldorf von mehreren meiner Heilungen, worunter ei[ni]ge sehr auffallende, er bat sich Belehrung aus, ich gab ihm da[s] Organon, disputirte mit ihm u siehe da, die Sache gewann nich[t] nur sein höchstes Interesse, sondern nahm ihn auch für sich ei[n. Als] er nach Berlin ging, versprach er mir, den vortheilhaftest[en Bericht] dem Minister zu machen. Jezt schreibt er mir unter an[derem]: „Hier in Berlin ist das Publicum der Homoeopathie sehr ge[n]eigt und Dieffenbach (!!) sagte mir vor einigen Tagen, dass fünf Aerzte den Anforderungen an Aerzten dieses Systems nicht genügen würden! Sie werden ja selbst sehen und urtheilen." Daß gerade Dieffenbach diese Äußerung gemacht, ist höchst merkwürdig. Ich möchte nun wohl gerne sobald als möglich nach Berlin, weil ich durch Ulrich Aussicht habe mit dem Minister zusammenzukomm[en,] Ulrich aber künftigen Monat Berlin verläßt, um seine Famili[e] von Düsseldorf zu holen.

Da der Erfahrung zu Folge gerade das Verbotene am meist[en] reizt, so hat die Vorsehung am Ende mit aller Weisheit uns[eren] Gegnern soviel Wuth gegen uns Raum gelassen, um der gerechten Sache zu ihrer Förderung recht vielen Anhang zu versch[af]fen; denn in dieser wichtigen Angelegenheit kann nur d[a]s große Publicum den Ausschlag geben, und wird es.

Noch lege ich Ihnen zur Ansicht einen Brief mit einem freimüt[higen] den Verfasser sehr ehrenden Bekentniße bei, den ich mir +...+ ((Briefseitenrand wurde abgeschnitten)) wieder abholen werde.

Mit innigster Hochachtung
Ihr
Aegidi

+ Randbemerkung, Seite 2:
   Daß was ich Ihnen über Ulrich geschrieben, bitte ich aber nicht weiter mitzutheilen, ich meine etwa öffentlich.

☐ Vermerk unbekannter Herkunft: <u>Aegidi</u>

4.2 Ein Brief an Prinzessin Luise von Preußen

Karl Julius Aegidi: Brief an Prinzessin Luise von Preußen vom 31.10.1834 (IGM Stuttgart, A 1062):

Durchlauchtigste
Gnädigste Prinzessin!

Ihrer Königlichen Hoheit zeige ich hierdurch unterthänigst an, daß Höchstdero Befehl an den Maler Wagner nach Nürnberg bereits abgefertigt worden ist.

Wenngleich in lezter Zeit Ihrer Königlichen Hoheit gnädiges Vertrauen ich schmerzlich vermisste, so war ich doch auf eine Eröffnung, wie sie mir durch den hohen Erlaß vom 26ᵗ October zu Theil ward, nicht gefaßt.

ich müßte sonach in gerechter Sorge wegen meiner Zukunft schweben, indem ich dem Dienste Ihrer Königlichen Hoheit eine sichere Lebenssubsistenz gewährende Stellung für immer zum Opfer darbrachte, wenn ich der erhabenen Fürsten Gerechtigkeit vertrauend, nicht voll Zuversicht den mir auf Befehl Ihrer Königlichen Hoheit zu machenden Eröffnungen des Hofrath Hahnemann entgegen sehen könnte, und daher mein ferneres Schiksal unverzagt // (1/2) erwarten darf.

Voll tiefster Devotion verharre ich

Ihrer Königlichen Hoheit

Berlin
d. 31 October 1834.   unterthänigster Diener

Aegidi

5 Literaturverzeichnis

5.1 Werke Aegidis

5.1.1 Ungedruckte Werke

Düsseldorf, Heinrich-Heine Institut:
Nachlaß Benzenberg: Brief von Karl Julius Aegidi an Johann Friedrich Benzenberg vom 17.2.1833.

Köthen, Historisches Museum:
Bescheinigung von Karl Julius Aegidi für Arthur Lutze vom 7.1.1851. V S 164, S. 332.

Stuttgart, Institut für Geschichte der Medizin der Robert Bosch Stiftung:
1. Briefe von Karl Julius Aegidi an Samuel Hahnemann vom 14.2.1831 bis 6.8.1834; IGM Stuttgart, A 14-61.
2. Brief von Karl Julius Aegidi an die Prinzessin Luise von Preußen vom 31.10.1834; IGM Stuttgart, A 1062.

Stuttgart, Landesbibliothek:
Brief von Karl Julius Aegidi an Immanuel Hermann Fichte vom 26.4.1874; Cod. Hist. 4° 593, Ie, Nr. 3.

5.1.2 Gedruckte Werke

Aegidi, Karl Julius (1819): De ruptura perinei. Dissertatio inauguralis medica, Berlin.

Aegidi, Karl Julius (1828): Mittheilungen über Homöopathie. Archiv für die homöopathische Heilkunst, Bd. 7, S. 71-96, 99-116.

Aegidi, Karl Julius (1829): Über homöopathische Diät. Archiv für die homöopathische Heilkunst, Bd. 8, S. 49-61.

Aegidi, Karl Julius (1832): Praktische Mittheilungen. Archiv für die homöopathische Heilkunst, Bd. 12, S. 121-134.

Aegidi, Karl Julius (1833): Homöopathische Heilung einer Art Veitstanz. Zeitung der homöopathischen Heilkunst, Bd. 7, S. 25-29.

Aegidi, Karl Julius (1834 a): Vorschläge zur Erweiterung der homöopathischen Technik. Archiv für die homöopathische Heilkunst, Bd. 14, S. 76-87.

Aegidi, Karl Julius (1834 b): Practische Mittheilungen. Zeitung der homöopathischen Heilkunst, Bd. 8, S. 9-12.

Aegidi, Karl Julius (1835 a): Erwiederung in Bezug auf einen bereits mehrfach gerügten Gegenstand. Allgemeine Homöopathische Zeitung, Bd. 7, S. 30-32.

Aegidi, Karl Julius (1835 b): Praktische Mittheilungen. Hygea, Zeitschrift für Heilkunst, Bd. 2, S. 32-34.

Aegidi, Karl Julius (1835 c): Beiträge zur homöopathischen Heilkunst. Hygea, Zeitschrift für Heilkunst, Bd. 2, S. 198-217.

Aegidi, Karl Julius (1837): Zuschrift. Hygea, Zeitschrift für Heilkunst, Bd. 6, S. 296.

Aegidi, Karl Julius (1838): Berichtigung. Allgemeine Homöopathische Zeitung, Bd. 12, S. 262-264, 278-281.

Aegidi, Karl Julius (1843): Gutachten. Allgemeine Homöopathische Zeitung, Bd. 24, S. 11.

Aegidi, Karl Julius (1844): Bemerkungen, der Versammlung homöopathischer Aerzte zu Magdeburg am 10. August 1844 mitgetheilt. Allgemeine Homöopathische Zeitung, Bd. 27, S. 129-138.

Aegidi, Karl Julius (1846): Kritik. Therapeutisches Taschenbuch für homöop. Aerzte. Herausgegeben von Dr. C. v. Bönninghausen. Allgemeine Homöopathische Zeitung, Bd. 30, S. 349-352, 364-365.

Aegidi, Karl Julius (1849 a): Die Dispensirfrage verhandelt in der Medizinalconferenz zu Berlin am 2. Juni 1849. Allgemeine Homöopathische Zeitung, Bd. 37, S. 163-172.

Aegidi, Karl Julius (1849 b): Dem Protokoll beigegebenes Separatvotum, das Selbstdispensiren homöopathischer Arzneien betreffend. Allgemeine Homöopathische Zeitung, Bd. 37, S. 172-173.

Aegidi, Karl Julius (1849 c): Separatvotum die Errichtung einer homöopathischen Klinik betreffend. Allgemeine Homöopathische Zeitung, Bd. 37, S. 176.

Aegidi, Karl Julius (1849 d): Kritik. Klinische Anweisungen zu homöopa-thischer Behandlung der Krankheiten. Ein vollständiges Taschenbuch der homöopathischen Therapie für Aerzte und Verehrer dieser Heilmethode, nach den bisherigen Erfahrungen bearbeitet von Dr. G. H. G. Jahr. Allgemeine Homöopathische Zeitung, Bd. 37, S. 236-239.

Aegidi, Karl Julius (1857 a): Erklärung. Allgemeine Homöopathische Zeitung, Bd. 54, S. 96.

Aegidi, Karl Julius (1857 b): Erklärung. Neue Zeitschrift für Homöopathische Klinik, Bd. 2, S. 94.

Aegidi, Karl Julius (1859): Eine Belladonna-Intoxication (Vergiftung) auf ungewöhnlichem Wege. Die Homöopathie, Volksblätter für homöopathisches Heilverfahren, Bd. 2, S. 3-4.

Aegidi, Karl Julius (1860 a): Homöopathische Skizzen. Prager Medicinische Monatschrift für Homöopathie, Balneotherapie und Hydropathie, 8. Jahr-gang, S. 1-2, 19-20.

Aegidi, Karl Julius (1860 b): Homöopathische Skizzen. Allgemeine Homöopa-thische Zeitung, Bd. 60, S. 61-62, 69-70, 76-78, 85-86.

Aegidi, Karl Julius (1860 c): Litterarische Notiz. Brief Aegidis an die Redak-tion der Allgemeinen Homöopathischen Zeitung. Allgemeine Homöopathi-sche Zeitung, Bd. 60, S. 119.

Aegidi, Karl Julius (1860 d): Urticaria. Neue Zeitschrift für Homöopathische Klinik, Bd. 5, S. 57-60, 65-68.

Aegidi, Karl Julius (1860 e): Psorin, zu wiederholter Prüfung angelegentlich empfohlen. Allgemeine Homöopathische Zeitung, Bd. 60, S. 185-187.

Aegidi, Karl Julius (1860 f): Sendschreiben in Betreff des von Grauvogl'schen Werkes: „Die Grundgesetze der Physiologie, Pathologie und homöopathi-schen Therapie". Allgemeine Homöopathische Zeitung, Bd. 61, S. 129-131.

Aegidi, Karl Julius (1861 a): Eine für die Homöopathie interessante Ent-deckung auf dem Gebiete der Chemie. Allgemeine Homöopathische Zeitung, Bd. 62, S. 14.

Aegidi, Karl Julius (1861 b): Eine für die Homöopathie interessante Ent-deckung auf dem Gebiete der Chemie. Prager Medicinische Monatschrift für Homöopathie, Balneotherapie und Hydropathie, 9. Jahrgang, S. 29-30.

Aegidi, Karl Julius (1861 c): Angina diphtheritica. Prager Medicinische Monatschrift für Homöopathie, Balneotherapie und Hydropathie, 9. Jahrgang, S. 33-35.

Aegidi, Karl Julius (1861 d): Tagesangelegenheiten. Allgemeine Homöopathische Zeitung, Bd. 62, S. 176.

Aegidi, Karl Julius (1862 a): Ein merkwürdiges Factum. Allgemeine Homöopathische Zeitung, Bd. 65, S. 122-124.

Aegidi, Karl Julius (1862 b): Zur Dosenfrage. Neue Zeitschrift für Homöopathische Klinik, Bd. 7, S. 183.

Aegidi, Karl Julius (1863 a): Hochpotenzen. Allgemeine Homöopathische Zeitung, Bd. 66, S. 49-50.

Aegidi, Karl Julius (1863 b): Ein Monitum. Allgemeine Homöopathische Zeitung, Bd. 66, S. 67-68.

Aegidi, Karl Julius (1863 c): Ein Fall von Diabetes mellitus. Allgemeine Homöopathische Zeitung, Bd. 67, S. 155-157.

Aegidi, Karl Julius (1863 d): Nachträgliche Bemerkungen zu dem in No. 20 dieses Bands mitgetheilten Fall von Diabetes mellitus. Allgemeine Homöopathische Zeitung, Bd. 67, S. 193-195.

Aegidi, Karl Julius (1864 a): Die drei Grundcharaktere von allgemeinen Gewebe- und Blutbeschaffenheiten. Allgemeine Homöopathische Zeitung, Bd. 68, S. 49-50.

Aegidi, Karl Julius (1864 b): Litterarische Besprechung (1. Homöopathische Pharmakopöe von Ludwig Deventer, 2. Homöopathischer Rathgeber für Nichtärzte von Ludwig Deventer). Allgemeine Homöopathische Zeitung, Bd. 68, S. 95-96, 102-104, 109-111.

Aegidi, Karl Julius (1864 c): Noch Etwas zu den von Grauvogl'schen „Grundcharakteren". Allgemeine Homöopathische Zeitung, Bd. 68, S. 125-126.

Aegidi, Karl Julius (1864 d): Beilage B. Zuschrift des Geh.-R. Dr. Aegidi in Freienwalde a/O., betreffend ein wichtiges altes, von den Homöopathen seither vernachlässigtes Heilmittel. Allgemeine Homöopathische Zeitung, Bd. 69, S. 111-112.

Aegidi, Karl Julius (1865 a): Erklärung. Allgemeine Homöopathische Zeitung, Bd. 70, S. 136.

Aegidi, Karl Julius (1865 b): Erklärung. Neue Zeitschrift für Homöopathische Klinik, Bd. 10, S. 72.

Aegidi, Karl Julius (1865 c): Atomisation. Allgemeine Homöopathische Zeitung, Bd. 71, S. 112.

Aegidi, Karl Julius (1866 a): Zur Frage betreffs epidemischer Heilmittel in der Homöopathie. Allgemeine Homöopathische Zeitung, Bd. 72, S. 1-2.

Aegidi, Karl Julius (1866 b): Eine Confession. Allgemeine Homöopathische Zeitung, Bd. 72, S. 64.

Aegidi, Karl Julius (1867): Litterarische Anzeige. Die positive Heilkunde von Fr. Wilhelm Ludwig Salinger. Allgemeine Homöopathische Zeitung, Bd. 75, S. 135-136.

Aegidi, Karl Julius (1869 a): Zur breslauer Petition. Allgemeine Homöopathische Zeitung, Bd. 78, S. 7.

Aegidi, Karl Julius (1869 b): Dankschreiben an den Centralverein. Allgemeine Homöopathische Zeitung, Bd. 78, S. 128.

Aegidi, Karl Julius (1869 c): Kaolin. Allgemeine Homöopathische Zeitung, Bd. 79, S. 128.

Aegidi, Karl Julius (1869 d): Sprechsaal. Neue Zeitschrift für Homöopathische Klinik. Bd. 14, S. 191-192.

Aegidi, Karl Julius (1873): Variolin. Allgemeine Homöopathische Zeitung, Bd. 86, S. 78-79.

Aegidi, Karl Julius (1911): Posthum gedruckte Briefe. In: Berliner homöopathische Zeitschrift, Bd. 2, S. 75-93, 153-157, 217-220.

5.2 Weitere Literatur

5.2.1 Ungedruckte Werke

Berlin, Geheimes Staatsarchiv – Preussischer Kulturbesitz:
1. I. HA Rep. 89 (2.2.1) Nr. 2023 „Rother Adlerorden": Vermischtes, die Person Aegidis betreffend.
2. I. HA Rep. 100 (2.2.10) Nr. 3986: Akte in betreff der Anträge Aegidis auf Adelsanerkennung.

Stuttgart, Institut für Geschichte der Medizin der Robert Bosch Stiftung:
1. 2 Krankenjournale von Samuel Hahnemann.
   a) Das 1. Journal beginnt mit dem 15.11.1822 und endet mit dem 16.6.1823; IGM Stuttgart, D 25.
   b) Das 2. Journal beginnt mit dem 16.6.1823 und endet mit dem 3.3.1824; IGM Stuttgart, D 26.
2. Briefe von Samuel Hahnemann an Karl Julius Aegidi von 2.9.1829 bis 7.1.1836; IGM Stuttgart, A 10-65.
3. Gutachten von Samuel Hahnemann über den Prinzen Friedrich von Preußen vom 25.12.1832; IGM Stuttgart, A 747.
4. Nachricht von Samuel Hahnemann für Gottfried Lehmann vom 8.11.1834; IGM Stuttgart, A 64.
5. Briefe von Samuel Hahnemann an die Prinzessin Luise von Preußen: ein Brief ist undatiert, der andere vom 9.11.1834; IGM Stuttgart, A 1066 (Blatt 0), 1067.
6. Brief von Samuel Hahnemann an Clemens von Bönninghausen vom 8.2.1835; IGM Stuttgart, A 845.
7. Brief von Samuel Hahnemann an unbekannten Kollegen vom 23.9.1836; IGM Stuttgart, A 859.

Stuttgart, Institut für Geschichte der Medizin der Robert Bosch Stiftung:
1. Briefe der Prinzessin Luise von Preußen an Samuel Hahnemann vom 7.2.1832 bis 11.11.1834; IGM Stuttgart, A 982-1070.
2. Einträge der Prinzessin Luise von Preußen in ihr „Journal": IGM Stuttgart, A 1001 vom 5.7.1832–9.7.1832 sowie IGM Stuttgart, A 1057 vom 9.10.1834–29.10.1834.

Stuttgart, Institut für Geschichte der Medizin der Robert Bosch Stiftung:
Brief von Martha Aegidi an Richard Haehl vom 13.1.1922; IGM Stuttgart, A 3.

5.2.2 Gedruckte Werke

Allgemeine deutsche Real-Encyklopädie für die gebilden Stände (1830). (Conversations-Lexikon.) In 12 Bänden. Siebente Originalauflage. Verlag F. A. Brockhaus, Leipzig.

Anonymus (1847): Verein zur Verbreitung und Förderung der Homöopathie in der Provinz Preußen. Allgemeine Homöopathische Zeitung, Bd. 33, S. 249-252.

Attomyr, Joseph (1844): Gesetze für Gabengröße und Wiederholung. Neues Archiv für die homöopathische Heilkunst, Bd. 1, S. 1-21.

Backhausen (1835): Ueber Gabengröße. Allgemeine Homöopathische Zeitung, Bd. 7, S. 145-150.

Benzenhöfer, Udo (1993): Psychiatrie und Anthropologie in der ersten Hälfte des 19. Jahrhunderts. Guido Pressler Verlag, Hürtgenwald.

Bicking, Franz (1849): Zweiter Bericht über die Versammlung von Aerzten zur Berathung der Medizinalreform in Berlin. Allgemeine Homöopathische Zeitung, Bd. 37, S. 177-213.

Bönninghausen, Clemens von (1832): Systematisch-Alphabetisches Repertorium der antipsorischen Arzneien, nebst einem Vorworte des Herrn Hofraths Dr. S. Hahnemann über die Wiederholung der Gabe eines homöopathischen Heilmittels. Verlag der Coppenrathschen Buch-und Kunsthandlung, Münster.

Bönninghausen, Clemens von (1846): Therapeutisches Taschenbuch für homöopathische Aerzte, zum Gebrauche am Krankenbette und beim Studium der reinen Arzneimittellehre. Verlag der Coppenrathschen Buch- und Kunsthandlung, Münster.

Bönninghausen, Clemens von (1863): Das Krankenjournal. Allgemeine Homöopathische Zeitung, Bd. 67, S. 129-131.

Boericke, William (1921): Pocket Manual of Homoepathic Materia Medica. Ninth Edition. B. Jain Publishers Pvt. Ltd., New Delhi. Reprinted 1988.

Bolle, Hirschel, Meyer und *Müller, Clotar (1865):* Protest. Allgemeine Homöopathische Zeitung, Bd. 70, S. 113-114.

Brockhaus' Konversations-Lexikon (1898). 17 Bände. Vierzehnte vollständig neubearbeitete Auflage. Verlag F. A. Brockhaus in Leipzig, Berlin und Wien.

Callisen, Adolph Carl Peter (1830–1845): Medicinisches Schriftsteller-Lexicon der jetzt lebenden Aerzte, Wundärzte, Geburtshelfer, Apotheker, und Natur-forscher aller gebildeten Völker. 33 Bände, Copenhagen, Altona, gedruckt im Königl. Taubstummen-Institute zu Schleswig.

Clarke, John Henry (1921): A Dictionary of Practical Materia Medica. Three volumes. B. Jain Publishers Pvt. Ltd., New Delhi, Reprint 1988.

[Clarke, John Henry] (1990–1995): Der Neue Clarke, eine Enzyklopädie für den homöopathischen Praktiker von Thomas von Grudzinski und Peter Vint. Bd. 1-9. Silvia Stefanovic, Verlag für homöopathische Literatur, Bielefeld.

Deutsches Biographisches Archiv, Microficheedition, 1-1421. München 1982.

Drescher (1835): Journalistik, Vorschläge zur Erweiterung der homöop. Technik. Allgemeine Homöopathische Zeitung, Bd. 6 , S. 218-219.

Eppenich, Heinz (1993): Diätet(h)ik und Homöopathie. Zeitschrift für Klassische Homöopathie, Bd. 37, S. 65-75.

Eppenich, Heinz (1995): Geschichte der deutschen homöopathischen Krankenhäuser. Von den Anfängen bis zum Ende des ersten Weltkriegs. Karl F. Haug Verlag, Heidelberg.

Faber, Karl-Heinz (1996): Die homöopathische Zeitschrift Hygea als Spiegel einer neuen Heilmethode. In: *Dinges, Martin* (Hrsg.): Homöopathie: Patienten, Heilkundige, Institutionen; von den Anfängen bis heute. Karl F. Haug Verlag, Heidelberg. S. 255-269.

Falk, Pagel (1962): Ernst H. Horn. In: *Hirsch, August* (Hrsg.): Biographisches Lexikon der hervorragenden Ärzte aller Zeiten und Völker. Bd. 3, dritte, unveränderte Auflage. Verlag von Urban & Schwarzenberg, München – Berlin. S. 297-298.

Frölich, H. (1962): Johann Wilhelm von Wiebel. In: *Hirsch, August* (Hrsg.): Biographisches Lexikon der hervorragenden Ärzte aller Zeiten und Völker. Bd. 5, dritte, unveränderte Auflage. Verlag von Urban & Schwarzenberg, München – Berlin. S. 926-927.

Genzke, Johann Carl Ludwig (1859): Die Schmarotzer in der Homöopathie. Der Hochpotenzenunfug. Neue Zeitschrift für Homöopathische Klinik, Bd. 4, S. 129-133.

[Gerstel, Adolf?] (1874): Nekrolog. Internationale Homöopathische Presse, Bd. 4, S. 368.

Gollwitzer, Heinz (1953): Ludwig Karl James Aegidi. In: Historische Kommission bei der Bayerischen Akademie der Wissenschaften (Hrsg.): Neue Deutsche Biographie. Bd. 1. Duncker & Humblot, Berlin. S. 88.

Griesselich, Ludwig (1835–1836): Kritisches Repertorium der homöopathischen Journalistik. Herausgegeben von einer Gesellschaft practischer Aerzte unter nächster Mitwirkung von Dr. L. Griesselich, Heft 1-4. Bei Christian Ernst Kollmann, Leipzig.

Griesselich, Ludwig (1837): Irrpfade in der Praxis. Eine nicht-ironische Darstellung. Hygea, Zeitschrift für Heilkunst, Bd. 6, S. 519-524.

Griesselich, Ludwig (1848): Handbuch zur Kenntniss der homöopathischen oder specifischen Heilkunst. Verlag von Malsch und Vogel, Carlsruhe.

Groß, Gustav Wilhelm (1843): Vorschlag des Dr. Groß. Allgemeine Homöopathische Zeitung, Bd. 23, S. 325.

Groß, Rudolf Hermann (1850): Bemerkungen. Allgemeine Homöopathische Zeitung, Bd. 38, S. 158-160.

Gross (1862): Eine Erläuterung zu der Krankheitsgeschichte des Herrn Dr. Aegidi. Allgemeine Homöopathische Zeitung, Bd. 65, S. 155-156.

Gurlt, E. (1862 a): Christian Ludwig Mursinna. In: *Hirsch, August* (Hrsg.): Biographisches Lexikon der hervorragenden Ärzte aller Zeiten und Völker. Bd. 4, dritte, unveränderte Auflage. Verlag von Urban & Schwarzenberg, München – Berlin. S. 307-309.

Gurlt, E. (1862 b): Christoph Wilhelm Hufeland. In: *Hirsch, August* (Hrsg.): Biographisches Lexikon der hervorragenden Ärzte aller Zeiten und Völker. Bd. 3, dritte, unveränderte Auflage. Verlag von Urban & Schwarzenberg, München – Berlin. S. 329-332.

Gurlt, E. (1862 c): Gottlieb Friedrich Heinrich Kuechenmeister. In: *Hirsch, August* (Hrsg.): Biographisches Lexikon der hervorragenden Ärzte aller Zeiten und Völker. Bd. 3, dritte, unveränderte Auflage. Verlag von Urban & Schwarzenberg, München-Berlin. S. 624.

Haberling, Wilhelm (1936): Die Geschichte der Düsseldorfer Aerzte und Krankenhäuser bis zum Jahre 1907, Düsseldorfer Jahrbuch, Bd. 38, herausgegeben vom Düsseldorfer Geschichtsverein. Verlag von Ed. Lintz, Düsseldorf.

Haberling, W. (1962): Matthias Marenzeller. In: *Hirsch, August* (Hrsg.): Biographisches Lexikon der hervorragenden Ärzte aller Zeiten und Völker. Bd. 4, dritte, unveränderte Auflage. Verlag von Urban & Schwarzenberg, München – Berlin. S. 77.

Haehl, Richard (1922): Samuel Hahnemann. Sein Leben und Schaffen. 2 Bände. Reprint 1922 Willmar Schwabe, T & W Verlags Gmbh, Dreieich 1988.

Hahnemann, Samuel (1810): Organon der rationellen Heilkunde, erste Auflage. Arnoldische Buchhandlung, Dresden.

Hahnemann, Samuel (1818): Reine Arzneimittellehre, Vierter Theil, erste Auflage. Arnoldische Buchhandlung, Dresden.

Hahnemann, Samuel (1819): Reine Arzneimittellehre, Fünfter Theil, erste Auflage. Arnoldische Buchhandlung, Dresden.

Hahnemann, Samuel (1825): Reine Arzneimittellehre, Dritter Theil, zweite, vermehrte Auflage. Arnoldische Buchhandlung, Dresden.

Hahnemann, Samuel (1828): Die chronischen Krankheiten, ihre eigenthümliche Natur und homöopathische Heilung, Theil I. Arnoldische Buchhandlung, Dresden.

Hahnemann, Samuel (1829): Organon der Heilkunst, vierte verbesserte und vermehrte Auflage. Arnoldische Buchhandlung, Dresden und Leipzig.

Hahnemann, Samuel (1833): Organon der Heilkunst, fünfte verbesserte und vermehrte Auflage. Arnoldische Buchhandlung, Dresden und Leipzig.

Hahnemann, Samuel (1838): Die chronischen Krankheiten, ihre eigenthümliche Natur und homöopathische Heilung. Vierter Theil, zweite, viel vermehrte und verbesserte Auflage, Verlag von J. E. Schaub, Düsseldorf.

Hahnemann, Samuel (1864): Brief an Karl Julius Aegidi vom 6.1.1832. Allgemeine Homöopathische Zeitung, Bd. 68, S. 16.

Hahnemann, Samuel (1921): Organon der Heilkunst. Nach der handschriftlichen Neubearbeitung Hahnemanns für die 6. Auflage herausgegeben und mit einem Vorwort versehen von Richard Haehl. Verlag von Willmar Schwabe, Leipzig.

Handley, Rima (1993): Eine homöopathische Liebesgeschichte: das Leben von Samuel und Melanie Hahnemann. Aus dem Englischen übertragen von Corinna Fiedler. Verlag C.H. Beck, München.

Harig, Georg und *Peter Schneck (1990):* Geschichte der Medizin. Verlag Gesundheit GmbH, Berlin.

Hartmann, Franz (1835): Correspondenznachrichten und Miscellen. Allgemeine Homöopathische Zeitung, Bd. 7, S. 128.

Hartmann, Franz (1843): Vorschlag des Dr. Hartmann. Allgemeine Homöopathische Zeitung, Bd. 23, S. 325-327.

Hering, Constantin (1833): Etwas über Wiederholung der Mittel. Archiv für die homöopathische Heilkunst, Bd. 13, S. 67-82.

Hering, Constantin (1888): The Guiding Symptoms of our Materia Medica. Volume VI. Published by the Estate of Constantine Hering, 112 and 114 North Twelfth Street, Philadelphia.

Hirsch, August (1962): Johann Christian Friedrich Harless. In: *Hirsch, August* (Hrsg.): Biographisches Lexikon der hervorragenden Ärzte aller Zeiten und Völker. Bd. 3, dritte, unveränderte Auflage. Verlag von Urban & Schwarzenberg, München – Berlin. S. 58-60.

[Hirschel, Bernhard?] (1863): Hochpotenzen. Neue Zeitschrift für Homöopathische Klinik, Bd. 8, S. 79.

Hjelt, O. (1962): Dr. Friedrich Gisevius. In: *Hirsch, August* (Hrsg.): Biographisches Lexikon der hervorragenden Ärzte aller Zeiten und Völker. Bd. 2, dritte, unveränderte Auflage. Verlag von Urban & Schwarzenberg, München – Berlin. S. 764.

Hjelt, O. (1962): Dr. Bruno Gisevius. In: *Hirsch, August* (Hrsg.): Biographisches Lexikon der hervorragenden Ärzte aller Zeiten und Völker. Bd. 2, dritte, unveränderte Auflage. Verlag von Urban & Schwarzenberg, München – Berlin. S. 764-765.

Hohenzollern-Jahrbuch (1911): Seidel, Paul (Hrsg.). Giesecke & Devrient, Berlin. S. 281-284.

Jahr, Georg Heinrich Gottlieb (1834): Handbuch der Haupt-Anzeigen für die richtige Wahl der homöopathischen Heilmittel oder: sämmtliche zur Zeit näher gekannte homöopathische Arzneien in ihren Haupt- und Eigenwirkungen nach den bisherigen Erfahrungen am Krankenbette, bearbeitet und mit einem sytematisch-alphabetischen Repertorium versehen. Verlag von J. G. Schaub, Düsseldorf.

Jahr, Georg Heinrich Gottlieb (1849): Klinische Anweisungen zu homöopathischer Behandlung der Krankheiten. Ein vollständiges Taschenbuch der homöopathischen Therapie für Aerzte und Verehrer dieser Heilmethode, nach den bisherigen Erfahrungen bearbeitet. Herrmann Bethmann's Verlag, Leipzig.

Jantzon (1847 a): Entgegnung. Allgemeine Homöopathische Zeitung, Bd. 33, S. 383-384.

Jantzon (1847 b): Brief an Karl Julius Aegidi vom 12.10.1847. Allgemeine Homöopathische Zeitung, Bd. 34, S. 30-32.

Jütte, Robert (1996): Deutschland. In: *Dinges, Martin* (Hrsg.): Weltgeschichte der Homöopathie. C. H. Beck, München. S. 1-37.

Kahnt, Helmut und *Bernd Knorr (1987):* Alte Maße, Münzen und Gewichte. Meyers Lexikonverlag. Bibliographisches Institut Mannheim – Wien – Zürich.

Kannengießer, Ursula-Ingrid (1996): Der Tierarzt J.J.W. Lux (1773–1849) und die Veterinärhomöopathie im 19. Jahrhundert. In: *Dinges, Martin* (Hrsg.): Homöopathie: Patienten, Heilkundige, Institutionen; von den Anfängen bis heute. Karl F. Haug Verlag, Heidelberg. S. 228-252.

Kent, James Tyler (1921): Repertory of the homoepathic materia medica. Enriched Indian Edition, Reprinted From Sixth American Edition. B. Jain Publishers (P) LTD, New Delhi. Reprinted 1989.

Kirschleger, Friedrich (1841): Gleichzeitige Anwendung verschiedener Arzneien durch Mischung. Hygea, Zeitschrift besonders für specifische Heilkunst, Bd. 14, S. 371-373.

Köhler, Gerhard (1988): Lehrbuch der Homöopathie. Bd. 1: Grundlagen und Anwendung. 5., durchgesehene und überarbeitete Auflage. Hippokrates Verlag, Stuttgart.

Königsberger Verein zur Förderung und Verbreitung der Homöopathie in der Provinz Preußen (1848): Eingabe an das Ministerium der geistlichen, Unterrichts- und Medizinal-Angelegenheiten vom 13.7.1848. Allgemeine Homöopathische Zeitung, Bd. 35, S. 252-256.

Kottwitz, Friedrich (1985): Bönninghausens Leben. Hahnemanns Lieblingsschüler. O.-Verlag, Berg am Starnberger See.

Landesmann, J. (1869): Kaolin. Ein großes Heilmittel im Croup. Allgemeine Homöopathische Zeitung, Bd. 79, S. 105-106.

Lobethal, Julius (1868): Aufforderung an alle homöopathischen Aerzte Norddeutschlands. Allgemeine Homöopathische Zeitung, Bd. 77, S. 142-144.

Lutze, Arthur (1865): Samuel Hahnemann's Organon der Heilkunst. 6. Auflage. Verlag der Lutze'schen Klinik, Coethen.

Lutze, Arthur (1881): Samuel Hahnemann's Organon der Heilkunst. 7. Auflage. Paul Schettler's Verlag, Köthen.

Marle, Walter (1932): Guttmanns Medizinische Terminologie. 25. und 26. Auflage. Urban & Schwarzenberg, Berlin – Wien.

Melicher, Ludwig Karl Aegidi (1847): Brief an den homöopathischen Verein für Ostpreußen vom 10.8.1847. Allgemeine Homöopathische Zeitung, Bd. 33, S. 248.

Mezger, Julius (1988): Gesichtete Homöopathische Arzneimittellehre, 2 Bände. 8. Auflage. Karl F. Haug Verlag, Heidelberg.

[Meyer?] (1869): Eine Jubelfeier. Allgemeine Homöopathische Zeitung, Bd. 78, S. 119-120.

Michalowski, Arnold (1990): Richtlinien zur Edition von Hahnemann-Handschriften. In: *Jütte, Robert* (Hrsg.): Medizin, Gesellschaft und Geschichte. Jahrbuch des Instituts für Geschichte der Medizin der Robert Bosch Stiftung. Bd. 9. Franz Steiner Verlag, Stuttgart. S. 195-203.

Pagel (1962): Friedrich H. Hufeland. In: *Hirsch, August* (Hrsg.): Biographisches Lexikon der hervorragenden Ärzte aller Zeiten und Völker. Bd. 3, dritte, unveränderte Auflage. Verlag von Urban & Schwarzenberg, München – Berlin. S. 332.

Puschmann (1962): Karl Julius Aegidi. In: *Hirsch, August* (Hrsg.): Biographisches Lexikon der hervorragenden Ärzte aller Zeiten und Völker. Bd. 1, dritte, unveränderte Auflage. Verlag von Urban & Schwarzenberg, München – Berlin. S. 36-37.

Raj, N. and *Raghunathan, K. (1977):* Reflections from the life of Dr. Karl Julius Aegidi the founder of the first Paediatric Homeopathic Hospital. Bulletin of the Indian Institute of History of Medicine, Volume 7, 45-50.

Redaktion der Allgemeinen Homöopathischen Zeitung (1833): Correspondenznachrichten und Miscellen. Allgemeine Homöopathische Zeitung, Bd. 1, S. 136.

Redaktion der Allgemeinen Homöopathischen Zeitung (1837): Miscellen. Allgemeine Homöopathische Zeitung, Bd. 12, S. 96.

Redaktion der Allgemeinen Homöopathischen Zeitung (1844): Correspondenznachrichten und Miscellen. Allgemeine Homöopathische Zeitung, Bd. 27, S. 32.

Redaktion der Allgemeinen Homöopathischen Zeitung (1848): Correspondenznachrichten und Miscellen. Allgemeine Homöopathische Zeitung, Bd. 35, S. 272.

Redaktion der Allgemeinen Homöopathischen Zeitung (1850): Notizen. Allgemeine Homöopathische Zeitung, Bd. 39, S. 336.

Redaktion der Allgemeinen Homöopathischen Zeitung (1851): Correspondenznachrichten und Miscellen. Allgemeine Homöopathische Zeitung, Bd. 42, S. 304.

Redaktion der Allgemeinen Homöopathischen Zeitung (1852): Correspondenznachrichten und Miscellen. Allgemeine Homöopathische Zeitung, Bd 43, S. 224.

Redaktion der Allgemeinen Homöopathischen Zeitung (1858): Personalnachrichten. Allgemeine Homöopathische Zeitung, Bd. 57, S. 168.

Redaktion der Allgemeinen Homöopathischen Zeitung (1860 a): Notizen. Allgemeine Homöopathische Zeitung, Bd. 60, S. 16, 56.

Redaktion der Allgemeinen Homöopathischen Zeitung (1860 b): Notizen. Allgemeine Homöopathische Zeitung, Bd. 61, S. 144.

Redaktion der Allgemeinen Homöopathischen Zeitung (1860 c): Bibliographie. Allgemeine Homöopathische Zeitung, Bd. 61, S.144.

Redaktion der Allgemeinen Homöopathischen Zeitung (1861 a): Notizen. Allgemeine Homöopathische Zeitung, Bd. 62, S. 88.

Redaktion der Allgemeinen Homöopathischen Zeitung (1861 b): Tagesangelegenheiten. Allgemeine Homöopathische Zeitung, Bd. 62, S. 127-128.

Redaktion der Allgemeinen Homöopathischen Zeitung (1865): Notizen. Allgemeine Homöopathische Zeitung, Bd. 70, S. 136.

Redaktion der Allgemeinen Homöopathischen Zeitung (1869): Notizen. Allgemeine Homöopathische Zeitung, Bd. 78, S. 128.

Redaktion der Allgemeinen Homöopathischen Zeitung (1874): Todesanzeige. Allgemeine Homöopathische Zeitung, Bd. 88, S. 168.

Redaktion der Allgemeinen medizinischen Annalen (1820): Kleine Akademische Schriften der Universität Berlin. Allgemeine medizinische Annalen des Jahres 1820, als Einleitung Kritischer Annalen der Medizin, S. 1347-1353.

Redaktion der Allgemeinen Zeitung für Homöopathie im Vereine in- und ausländischer Aerzte (1848): Königsberg. Allgemeine Zeitung für Homöopathie im Vereine in- und ausländischer Aerzte, Bd. 1, S. 106.

Redaktion der Allgemeinen Zeitung für Homöopathie im Vereine in- und ausländischer Aerzte (1849): Correspondenzen. Allgemeine Zeitung für Homöopathie im Vereine in- und ausländischer Aerzte, Bd. 2, S. 48.

Redaktion des Magazins für die gesammte Heilkunde, mit besonderer Beziehung auf das allgemeine Sanitäts-Wesen im Königl. Preußischen Staate, (1831): Beiträge zur medicinischen Erfahrung. Mitgetheilt aus den Berichten der Königl. Medicinal-Beamten. Zur Geschichte des Wasserkrebses.
Magazin für die gesammte Heilkunde, mit besonderer Beziehung auf das allgemeine Sanitäts-Wesen im Königl. Preußischen Staate, Bd. 33, S. 369-372.

Redaktion der Neuen Zeitschrift für Homöopathische Klinik (1860 a): Umschau. Repertorium der homöopathischen Tagesliteratur. Klinik. Neue Zeitschrift für Homöopathische Klinik, Bd. 5, S. 15, 32, 55, 64.

Redaktion der Neuen Zeitschrift für Homöopathische Klinik (1860 b): Umschau. Repertorium der homöopathischen Tagesliteratur. Allgemeines. Neue Zeitschrift für Homöopathische Klinik, Bd. 5, S. 183-184.

Redaktion der Neuen Zeitschrift für Homöopathische Klinik (1861 a): Umschau. Repertorium der homöopathischen Tagesliteratur. Allgemeines. Neue Zeitschrift für Homöopathische Klinik, Bd. 6, S. 47.

Redaktion der Neuen Zeitschrift für Homöopathische Klinik (1861 b): Umschau. Repertorium der homöopathischen Tagesliteratur. Klinik. Neue Zeitschrift für homöopathische Klinik, Bd. 6, S. 80.

Redaktion der Neuen Zeitschrift für Homöopathische Klinik (1864): Zeitungsschau. Neue Zeitschrift für Homöopathische Klinik, Bd. 9, S. 16.

Redaktion der Neuen Zeitschrift für Homöopathische Klinik (1869 a): Tagesgeschichte. Neue Zeitschrift für Homöopathische Klinik, Bd. 14, S. 63.

Redaktion der Neuen Zeitschrift für Homöopathische Klinik (1869 b): Tagesgeschichte. Neue Zeitschrift für Homöopathische Klinik, Bd. 14, S. 71.

Redaktion der Neuen Zeitschrift für Homöopathische Klinik (1869 c): Personalnachrichten. Neue Zeitschrift für Homöopathische Klinik, Bd. 14, S. 80.

Rogers, Naomi (1996): Ärzte, Patienten und Homöopathie in den USA. In: *Dinges, Martin* (Hrsg.): Weltgeschichte der Homöopathie: Länder, Schulen, Heilkundige. Verlag C.H. Beck, München. S. 269-300.

Rummel, Friedrich (1843): Mein Vorschlag. Allgemeine Homöopathische Zeitung, Bd. 23, S. 324-325.

Rummel, Friedrich (1846): Nachschrift. Allgemeine Homöopathische Zeitung, Bd. 30, S. 366-367.

[Rummel, Friedrich] (1849): Die Beschlüsse der zur Berathung des Entwurfs der Medizinal-Reform in Berlin versammelten Aerzte in Betreff der Homöopathie. Allgemeine Homöopathische Zeitung, Bd. 37, S. 161-163.

Scheible, Karl-Friedrich (1994): Hahnemann und die Cholera. Karl F. Haug Verlag, Heidelberg.

Schleicher (1863): Zur Dosenfrage. Herrn Dr. Aegidi zur Berücksichtigung. Neue Zeitschrift für Homöopathische Klinik, Bd. 8, S. 8.

Schmidt, Josef M. (1996): Die Verbreitung der Homöopathie in den USA. In: *Heinze, Sigrid* (Hrsg.): Homöopathie 1796–1996: eine Heilkunde und ihre Geschichte; Katalog zur Ausstellung des Deutschen Hygiene-Museums, Dresden vom 17. Mai bis 20. Oktober 1996. Edition Lit. Europe, Berlin. S. 101-114.

Schmidt, Rudolf (1932): Oberbarnimer Kreiskalender. Bad Freienwalde.

Schmidt, Rudolf (1935): Oberbarnimer Heimatbücher, 14. Bd.: Bad Freienwalde (O.), Geschichte der Stadt in Einzeldarstellungen, 2. Bd. Bad Freienwalde.

Schneider, H. G. (1861): „Die Naturgesetze als Grundlagen der medicinischen Wissenschaften“. Eine Besprechung des v. Grauvogl'schen Werkes: „Die Grundgesetze der Physiologie, Pathologie und homöopathischen Therapie. Nürnberg 1860.“ Homöopathische Vierteljahrschrift, Bd. 12, S. 337-358.

Schrön, Friedrich Ludwig (1836): Kritisches Repertorium der Journalistik und Literatur. Erwiederung in Bezug auf einen bereits mehrfach gerügten Gegenstand. Hygea, Zeitschrift für Heilkunst. Bd. 3, S. 34-37.

Stahl, Martin (1997): Der Briefwechsel zwischen Samuel Hahnemann und Clemens von Bönninghausen. Karl F. Haug Verlag, Heidelberg.

Stapf, Ernst (1831): Briefliche Mittheilungen. Archiv für die homöopathische Heilkunst, Bd. 10, S. 115-116.

Stapf, Ernst (1848): Mannichfaches. Neues Archiv für die homöopathische Heilkunst, Bd. 3, S. 113-114.

Staudt, Dörte (1996): „[...] den Blick der Laien auf das Ganze gerichtet [...]". Homöopathische Laienorganisationen am Ende des 19. und zu Beginn des 20. Jahrhunderts. In: *Dinges, Martin* (Hrsg.): Homöopathie: Patienten, Heilkundige, Institutionen; von den Anfängen bis heute. Karl F. Haug Verlag, Heidelberg. S. 86-101.

Staudt, Dörte (1998): The Role of Laymen in the History of German Homeopathy. In: *Robert Jütte, Guenter B. Risse, John Woodward* (Hrsg.): Culture, Knowledge, and Healing: Historical Perspectives of Homeopathic Medicine in Europe and North America. European Association for the History of Medicine and Health Publications, Sheffield. S. 199-215.

Stens (1868): Entgegnung auf die Aufforderung an alle homöopathischen Aerzte Norddeutschlands, sich der in No. 18 dieser Zeitung abgedruckten Petition an Seine Excellenz den Minister v. Mühler wegen Abänderung des Prüfungsreglements anzuschließen. Allgemeine Homöopathische Zeitung, Bd. 77, S. 158-159.

Streuber, Ingeborg (1996): Ein Macher: Arthur Lutze (1813–1870): „Der Mensch kann, was er will, doch er muß glauben und vertrauen." In: *Dinges, Martin* (Hrsg.): Homöopathie: Patienten, Heilkundige, Institutionen; von den Anfängen bis heute. Karl F. Haug Verlag, Heidelberg. S. 160-184.

Teichmann, A. (1904): Ludwig Karl James Aegidi. In: *Bettelheim, Anton* (Hrsg.): Biographisches Jahrbuch und Deutscher Nekrolog. Bd. 6. Verlag von Georg Reimer, Berlin. S. 264-272.

Tietze, C. A. (1835): Einige Worte über des Herrn Dr. J. Aegidi zu Düsseldorf Aufsatz: Vorschläge zur Erweiterung der homöopathischen Technik. Allgemeine Homöopathische Zeitung, Bd. 6, S. 223-224, 236-239.

Tiezer (1849): Die bevorstehende Versammlung von Aerzten in Berlin. Allgemeine Homöopathische Zeitung, Bd. 37, S. 62-64.

Tischner, Rudolf (1932): Geschichte der Homöopathie. I. Teil: Die Vorläufer der Homöopathie. Verlag Dr. Willmar Schwabe, Leipzig.

Tischner, Rudolf (1937): Geschichte der Homöopathie. III. Teil: Ausbreitung der Homöopathie (bis 1850). Verlag Dr. Willmar Schwabe, Leipzig.

Tischner, Rudolf (1939): Geschichte der Homöopathie. Verlag Dr. Willmar Schwabe, Leipzig.

Traeger (1869): Zur breslauer Petition. Allgemeine Homöopathische Zeitung, Bd. 78, S. 6-7.

Trinks, [Karl Friedrich] (1836): Betrachtungen. Hygea, Zeitschrift für Heilkunst, Bd. 3, S. 168-175.

Waldeyer (1962): Karl Asmund Rudolphi. In: *Hirsch, August* (Hrsg.): Biographisches Lexikon der hervorragenden Ärzte aller Zeiten und Völker. Bd. 4, dritte, unveränderte Auflage. Verlag von Urban & Schwarzenberg, München – Berlin. S. 911-913.

Wittern, Renate (1984): Frühzeit der Homöopathie. Ausgewählte Aufsätze aus dem „Archiv für die homöopathische Heilkunst" aus den Jahren 1822 bis 1838. Herausgegeben und eingeleitet von Renate Wittern. Hippokrates Verlag, Stuttgart.

Wittern, Renate (1991): Samuel Hahnemann. In: *von Engelhardt, Dietrich* und *Fritz Hartmann* (Hrsg.): Klassiker der Medizin. Bd. 2. Verlag C.H. Beck, München. S. 37-50.

6   Abbildungsverzeichnis

Abb. 1: Samuel Hahnemann. Gemälde von Schoppe zum goldenen Doktor-jubiläum Hahnemanns 1829 (Quelle: Bildarchiv des Instituts für Geschichte der Medizin der Robert Bosch Stiftung, Stuttgart)   S. 19

Abb. 2: Erste Seite des Briefes von Samuel Hahnemann an Karl Julius Aegidi vom 18.03.1831, IGM A 16 (Quelle: Bildarchiv des Instituts für Geschichte der Medizin der Robert Bosch Stiftung, Stuttgart)   S. 28

Abb. 3: Zwei Seiten des Briefes von Karl Julius Aegidi an Samuel Hahnemann vom 21.09.1831, IGM A 23 (Quelle: Bildarchiv des Instituts für Geschichte der Medizin der Robert Bosch Stiftung, Stuttgart)   S. 34

Abb. 4: Moritz Müller (Quelle: Bildarchiv des Instituts für Geschichte der Medizin der Robert Bosch Stiftung, Stuttgart)   S. 47

Abb. 5: Die ersten zwei Seiten von Aegidis Artikel „Vorschläge zur Erweiterung der homöopathischen Technik" im *Archiv für die homöopathische Heilkunst* aus dem Jahre 1834 (Quelle: Bildarchiv des Instituts für Geschichte der Medizin der Robert Bosch Stiftung, Stuttgart)   S. 69

Abb. 6: Ludwig Griesselich (Quelle: Bildarchiv des Instituts für Geschichte der Medizin der Robert Bosch Stiftung, Stuttgart)   S. 72

Abb. 7: Clemens von Bönninghausen (Quelle: Bildarchiv des Instituts für Geschichte der Medizin der Robert Bosch Stiftung, Stuttgart)   S. 125

Abb. 8: Die erste Seite von Aegidis Artikel „Sendschreiben in Betreff des v. Grauvogl'schen Werkes: ‚Die Grundgesetze der Physiologie, Pathologie und homöopathischen Therapie'" in der *Allgemeinen Homöopathischen Zeitung* von 1860 (Quelle: Bildarchiv des Instituts für Geschichte der Medizin der Robert Bosch Stiftung, Stuttgart. Mit freundlicher Genehmigung des Karl F. Haug Verlages.)   S. 131

Das Titelbild zeigt ein Portrait von Karl Julius Aegidi (Quelle: Bildarchiv des Instituts für Geschichte der Medizin der Robert Bosch Stiftung, Stuttgart)

7 Personenverzeichnis

Samuel Hahnemann wird im Text so häufig genannt, daß auf die Angabe der Seitenzahlen verzichtet wurde.

8 Sachverzeichnis

Sehr häufig vorkommende Begriffe wie Homöopathie und Allopathie wurden nicht ins Sachregister aufgenommen. Für die Arzneimittel wurden in der Homöopathie übliche Bezeichnungen gewählt.

A

Acidum
- benzoicum 113, 114
- nitricohydrochloratum 142
- nitricum 113, 142, 161, 175
- phosphoricum 74, 113, 135, 138
- sulfuricum 84

Aconit 17, 78, 89, 135, 172

Aderlaß 51

Aegidi
- Behandlung durch Hahnemann 16, 17, 147
- Behandlungsversuche, erste homöopathische 17, 18, 147
- Dissertation 14
- Distriktarzt 15, 147
- Doktorjubiläum, fünfzigstes 116-118
- Erkrankungen, eigene 15-17, 35, 36, 60, 113-116, 119, 120, 122, 123, 147, 148, 163
- Familienname 13
- Heirat 15
- Hofrat 58
- Leibarzt der Prinzessin Luise von Preußen 18, 23 ff, 61, 91, 92, 120, 136, 147, 151 ff, 192
- Medizinalrat 57, 186
- Sanitätsrat 114
- Standesvertreter 101-106,148
- Tod 120

Allgemeine Homöopathische Zeitung 10, 29, 83

Alumina 29, 30

Amblyopia amaurotica 37, 165

Ambra 128, 161

Ammonium 41, 51, 174

Anacardium 183

Angustura 74, 93, 96, 97

Annalen der homöopathischen Klinik 10

Anthracinum 128

Antidot 45, 65, 83, 105, 141, 142

Antimonium tartaricum 77, 119

Antipsorika 29, 30, 31, 35, 36, 41, 64, 66, 67, 79, 83, 86, 100, 128, 147, 154, 156, 161, 163, 179

Anzeiger der Deutschen 36, 168

Apis 101, 115, 144

Archiv für die homöopathische Heilkunst 10, 11, 20, 31, 83

Argentum nitricum 113, 142

Arnica 45, 74, 183

Arsenicum album 52, 55, 64, 97, 98, 101, 113, 135, 138, 157, 175

Arum maculatum 58, 187

Arzneigabe
- abwechselnde Arzneigabe von verschiedenen homöopathischen Arzneien 33, 73, 74, 84, 89
- Kleinheit der Arzneigabe 99
- Reaktionen auf eine Arzneigabe 65, 66
- Schmerzzuständen, bei heftigen 72,73
- wiederholte Arzneigabe 64-71, 75, 77, 86, 97-99, 111, 148

Arzneigemische 20

Arzneimittelkrankheit 53, 54

Arzneimittellehre 75, 76, 101, 102, 116
- Reine Arzneimittellehre 17, 18, 75, 76, 113

Arzneimittelprüfungen 58, 59, 75, 76, 78, 113, 114
- am Kranken 75, 76

Arzneiprüfungsverein 9, 29

Arzneisiechtum 30, 112

Asa foetida 163

Auflösung homöopathischer Arzneien in Wasser 48, 56, 57, 67-71, 74, 148

Erstmals die Dissertation und Habilitationsschrift Hahnemanns in deutscher Sprache

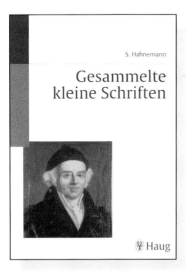

S. Hahnemann

Gesammelte kleine Schriften

Die Zeitschriftenbeiträge und kleineren Monographien.

Herausgegeben von J. M. Schmidt und D. Kaiser

2001, ca. 1.100 S., ca. 2 Abb., geb.
Subskriptionspreis:
DM 248,– / ÖS 1.810 / SFr 220,–
(Danach ca. DM 298,- / ca. ÖS 2.175,- / ca. SFr 265,-)
ISBN 3-8304-7031-2

Die bisherige Ausgabe von Samuel Hahnemanns »Kleine Medizinische Schriften« wurde anlässlich des 50. Doktorjubiläums Hahnemanns von Ernst Stapf herausgegeben. Die Edition war nie vollständig und umfasste darüber hinaus lediglich die »medizinischen« Schriften des Begründers der Homöopathie. Nun liegt erstmals eine vollständige Edition seiner kleineren Veröffentlichungen vor. Aufgenommen wurden:

- 10 Monographien unter 100 Seiten im Original
- Zeitschriftenbeiträge, 130 Aufsätze und 8 Rezensionen
- 3 Schul- und Hochschulzeitschriften
- 4 Vorworte zu Werken anderer homöopathischer Ärzte
- 1 Vortragsmanuskript
- 11 kleinere Abhandlungen Hahnemanns in der »Reinen Arzneimittellehre« und den »Chronischen Krankheiten«
- Alle Beiträge Hahnemanns, die in den bisherigen »Kleinen Medizinischen Schriften« von Stapf in der Ausgabe von 1829 enthalten waren.

Preisänderungen und Irrtum vorbehalten.

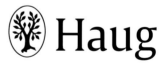

Weitere Bücher aus der Reihe: Quellen und Studien zur Homöopathiegeschichte

Herausgegeben vom Institut für Geschichte der Medizin der Robert-Bosch-Stiftung

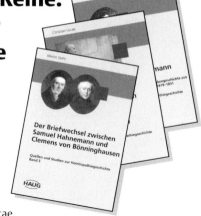

H. Eppenich
Band 1:
Geschichte der deutschen homöopathischen Krankenhäuser

Von den Anfängen bis zum Ende des Ersten Weltkriegs

1995, 440 S., 51 Abb., geb.
DM 118,– / ÖS 861 / SFr 105,–
ISBN 3-8304-0245-7

R. Hickmann
Band 2:
Das Psorische Leiden der Antonie Volkmann

Edition und Kommentar einer Krankengeschichte aus Hahnemanns Krankenjournalen von 1819-1831

1996, 458 S., 13 Abb., geb.
DM 118,– / ÖS 861 / SFr 105,–
ISBN 3-8304-0283-X

M. Stahl
Band 3:
Der Briefwechsel zwischen Samuel Hahnemann und Clemens von Bönninghausen

1997, 320 S., geb.
DM 99,– / ÖS 723 / SFr 90,–
ISBN 3-8304-0360-7

C. Lucae
Band 4:
Homöopathie an deutschsprachigen Universitäten

Die Bestrebungen zu ihrer Institutionalisierung von 1812 bis 1945

1998, 288 S., 12 Abb., geb.
DM 99,– / ÖS 723 / SFr 90,–
ISBN 3-8304-0313-5

Der vierte Band der Reihe zur Homöopathiegeschichte beschäftigt sich in erster Linie mit der Diskussion um eine Integration der Homöopathie in den Lehrbetrieb der Hochschulen.

M. Stolberg
Band 5:
Geschichte der Homöopathie in Bayern (1800-1914)

Institut für Geschichte der Medizin der Robert Bosch Stiftung (Hrsg.)

1999, 135 S., 12 Abb., geb.
DM 69,80 / ÖS 510 / SFr 63,50
ISBN 3-8304-7025-8

Dieses Buch beschäftigt sich mit der Sozialgeschichte der Homöopathie in Bayern, eines der wichtigsten Zentren der frühen Homöopathie. Stolberg untersucht die Einfüsse und Entwicklungen die auf die Verbreitung der Homöopathie einwirkten.

Preisänderungen und Irrtum vorbehalten.

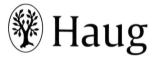